基础学科拔尖学生培养计划系列教材

基础医学科学研究技能

主　编　王　迪

副主编　程洪强　方　瑜

编　委　王　迪　程洪强　霍朝霞　孙岑岑

　　　　方　瑜　李艳伟　刘　丽　黄　琼

　　　　刘双双　郭建胜　常圣海　马　骋

U0230256

科学出版社

北　京

内 容 简 介

本教材分上下两篇：上篇是基础实验部分，包括核酸、蛋白质和细胞的基本实验操作；下篇是高级实验部分，注重实验技术的原理及应用，包括流式细胞术、实时荧光定量 PCR 技术、免疫组织化学技术、激光扫描共聚焦显微术、扫描电子显微镜成像技术、冷冻电镜以及蛋白质层析系统。学生可以通过本教材内容掌握基本的理论知识，结合大型仪器的上机实践，从设计实验、获取数据、分析数据和凝练结论四个方面全流程学习基础医学的科学研究过程。

本教材可供高等院校基础医学及相关专业的本科生参考使用。

图书在版编目（CIP）数据

基础医学科学研究技能 / 王迪主编. —北京：科学出版社，2024.5
基础学科拔尖学生培养计划系列教材
ISBN 978-7-03-078467-4

Ⅰ．①基… Ⅱ．①王… Ⅲ．①基础医学–高等学校–教材 Ⅳ．①R3
中国国家版本馆 CIP 数据核字（2024）第 087679 号

责任编辑：胡治国 / 责任校对：宁辉彩
责任印制：张 伟 / 封面设计：陈 敬

科 学 出 版 社 出版
北京东黄城根北街 16 号
邮政编码：100717
http://www.sciencep.com
北京厚诚则铭印刷科技有限公司印刷
科学出版社发行 各地新华书店经销
*
2024 年 5 月第 一 版 开本：787×1092 1/16
2024 年 5 月第一次印刷 印张：15 3/4
字数：455 000
定价：88.00 元
（如有印装质量问题，我社负责调换）

前　言

党的二十大报告明确指出，要坚持教育优先发展、科技自立自强、人才引领驱动，加快建设教育强国、科技强国、人才强国，坚持为党育人、为国育才，全面提高人才自主培养质量，着力造就拔尖创新人才，聚天下英才而用之。为贯彻落实党的二十大精神，基础医学专业在浙江大学基础医学院的支撑和引领下，致力于培养具有家国情怀、国际视野、交叉能力和人文素养的复合型拔尖创新人才。今后，基础医学相关人才将从事国家医学健康战略关键岗位，包括在高等院校、一流科研机构、临床医院和高科技产业等从事医学研究、技术研发和临床转化，解决重大疾病防治的关键问题和核心技术难题。

在复合型拔尖创新人才培养中，科学研究方法和技术具有突出位置。2012 年，鲁林荣教授领导的课程筹备组提出将"基础医学科学研究技能"作为基础医学专业学生的实验课。课程包括基础实验和高级实验两个部分，具体内容几经调整，已有 10 个春秋。为规范化教学，由王迪教授组织将授课内容编写成实验教材，使教师教学有依，也使学生学习有据。

值此新教材出版之际，对所有关心、支持和提供帮助的人表示由衷的感谢。由于编者水平有限，教材中难免存在不足之处，恳请同行专家和读者予以批评指正。

编写组

2024 年 2 月

目　　录

上　篇

下 篇

上　篇

第一章　绪　论

第一节　基础医学科学研究技能课程概述

一、教学内容

随着分子生物学日新月异的发展，分子生物学实验技术已成为生命科学各学科的重要研究工具。生物医学专业的学生要适应时代的发展，除了需要学习分子生物学理论和分子生物学技术的基本知识以外，还必须系统地学习掌握分子生物学方面的技术，具备一定的动手能力。

因此，本课程引入现代分子生物学和细胞生物学常规实验技术及科学研究中涉及的大型科研仪器的使用，依托于浙江大学基础医学实验教学中心、医学院公共技术平台及学生所在实验室开展授课，方便学生系统地学习理论知识、仪器使用方法及原理，将学到的分子生物学理论运用到实际课题中。

本课程旨在培养学生基本实验技能和科研创新思维，为其将来从事科学研究打下基础。

二、教学目标

1. 使学生初步了解现代分子生物学与细胞生物学的基本实验思路与技能，熟悉现代科研的环境和理念。

2. 学会并掌握分子生物学实验现象的观察和记录、实验条件的判断和选择、实验数据的测量和处理、实验结果的分析和归纳等一套严谨的实验技能。

3. 熟悉常用的现代分子生物学基本实验操作技能以及仪器使用方法。

4. 了解并掌握基础医学研究中大型科研仪器的工作原理、使用方法、数据分析和数据呈现方法。

5. 利用大型科研仪器自主设计实验，收集数据，分析数据并完成课题答辩。

6. 了解国内基础医学研究中大型仪器设备的研发现状。

三、教学要求

1. 在实验过程中，培养学生勤奋学习、求真、求实的科学品德，提高学生的动手能力、观察能力、查阅文献能力、想象能力、推理能力和表达能力，培养学生科研创新思维，提高学生独立设计、开展科学研究的能力。

2. 通过了解基础医学科学研究中大型仪器设备的生产现状，倡导中国"智"造，激发学生的创新精神。

3. 根据当前基础医学研究的现状，提高学生的团队合作精神和科研交叉思维。

（王　迪　程洪强　方　瑜）

第二节 实验报告和科研论文撰写要求

一、实验报告撰写要求

（一）实验报告撰写规范

在实验完成后，必须书写实验报告。实验报告是检查实验教与学质量的重要参考依据，要求实验人员完整客观地将实验的内容、具体实验方法和步骤、实验结果等资料加以分析处理，并撰写出文字材料。通过撰写实验报告，一方面可以理论联系实践，提高实验人员对所学课程理论的认识；另外也可以培养实验人员的自主学习能力和实事求是的科学态度，提高实验人员文字表达能力等多方面的素质。

一份合格的实验报告须具备准确、客观、简洁和明了四个特点。实验报告的格式一定要按照所在学校的要求规范来写。实验报告首页要写明"课程名称""实验类型""实验项目名称""姓名""专业""学号""组员姓名""指导教师""实验日期"及"实验地点"等信息；实验报告的主体内容应包含"实验目的和要求""实验内容和原理""主要仪器设备""操作方法与实验步骤""实验数据记录和处理""实验结果与分析""讨论、心得"等几方面。

1. 实验目的和要求 用归纳性的语言简单扼要地描述实验目的和要求，列出本实验最终要达到什么样的实验效果。

2. 实验内容和原理 用几句话简单地说明本次实验的内容和原理，对实验中所采取的重要的技术和方法，做简明扼要的介绍，并阐明该方法和技术与本实验项目之间的联系，切忌全篇幅地摘抄实验课本中的实验原理。

3. 主要仪器设备 列出本次实验中所用到的主要仪器设备，或系统、软件，或运用的平台等。

4. 操作方法与实验步骤 在充分理解操作步骤原理的基础上，对整个实验操作过程进行概括性描述，可以采用流程图或半文半图等方式，要求简单明了，避免长篇抄录。

5. 实验数据记录和处理 包括对实验过程中所出现的种种现象的仔细观察，对各种数据的客观记录。客观记录即记录自己真实得到的数据和结果，而非理论的数据和结果。必要时利用所获得的数据进行数学处理，列出公式并加以计算，得出结果。注意各种单位的正确使用，必要时对某些实验项目可根据实验目的和要求，利用获得的数据制作图表。

6. 实验结果与分析 这部分是整个实验报告中最重要的内容。实验者首先应对实验结果的准确性进行研判，对实验中的误差加以分析，对实验中的错误进行思考。

7. 讨论、心得 完成实验后，综合所观察到的各种现象和数据，得出结论。在此基础上，应用相关的理论知识及参考文献，结合实验目的和原理进行讨论。讨论主要集中在自己得到的结果与理论结果是否存在误差或不一致，导致这些误差的原因是什么，今后的实验中应注意什么，如何避免错误的发生等；对实验中出现的新问题有什么看法，并对自己的实验质量作出评价。

（二）注意事项

1. 手写实验报告要注意字迹清晰，不可随意涂改和出现错别字。

2. 在书写过程中，注意专业名词及计量单位的表述要正确，实验结果描述切忌口语化。

3. 实验中若没有观察到理想的实验结果，不得为了完成实验报告编造或照抄教材上的理论内容，一定要真实记录自己得到的结果。

4. 不得互相抄袭或臆造实验报告，不得大篇幅拷贝课本中或网络上相同的内容。

5. 讨论部分是结果与分析的升华与凝练，是实验者从实验结果中得到的启示，切忌重复描述实验结果。

二、学术论文撰写要求

（一）学术论文写作规范

所谓学术论文，就是用文字、数字和图表等，将有关科学研究和学术思考的过程、方法和结果，按照合理的结构与严密的逻辑，以书面形式向公众发布的一种信息传递介质。

学术写作是学术训练的途径与形式，是展现和传播先进科研成果的重要途径，也是研究能力的外化与体现。撰写和发表论文是科研工作者必须掌握的技能。不同类型的研究性论文其主体不尽相同，结构也不是千篇一律，写作形式可根据需要适当调整，但优秀的论文均具有结构完整、层次分明、逻辑严密、条理清晰等特点。学术论文的写作是有规范要求的，学术论文的规范写作能使交流效率得到提高，也可以使研究成果的表述更符合科学工作者的思维逻辑。了解和掌握这些规范，有助于研究者更好地将其研究成果转化为论文，提高学术论文质量和投稿的"命中率"。学术论文有较为规范和通用的结构形式，包括摘要、文献综述（包括研究现状）、研究设计/研究方法、研究结果、讨论、结论等几个主要部分。

1. 摘要　摘要的撰写应排除本学科领域的常识性内容，不要将引言中出现的内容写入摘要；不得简单重复题名（题目）中已有的信息，不能列举例证，不能出现注释；不用引文，除非该文献证实或否定了他人已出版的著作；用第三人称，一般不使用"作者""本文"等作主语；一般不用数学表达式，不出现图、表；使用规范化的、广为认可的名词术语。

2. 文献综述　具有综合提练和分析评论双重用途，不是对已有文献的重复、罗列和一般性介绍；要文字简洁，尽量避免大量引用原文；要紧紧围绕课题研究的"问题"，从原始文献中提练出一般性结论，总结出目前相关研究现状和进展；要确保所述成果与本课题研究直接相关；要全面、准确、客观，尽量避免使用别人对原始文献的解释或综述。

3. 研究设计/研究方法　研究设计部分的撰写是实验类论文的核心部分，一般包括对实验目的、实验对象、实验环境、测量工具和数据处理方法、实验过程等的介绍。也有作者在这部分开头介绍理论模型是如何建构的，以作为研究设计的依据。

4. 研究结果　研究结果部分给出的是实验的结果。这部分要简明扼要，对实验或观察结果要进行客观评价，结果应按研究问题的逻辑关系展开；不仅呈现与主题或发现密切相关的重要结果，而且要精心安排数据的展示形式，通过概括和解释让读者看懂数据。

5. 讨论　讨论部分的写作目标是给出研究问题的答案，解释关键发现、作出结论判断并阐明背后的原因，与现有知识进行比较，指出发现的意义尤其是普适意义。因此，要避免使用抽象和笼统的语言，而且不要轻易否定或批评别人的结论，也不必作自我评价。

6. 结论　研究结论部分比讨论部分更短、更笼统，不能讨论具体的结果，而应概括出研究中最重要的观点，帮助读者形成印象。应避免将结论写成摘要，且结论和前面的研究结果在内容上不能互相交叉。

（二）学术论文写作策略

1. 选题先于数据与方法的选取，学术构思切忌本末倒置。

2. 注重命题和行文结构的设计。

3. 严格把握语言运用规则，注重修辞语法、行文习惯和标点符号等细节的把握。

4. 多渠道的数据获取与适当的数据处理能事半功倍。

5. 选择合适的应用方法或工具，切忌刻意追求某种方法或工具的运用而设计论文。

6. 序言简练而明晰。

7. 成稿后须反复加工处理、润色，全面修改提高。

8. 挖掘提练结论，结论与序言介绍的研究目的首尾呼应，紧扣主题。

9. 科学性研判目标期刊，合理甄选投稿杂志。

（三）学术论文撰写及发表要求

1. 坚持诚实守信，注重学术创新，倡导团队协作。
2. 严格遵守学术规范，不抄袭、剽窃他人的研究成果；不捏造、篡改自己或他人的研究成果、实验数据。
3. 严格遵守实验室规章制度及实验操作规范。
4. 在公开发表的作品中，一定要注明使用他人（包括指导教师、授课教师和同学）的成果；未经学校允许，不得使用本校成果或将其变为非本校的成果。
5. 禁忌重复发表自己的研究成果或一稿多投。
6. 不故意夸大研究成果的学术价值、经济或社会效益。
7. 未经导师或项目负责人许可，切忌将集体研究成果私自发表或故意藏匿、隐瞒重要科研成果或科学发现。
8. 不得将应保密的学术事项对外泄露。
9. 不得在未参加实际研究的成果中署名。
10. 不得违背其他学术界公认的学术道德规范。

三、学位论文撰写及要求

学位论文是研究者在探索真理过程中，对研究过程与研究结果的文本呈现。对研究者而言，学位论文非常重要，它既是研究者在应用知识解决问题与探索真理过程中更新知识、创新价值观念的文本呈现，也是研究者责任意识、思维能力、实践能力、创新能力、表达能力的具体表现。

（一）学位论文写作规范

学位论文的写作也是有规范的，一般学位论文设计包括选题、研究、撰写等阶段。一篇结构完整的学位论文包括标题、摘要、关键词、引言、正文、文献综述等部分，各部分的行文规范是衡量论文质量的重要依据之一。

1. 选题规范　一般来说，学位论文应在导师指导下独立完成，其选题属于申请学位的学科、专业范畴。在此基础上，确定选题首先要具有一定的问题意识，能够基于现实中的问题，提炼出合适的研究主题，开展学术研究。根据研究的主客观条件综合考虑，全面衡量自身能力的大小、知识储备水平、兴趣爱好、技能特长、研究地点是否具备可行性、人力物力是否具备支撑条件、数据资料的搜集是否具有完备性。经常与导师进行学术沟通，力争从导师的研究领域捕捉个人擅长或感兴趣的研究方向，然后经过认真思考打磨并大量研读文献，以确认自己的研究领域。论文选题要有新颖独特的切入视角，对研究主题进行深入研究，要抓住学科领域内某一具体事物或科学实验中发现的某一重要现象，并进行精耕细作。以某个切入点为突破口，深入剖析问题原委，深度挖掘问题本质，以一个小问题展示社会大现象。

2. 标题的写作规范　标题应鲜明，高度凝练，言简意赅，符合编制题录、索引和检索等有关原则。论文题名要规范表达出论文的核心。标题的内涵要素主要包括研究范围、研究对象、主要观点和研究主题。拟定标题要用简洁、凝练的文字，内涵要素要在标题中展现出来。一般有直陈式标题、提问式标题、结论式标题三种标题表现形式，不论哪种形式命名，标题都宜小忌大。标题长度一般不超过二十个字，应清晰表达研究学科、方法和视角。

3. 摘要的写作规范　摘要的基本含义是摘录要点。学位论文的摘要是论文主要论点的集中呈现，将论文主干部分的论点适度拓展并按照先后次序集中排列，构成学位论文摘要的基本内容。摘要应涵盖探究什么问题，使用哪些工具与方法，从哪些方面进行分析论证以及论证到何种程度，获得哪些新认识并可能存在何种问题等内容。

4. 关键词的写作规范　关键词是以词汇揭示论文的核心内容，是读者获取文章信息的途径之一，也是读者查阅文献的选择依据，还是其他研究者选择是否阅读文献的判断标准。关键词的获取一般可以提炼标题中的核心词汇，从摘要中选取适当词汇，或从原文论述中选取关键词。注意控制数量，一般选取 3～5 个具备检索意义的合成词汇或专业词汇即可。注意层次性，遵循层层递进的原则，按一定顺序排列，体现关键词之间的层次性和内在关联性，有条理地、清晰地展现全文主旨。

5. 引言的写作规范　引言是论文的开篇，包含研究背景或目的、研究方法、研究结果及结论、研究出发点、本选题的研究现状、本选题的研究意义等方面的内容，各部分内容要相互契合，表述要突出重点，按照某条逻辑主线梳理现有的研究成果，从中发现研究的切入点，锁定研究主题，详细阐述研究思路及方法，并阐明研究的创新点和研究价值，即为了弥补技术领域的重大空白或是完善某一理论等。引言与摘要、文献综述不同，其作用是从总体上对研究的来龙去脉加以阐释，通过对论文的总述引出接下来的分述，具有总览全文的作用。简言之，就是主要介绍论文选题的"研究背景"，突出论文创作的目的、意义、必要性。

6. 正文的写作规范　勤思考，培养问题意识。论文内容撰写，相当于渐次解答各级标题的"提问"。把标题理解透彻了，该写什么和写哪些内容，做到心中有数。

严格把握语言运用规则，看似简单的修辞语法、行文习惯和标点符号等细节，往往对论文质量产生重大影响。学位论文应采用国家正式公布实施的简化汉字和法定的计量单位。学位论文中采用的术语、符号、代号必须全文一致，并符合规范要求。论文中使用的新专业术语、缩略语、习惯用语，应加以注释。

仔细推敲论文的主体部分。论文的主体部分是学位论文的核心，包括所有的论点、论据和论证内容。理顺结构层次与逻辑关系，可通过调整标题顺序和名词术语，使前后内容连贯，上下层次承递有序，使文章具备较好的逻辑层次。此外，删减偏离或隐藏主题的冗余论述，增加一些演绎推理或归纳总结的词句，提炼主题，使文章论点立稳扎牢。

选择合适的研究方法，仔细推敲研究方法的科学性，认真揣摩部分段落中是否存在因例证、引证、实证和对比分析等方法运用失当所导致的有据无理或有理无据、论点与论据脱节、论证偏离论点等现象；研磨行文结构，采用总分式、递进式、对比式和并列式等论证结构；完善相关的图表，恪守图表使用的相关规则和规范，所有图表前必须有图题，图表后应有说明或分析。挖掘提炼结论，结论要起到"画龙点睛"的作用，与引言介绍的研究目的首尾呼应，即紧扣主题。切忌将结论写成摘要模式。

7. 文献综述的写作规范　是对研究者进行检索、搜集、整理、归纳前人研究成果技能的考验，也是研究者对某一学术问题研究成果或知识谱系进行综合性回顾、分析、阐述与评价的能力体现。文献综述应围绕学位论文主题对文献进行综述，而非对有关理论和学派观点的简单罗列。对外文综述性文献的全盘翻译并不是文献综述。文献综述的实质是总结某研究领域的研究进展，引用文献的目的是介绍、评论某一研究成果或者说明某一科学问题，承认其他科学工作者的工作，引导读者从其他信息来源查找资料，承认与其他研究结果相矛盾的地方，为文中的观点提供支持。而且通过引用，可以把科学领域中以前的研究和目前的科学知识联系在一起。

学位论文文献综述规范主要遵循以下三个方面：

（1）概括出与本研究相关成果的成绩，架起这些成果与自己研究内容之间的桥梁。要区分作者的观点与自己的观点，全面归纳作者的观点，并对作者观点加以评析。

（2）概括出已有研究成果中存在的问题或薄弱环节，找到本研究的切入口。以研究对象、研究问题、研究假设、研究主体为逻辑线索，全面阐述对该研究主题的文献做了哪些方面的研究、研究程度如何、哪些方面有待进一步研究等。

（3）为研究的开展搭建理论架构。以研究问题为主线串联不同文献，揭示不同文献间的逻辑关联性，从不同角度阐释某一研究问题，发现或尝试构建研究理论框架。

（二）学位论文写作常见问题分析

1. 选题 选题范围过大，缺乏针对性。如果选题研究范围过大、涉及面太广，往往会出现一个研究主题包含多个研究问题，导致对多个问题的研究广而不精、空洞无物、有序无论等情况发生。

2. 标题 论文标题空泛、笼统，深层信息表述模糊。常常会出现题文不符、行文内容与题目不对应及行文内容偏离题目所涵盖的研究对象、研究范围等现象。

3. 关键词 揭示信息不全，遗漏重要词汇。关键词一般来源于题目的拆分和原文中其他具有关键信息的词汇，词性是名词，主要是合成词或专业术语。有些学位论文通常存在关键词选取随意性大、关键信息词汇不足、遗漏重要观点词汇等问题。经常出现选用过多无意义词汇，或将补充解释类的动词和形容词误选为关键词。

4. 引言 引言与摘要、文献综述混淆。研究者在引言写作中常将三者混淆，内容重复。引言部分对现有研究成果的梳理与拟研究的主题论述等内容衔接不当，缺少内在联系。引言是在研究背景的基础上对研究过程、方法、成果的全面介绍，其内容论述比摘要更详细，但在文献总结梳理方面不及文献综述详尽。

5. 文献综述 文献综述部分常存在的问题有资料搜集范围狭窄，遗漏代表性文献资料；"有述无评"，简单列举材料；缺少必要逻辑，文献回顾缺乏系统性；语言文字运用宽泛，言之无物等。文献综述只是把有关研究主题的文献罗列、编排在一起，便走入了使文献综述成为一种文献汇编的误区。

（三）浙江大学本科生毕业论文（设计）编写规则

本科生毕业论文（设计）工作文档分两大部分，第一部分[论文（设计）材料]编排顺序依次是前置部分、主体部分、结尾部分、浙江大学本科生毕业论文（设计）任务书、浙江大学本科生毕业论文（设计）考核表。第二部分（开题材料）编排顺序依次是文献综述和开题报告封面、指导教师对文献综述和开题报告的具体要求、目录、文献综述、开题报告、外文翻译和外文原文、浙江大学本科生文献综述和开题报告考核表。本科生毕业论文（设计）工作文档的纸质版，可作为院（系）教学资料存档保存，参照上述编排顺序，打印装订成册，其中封面和篇章页、题名页、承诺书、致谢、摘要、浙江大学本科生毕业论文（设计）任务书、浙江大学本科生毕业论文（设计）考核表、指导教师对文献综述和开题报告的具体要求、浙江大学本科生文献综述和开题报告考核表应单面打印，其他部分内容应双面打印；主体部分各章之间应分页。论文检测报告（可选用首页）、浙江大学本科生毕业论文（设计）专家评阅意见、浙江大学本科生毕业论文（设计）现场答辩记录表等文档可作为附件打印装订在最后面。

本科生毕业论文（设计）工作文档的电子版，其内容中应不包含指导性、评价性及成绩考核等内容，如浙江大学本科生毕业论文（设计）任务书、浙江大学本科生毕业论文（设计）考核表、指导教师对文献综述和开题报告的具体要求、浙江大学本科生文献综述和开题报告考核表、论文检测报告、浙江大学本科生毕业论文（设计）专家评阅意见、浙江大学本科生毕业论文（设计）现场答辩记录表等。

具体编写规则和要求可参考《学位论文编写规则》（GB/T 7713.1—2006）和《浙江大学本科生毕业论文（设计）编写规则》。

（霍朝霞 孙岑岑）

第三节　生物实验室安全规范

一、实验室规章制度

1. 实验前必须接受实验室安全准入培训/安全教育，防止人身和设备事故的发生。

2. 进入实验室，必须严格遵守实验室的各项规章制度，听从指导，服从管理。

3. 实验课前，必须认真预习有关实验内容。不得无故迟到，应提前或按时进入实验室。

4. 进入实验室前穿戴好实验服，不得穿露趾鞋或短裤。

5. 实验室内不允许饮食、喝酒或抽烟。

6. 实验过程中保持安静，不得喧哗。不得在实验室内随便窜走、乱扔杂物。

7. 不得将与实验无关的物品带入实验室，不得将任何实验器材、试剂和动物带出实验室。

8. 不准移动与本实验无关的仪器设备，不得移动周围物品或是改变试管、试剂和仪器在公共实验室区域内的位置。

9. 使用仪器设备时，应严格遵守操作规程，谨慎使用。若发现异常现象应立即停止使用，并及时向指导教师或实验室管理人员报告。

10. 节约使用药品试剂、蒸馏水、自来水和电。

11. 保持实验台的清洁整齐，避免将高温、强酸强碱、有毒污垢物品撒在实验台上。

12. 未经允许不得使用他人的试剂；取完试剂应将瓶盖盖好，切勿错盖，用毕放回原处。公用物品用毕放回原处，不得私自占有。

13. 加热、用电、使用剧毒腐蚀试剂应注意安全，避免事故发生。

14. 实验过程中遇到自己不能解决的问题，不要盲目处理，应及时向指导教师反映以取得帮助。

15. 实事求是地进行实验，自己动手测数据，实验后独立完成实验报告，不得抄袭或编造实验结果。

16. 进行综合性研究时，实验设计须符合各种操作、设计、实施的规章制度，如人体实验、动物使用、放射性、化学物及其他安全问题、转基因动物管理方案等，然后开展学术研究。

17. 增强安全环保意识，分类处理各类实验废弃物，有毒或腐蚀性试剂按类别分别倒入有机废液桶或无机废液桶中集中处理，实验固体垃圾倒入固废垃圾桶中，生活垃圾不可与实验垃圾混放，应倒入生活垃圾桶中；动物尸体应放入指定的容器中集中处理。破碎玻璃容器或尖锐器材如针头、刀片等应投入专门的利器盒。

18. 实验人员按照指导教师和实验室管理人员的要求执行分组值日制度，轮流进行。

19. 实验完毕，清理实验场地，并将实验试剂、器材排列整齐，将仪器关闭，打扫自己的实验台面，经指导教师检查同意后，方可离开实验室。

20. 如违反操作规程或不听从指导而造成仪器设备损坏等事故者，按学校有关规定进行处理。

二、实验室常见危险试剂分类

实验室常见的危险试剂大致分为有毒化学试剂、腐蚀性化学试剂、易燃易爆化学试剂及强氧化性化学试剂等几类，分别具有毒害、腐蚀、易燃烧、易爆炸或放射性等危险性质，有毒化学试剂可通过呼吸道、消化道和皮肤进入人体使人发生中毒现象；腐蚀性化学试剂因腐蚀作用能够对人体或其他物品产生破坏，应密封保存；一般闪点在 25℃以下的化学试剂为易燃试剂，多为极易挥发的液体，如乙醚、汽油、苯、乙酸乙酯等，使用时不能有明火或直接加热；强氧化性试剂都是过氧化物或有强氧化能力的含氧酸及其盐，使用时环境温度不得高于30℃，且应通风良好。

主要有以下几类：

1. 有毒试剂　包括氰化钾、氰化钠等氰化物，三氧化二砷、硫化砷等砷化物，升汞及其他汞盐，白磷，可溶性或酸溶性重金属盐以及苯胺、硝基苯等。

2. 强腐蚀性试剂　包括浓酸（浓硝酸、浓硫酸、过氯酸、甲酸、乙酸等）、固态强碱或浓碱、液溴、苯酚、甲醛等。

3. 易燃液体　包括汽油、苯、甲苯、乙醇、乙醚、乙酸乙酯、丙酮、乙醛、氯乙烷、二硫化碳等。

4. 易燃固体　包括硝化棉、萘、樟脑、硫黄、红磷、镁粉、铝粉、锌粉等。

5. 遇水燃烧物　包括钾、钠、碳化钙、磷化钙、硅化镁、氢化钠等。

6. 易爆品　包括三硝基甲苯、硝化甘油、硝化纤维、苦味酸、雷汞等。

7. 强氧化剂　包括过氧化钠、过氧化钡、过硫酸盐、硝酸盐、高锰酸盐、重铬酸盐、氯酸盐等。

三、实验室生物安全防护分级

实验室生物安全防护一般分为四个等级，详见表 1-3-1。

表 1-3-1　实验室生物安全防护分级

实验室分级	简称	危害情况	危险等级
一级生物安全防护实验室	BSL-1/P1	对人体和环境危害较低，不会引发健康成人产生疾病	Ⅰ级四类
二级生物安全防护实验室	BSL-2/P2	对人体和环境有中等危害或具有潜在危险的致病因子	Ⅱ级三类
三级生物安全防护实验室	BSL-3/P3	主要通过呼吸途径使人感染上严重甚至致命疾病的致病因子。通常有预防治疗措施	Ⅲ级二类
四级生物安全防护实验室	BSL-4/P4	对人体有高度危险性，通过气溶胶途径传播或传播途径不明的微生物。尚无预防治疗措施	Ⅳ级一类

四、实验安全注意事项

1. 实验人员应严格遵守实验室规章制度和实验操作规范，实验前充分了解所用药品的性能和防护措施。

2. 有毒气体、易挥发试剂应在通风橱中进行操作，若无通风橱，务必开窗通气。

3. 有机溶剂能透过皮肤进入人体，应避免直接与皮肤接触。

4. 易燃试剂不可直接在明火源上加热，若不慎遇火情，不要慌乱，根据火情妥善处理，少量试剂引起的小范围火情，可用湿布轻轻盖住着火点即可熄灭；大火则立即关闭仪器电源，报告指导教师或实验室负责人，必要时使用二氧化碳灭火器灭火（不可使用水或酸碱泡沫灭火器）；身上着火者可采取就地打滚的方法灭火。

5. 剧毒药品应妥善保管，实验操作中务必戴手套、口罩，做好保护措施，实验废品应妥善处理。

6. 不能将乙醚等易挥发物品放入普通冰箱，因为挥发气体不断逸出，普通冰箱在启动时有电火花出现，有可能引起火灾。

7. 实验时应使用本组的仪器，公用仪器、药品应在指定地点使用。

8. 移液器使用完毕应将刻度调至该移液器量程范围的最大值。

9. 机械温控冰箱内不可存放易燃易爆的化学品。

10. 为了加强实验室公共计算机的安全管理，学生不可擅自用 U 盘拷贝实验数据，须经任课教师和实验室管理员同意才可进行相关操作。

11. 普通实验室内，不得私自饲养实验动物。

12. 实验室内不得使用电炉、微波炉、电磁炉、电饭煲等进行取暖、做饭。

13. 生物废弃物应置于专用的、有标记的容器内。

14. 注意酒精灯的正确使用，生物安全柜中禁止使用酒精灯。

15. 实验时一定不能擅离实验岗位。

16. 严格按照实验操作规范进行实验，离开实验室时要洗手。

五、实验室应急处理

1. 强酸灼伤时，须先用大量流水彻底冲洗，然后在皮肤上擦拭碱性药物。强酸溅入口中已下咽时，先饮用大量水，再服用氢氧化铝膏、鸡蛋清。

2. 碱灼伤时，须先用大量流水冲洗至皂样物质消失，然后可用1%～2%乙酸或3%硼酸溶液进一步冲洗。

3. 如遇刺激性及神经性中毒，先服牛奶或鸡蛋清使之缓和，再服用硫酸铜溶液（30g溶于一杯水中）催吐，也可以用手指伸入喉部催吐，之后应立即送往医院。

4. 酚灼伤皮肤时，应立即脱掉被污染衣物，用10%乙醇反复擦拭，再用大量清水冲洗，直至无酚味，然后用饱和硫酸钠湿敷。

5. 实验动物咬伤处理 从事动物实验时，若需要固定动物并将其处死，应佩戴厚的防护手套。若不小心被动物咬伤，不要惊慌，一般来说，实验室的动物都来自正规的动物饲养中心，属于无特定病原体（specific pathogen free，SPF）动物，都是经过严格消毒、进行防疫治疗的，一般不会携带病毒，被咬伤后需要对伤口进行清洗（自来水、盐水或肥皂水），然后消毒即可。伤口比较严重的可就近到校医院进行处理。如不确定动物来源，被咬伤后首先要用肥皂水进行冲洗，也可以用碘伏进行消毒处理，然后及时去疾控中心或防疫站进行狂犬病疫苗注射。

六、实验室常用安全设备的使用

1. 灭火器的使用 使用方法（PASS）：

（1）P（pull）：拉开栓子。

（2）A（aim）：将灭火器对准火的基部。

（3）S（squeeze）：按下扳柄。

（4）S（sweep）：喷洒起火范围。

2. 洗眼器的使用和维护 在实验操作过程中，可能会发生液体飞溅事故，导致有毒或有腐蚀性的物质进入实验者的眼内，配备洗眼器可以及时冲洗受害人的眼睛，是非常有必要的。每个洗眼设备应该每周检查和维护，这个程序对它的预防和维护意义重大。

洗眼器的使用方法：

（1）打开水龙头放水冲洗5～10s。

（2）使用时将开关按到底观察水流强度：若弱腐蚀性物质溅入眼中，则一只手用洗眼器从侧面冲洗眼睛，开始眼睛先闭上，适应水流后慢慢张开（此时另一只手可辅助张开眼睛），确保水流从眼角进入直至流出，冲洗10～20min。

若强腐蚀性物质溅入眼中，则尽快将待冲洗眼扣在洗眼器上，打开水龙头，待眼适应水流后慢慢张开，冲洗10～20min。

（3）使用后将洗眼器放在指定位置，待用。

洗眼器的检查及维护：打开水龙头总开关，观察水流总体情况。洗眼器的每一个出水孔应该产生几乎一样总量的水，并且水流应充分但是不能过于有力，这样眼睛才可以既洗得干净又不被水流的力度伤害。洗眼器需定期检查和维护，一般每月进行一次。

（霍朝霞 方 瑜 孙岑岑）

第四节 常用仪器的使用规范

一、移 液 器

移液器也称为加样器、加样枪，是一种在一定容量范围内可随意调节的精密取液装置，基本原理是依靠装置内活塞的上下移动，活塞的移动距离是由调节轮控制螺杆结构实现的，推动按钮带动推动杆使活塞向下移动，排出活塞腔内的气体，从而在吸头中形成负压，液体被吸入吸头。微量移液器吸液范围为 1～1000μl，常用的移液器规格（最大量程规格）为 10μl、20μl、100μl、200μl、1000μl，也有规格为 5ml 和 10ml 的移液器，吸头按照吸液量大小配套。常规的移液器为手动的，也有电动移液器。

1. 手动移液器的使用方法

（1）选择适合量程的移液器：根据所需吸取液体的量选择合适规格的移液器，一般选取跟取液量最为接近的量程规格的移液器，如取 550μl 液体，则应选用 1ml 移液器。

（2）选择合适的移液吸头：选择与移液器相匹配的移液吸头，并且必须保证移液吸头的规格包含本次实验所需移液的最大量程（如实验需要少于 200μl 的液体，就必须选择规格是 200μl 或 200μl 以上的移液吸头）。

（3）调节量程：如果从大体积调成小体积，则按照正常的调节方法，逆时针旋转旋钮到所需刻度。如果从小体积调为大体积，先顺时针旋转旋钮至超过设定量程的刻度，再回调至设定体积，这样可以保证量取的精确度。不要将旋钮旋出最大量程，否则会卡住内部机械装置而损坏移液器。

（4）吸液：将移液器垂直插入吸头中，轻轻旋转按压，切不可用力上下按压吸头。用拇指将取液按钮按到第一挡，将吸头垂直插入液体内（吸液时尽量保持垂直状态，倾斜角度不能超过20°），吸头深度一般在液面下 2～3mm，慢慢放松按钮使其复位，移液器撤离液面，吸嘴外壁应无液体残留。

（5）排液：将吸头移至所需加样的容器内，以一定角度抵住容器壁，将按钮按至第一挡排出液体，稍停片刻继续将按钮按至第二挡吹出残余的液体，最后松开按钮，注意吸嘴中和吸头外壁应无液体残留。在污物筒上方对准污物筒，按弹射键，弹出吸头。

（6）移液器复位：将使用的移液器显示数调至最大量程，垂直挂在移液器架上。

2. 使用注意事项

（1）移液器装入吸头时，严禁用力上下敲击吸头，否则造成吸头难以脱卸，影响其密封性和使用寿命。

（2）吸液后在液面中保持 1s 再将吸头平缓移开，尤其使用大容量移液器时更要注意。吸液速度要匀速、移液要连贯，过快会造成喷液、气泡。

（3）移液器有两挡，吸液时按下控制钮至第一挡，使控制钮缓慢滑回原位，确保吸嘴外壁没有液体。

（4）排液时缓慢将控制钮按至第一挡并等待 1～3s，将控制钮按至第二挡，将剩余液体排净。

（5）使用完毕后，把移液器量程调至最大，置于移液器架上。

二、离 心 机

在分子生物学实验过程中，离心技术是最常用的技术。主要是通过离心机转头转动时产生的强大离心力对物质进行沉淀、分离、纯化、浓缩等处理。因此，离心机就成为实验过程中比较重要且常规的仪器设备。离心机种类很多，如小型台式离心机，具有温控能力的冷冻离心机，按照转速可分为低速离心机、高速离心机、超速离心机。具体根据实验需要进行选择。离心机组成部件有：驱动电机、显示系统、自动保护系统、控制系统、制冷系统、真空系统（超速离心机），离心机的转速可以用下列公式进行换算：

$$RCF=11.18\times（N/1000）^2\times r$$

式中，RCF：相对离心力，单位为重力加速度 g；N：转头旋转速度，用 r/min 表示；r：转头半径，为离心机管中轴底部内侧壁到离心机转轴中心的距离，单位为厘米（cm）。

1. 离心机的转头 实验中常用离心机的转头主要有两种，一种为角度转头（角转），一种为水平转头。水平转头带有数个对称的套架，套架有不同规格，可以装数个不同规格的离心管（50ml，15ml，抽血管等），也有可以平放 96 孔板的套架（平板提篮）。离心机的转头即离心机运行时转动的部分，是离心机的核心。离心机在运行时会产生很大的离心力，如超速离心机转速可高达 500 000g，因此，在使用时必须严格遵守操作规程，若转头使用不当，不但会损坏离心机，也会引发比较大的实验事故。

2. 实验室常用离心机的使用

（1）台式常温离心机使用步骤

1）开机：接通离心机电源，并打开电源开关，离心机准备就绪并激活显示。

2）设置离心参数：打开离心机电源并按下"open"按钮，打开离心机盖，机器将显示之前一次的设定参数。

3）若重新设定参数，转动"Time"键设定所需时间，转动"Speed"键设定转速（按"rpm/rcf"键可切换转速单位）。

4）对称地往转子内装入离心管，盖上离心机盖并拧紧，按"start/stop"启动离心机。

5）运转完毕，按"open"，开盖取走样品，盖好离心机盖，关闭电源。

（2）小型台式低温高速离心机使用步骤

1）打开电源开关，按 ▭ 键，打开离心机顶盖，将样品等量放置在试管中，将其对称放入转头。

2）拧紧轴螺母，盖好盖门。

3）用 ▲▼ 键调出实验所需的转数、时间、温度。

4）按转速设定键，设定离心转速，按温度设定键，设定所需温度，按时间设置键，设定离心时间。

5）开启离心机预冷几分钟，使温度降到所需温度。

6）按 ▶ 键（启动键）启动仪器。

7）等待离心结束，离心机完全停止，按 ▭ 键打开机顶盖，取出离心管，关闭离心机。

8）如要中途停止离心机，按停止键 ■■■（红色）停止离心机。

（3）台式高速冷冻离心机使用步骤

1）开机：插上电源，打开开关，需要约 10s，机器自检。

2）安装转子：按开盖键，打开机器盖子，将转头对准转轴位置插入，然后用专用转头锁定工具将转头锁定，然后旋紧转头盖，盖上机器盖子。

3）预冷：按转速设定键，将转速设置在 2000r/min，按温度设定键，设定所需温度，按时间设置键，设定离心时间，最后按开始键，进行预冷（若样品对温度并非特别敏感，可以略过）。

4）平衡样品：一般用天平称量平衡样品。

5）上样：温度达到设定温度后，将样品对称放进转子，旋紧转子盖，盖上机器盖子。

6）运行：按转速设定键设定离心转速，按温度设定键设定所需温度，按时间设置键设定离心时间，最后按开始键，进行离心。如果只是快速甩离样品，则只需要手一直按住快速甩离键，离心机转速会一直上升，直至转头所能达到的最高转速，手松开后，转速会一直下降，直至转速降为零。

7）取样：离心机停止后，按开盖键，打开离心机盖，旋开转头盖，取出样品。

8）关机：如果短时间内需继续使用，转头可以不取出。若长时间不使用，需取下转头，关闭开关，拔下电源。

3. 使用注意事项

（1）离心机在运转时，不得移动离心机。

（2）安放离心机的地面应坚实平整，调节两只调平螺杆使离心机与地面接触和均匀受力，以免产生振动。

（3）离心机在预冷状态时，离心机盖必须关闭，转头在预冷时转头盖可摆放在离心机的平台上，或摆放在实验台上，切忌不拧紧浮放在转头上，因为一旦误启动，转头盖就会飞出，造成事故。

（4）每次启动离心之前，检查转子是否被稳固地拧紧。

（5）确保密封圈的边缘与转子外缘平齐，转头盖已被正确地拧紧；转头盖在拧紧后一定要用手指触摸转头与转盖之间有无缝隙，如有缝隙要拧开重新拧紧，直至确认无缝隙方可启动离心机。

（6）放入转头的离心管型号应相同，装液量相等，离心管加液应称量平衡，若加液差异过大，运转时会产生大的振动，此时应停机检查，使加液符合要求，离心试管必须呈偶数对称放入。

（7）在离心过程中，操作人员不得离开离心机室，一旦发生异常情况，操作人员不能关电源（POWER），要按STOP（停止）键。

（8）离心前必须盖紧离心管盖；不得使用伪劣的离心管，不得使用老化、变形、有裂纹的离心管。若运行时有离心管破裂，引起较大振动时应立即停机处理。

（9）确保装入的离心管和适配器的重量低于转子上标注的最大装载量，所有转子不能超过其最高转速使用。

（10）每次停机后再开机的时间间隔不得少于5min，以免压缩机堵转而损坏。

（11）每次离心完成后，必须将转子取出，倒置于实验台上，擦干腔内残余液体，离心机盖处于打开状态，否则转子长时间放在轴上，可能锈死，因转子会取不出而造成离心机整机报废。

（12）在仪器使用过程中发生机器故障、部件损坏等情况时，要及时与实验室管理人员联系。

三、普通PCR仪

1. PCR仪使用方法

（1）首先准备好反应管。

（2）打开机盖，将反应管平稳、端正地置入，盖好机盖。

（3）打开电源开关，按照机器屏幕显示的提示设定程序。

（4）用"Proceed"键起动扩增，结束时出现"Complete"，待风机停止工作，关闭电源，取出样品、盖好PCR仪护套。

2. 使用注意事项

（1）使用PCR仪时要严格注意本机对使用环境和电源的要求。

（2）打开PCR仪机盖开关时要轻，防止损坏盖锁。

（3）PCR仪工作时严禁打开机盖。

（4）要定期用肥皂水清洗仪器的样品槽，不能使用强碱、高浓度乙醇和有机溶剂擦洗。

（5）产品出现故障时要及时请专业的维修人员或厂家的维修人员维修。

四、天　平

天平是实验中称量的重要仪器，根据所称量目标物的不同，或称量精度的要求不同，应选用不同的天平。实验室较常用的天平有电子天平和托盘天平。

1. 电子天平的使用方法

（1）调水平：天平开机前，首先检查天平后部水平仪内的气泡是否位于圆环的中央，若不在中央，通过天平的地脚螺栓调节，左旋升高，右旋下降。

（2）根据电子天平的分类，确定所需天平精确度。

（3）按下开机键，接通显示器；等待仪器自检。当显示器显示零时，自检过程结束，可进行称量；若显示器显示零以外的数字，须按一下调零键（"Tear"键）调零。

（4）放置称量纸（或一次性称量盘），待计数稳定后按调零键去皮，显示器显示零时，在称量纸（或称量盘）上加所要称量的试剂称量。

（5）称量完毕，按调零键，显示器显示零时，按关机键关闭显示器，切断电源。

（6）清理称量台及天平周围桌面。

2. 托盘天平的使用方法

（1）称量时，托盘天平应放在平稳的桌面上（实验桌），先要调零，把游码拨到零刻度处，检查天平是否平衡。平衡的标准是指针指在刻度盘的中央。

（2）天平不能用于称量过热、过冷或超过称量范围的物体，称量时，记住是"左物右码"即称量时把物体放在左盘，砝码放在右盘，砝码要用镊子夹取，加砝码时，先加质量大的，再加质量小的，最后移动游码直到天平平衡为止。记录下所加砝码和游码的质量。

（3）要称量的物体不能直接放在托盘上，以免腐蚀托盘。固体药品先在两个托盘上各放一张大小相同的称量纸，然后把药品放在纸上。易潮解或具有腐蚀性的药品，应当放在玻璃仪器里（如烧杯等）称量。

（4）称量完毕后，应当把游码拨回零刻度，把砝码放回砝码盒中。

（5）清理天平托盘及周围桌面。

3. 使用注意事项

（1）在称量之前，首先判断所称总质量是否在使用天平的称量范围内，如超出范围，会导致天平故障。

（2）预热：精密度较高的电子天平在使用前一般要进行预热，天平精度越高，预热时间应越长。预热是保证电子天平测量准确的一项重要因素。

（3）水平状态：电子天平移动或其他方面的环境变化，都需要对天平状态进行调整。

（4）测量环境：精密度高的天平因环境空气流动可引起称量数字的飘移，造成称量结果不准确。另外，样品和容器的温度与外部有所偏差，会引起空气对流，空气对流产生作用力对称量结果会产生一定影响。在称量时，要尽量避免这种温差，从干燥器或冰箱中拿出的样品不可直接进行称量。

（5）电子天平属于精密仪器，应避免震动，减少移动。

（6）天平周围及称量盘应保持清洁。

五、电热恒温水槽

1. 使用方法

（1）接通电源，打开相应的浴孔开关，温控仪显示温度数值（PV为当前温度，SV为设定温度）。

（2）温度设置：按"Set"键，SV闪烁，再按移位键"◀"，将光标移至相应位数上，按"▲"或"▼"键调整数值到所需温度，按"Set"键确认。

（3）绿灯亮表示升温。

（4）当温度升到所需工作温度时，绿灯灭。

（5）实验完毕，关闭电源开关。

2. 使用注意事项

（1）电热恒温水浴箱应平放在固定平台上，清洁水浴锅表面，电源电压必须与水浴箱要求的电压相符，电源插座要采用三孔安全插座，使用前必须安装地线。

（2）使用前确定水浴锅内水位适量，若不足，请加足水（超纯水或灭菌蒸馏水），水位必须高于隔板，切勿在无水或水位低于隔板时加热，以防损坏加热管。

（3）注水时不可将水流入控制箱内，以防发生触电，不用时最好将水及时放掉，并擦干净，保持清洁，以利于延长使用寿命。

（4）实验完毕后务必将电源关闭。

（5）如需孵育过夜，请自行提示注明（留便签，写好姓名及电话）或与实验室管理人员联系。

六、电热恒温干燥箱

1. 使用方法

（1）打开电源，此时指示灯亮，温控仪上有数字显示（PV 为当前温度，SV 为设定温度）。

（2）温度设置：按"Set"键，SV 闪烁，再按移位键"◀"，将光标移至相应位数上，按"▲"或"▼"键调整数值到所需温度，按"Set"键确认；温度设定结束，程序进入定时设定。

（3）定时设定：当 PV 窗显示 T1 时，进入定时设定，SV 窗默认值为 0000，表示定时器不工作，如不需要设定，按"Set"键退出。如需设定 60min，可用移位键配合加减键把 SV 窗设定为 0060。如需设定 120min，则设定为 0120，依此类推。

（4）设定结束后按"Set"键确认退出。

（5）如被干燥的物品比较潮湿，可旋转风门调节按钮旋转至"≡"处，使箱内湿气排出。

（6）干燥结束后，关掉电源开关，取出物品。

2. 使用注意事项

（1）运行中不随意关闭电源开关，不任意拔掉或插上电源插头。

（2）不得放入易燃、易爆、易挥发及产生腐蚀性的物质进行干燥、烘烤。

（3）不得触摸在 80℃以上高温工作时的箱门、视察窗及周围表面，以防烫伤（高温工作需佩戴防烫手套）。

（4）不得将手或物件插入进风或出风口（槽）。

（5）切勿大力开启/关闭产品箱门，否则易导致箱门脱落，烘箱损坏，产生伤害事故。

（6）取出物品后应及时关上箱门。

（7）实验完成后应及时关闭电源。

七、细胞培养箱（CO_2 培养箱）

1. 使用方法

（1）参数设定

1）控制温度的设定：按"Mode"键至 Set 挡，按左键或右键选择至显示"Temp XX.X ℃"，用上键或下键输入数值，然后按"Enter"键确认。

2）CO_2 浓度的设定，按"Mode"键至 Set 挡，按左键或右键选择至显示"CO_2 XX.X%"，用上键或下键输入数值，然后按"Enter"键确认。

（2）校正

1）温度的校正（若怀疑温度显示值不准，可用标准温度计放入箱内，充分稳定后，隔着玻璃门读数，若与显示值不同，可进行校正）：按"Mode"键至 Cal 挡，按左键或右键选择至显示"Temp Cal XX.X ℃"，用上键或下键输入实际测量值，然后按"Enter"键确认。

2）CO_2 浓度的校正（一般以空气为标准来校零，每半年进行一次）：①将 CO_2 浓度设定为零（目的是不让钢瓶中 CO_2 进入箱内）；②打开培养箱门 5min，水盘内加入水，关门后稳定 12h 以上；③等温度充分稳定后，观察 CO_2 浓度是否为零，若不为零，校正至零：按"Mode"键至 Cal 挡，按左键或右键选择至显示"CO_2 Cal XX.X %"用上键或下键输入实际测量值，然后按"Enter"键确认；④重新把 CO_2 浓度设回工作需要的浓度。

2. 使用注意事项

（1）从培养箱中取放物品前，用75%乙醇清洁双手，尽量缩短开门时间和减少开门次数。

（2）从培养箱拿取细胞时轻拿轻放，动作迅速，随手关紧培养箱的里门和外门，以免气体外泄。

（3）培养箱在使用时，水盘内不能缺水（灭菌蒸馏水或超滤水），每周更换一次，每次加至水盘的2/3。

（4）培养箱的风机要防潮。若长时间不用，应倒干水盘里的水，37℃加热数小时，排干里面的湿气，再关机。

八、显 微 镜

显微镜各部件展示见图1-4-1。

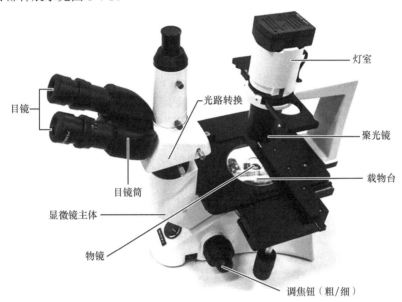

图 1-4-1 显微镜各部件展示

1. 使用方法

（1）普通光学显微镜的使用方法

1）接通显微镜电源，打开电源开关。

2）使用粗调焦钮降低载物台高度。

3）将所要观察的样品放在载物台上，使其位于通光孔的正中。

4）使用目镜筒调节瞳距至舒适位置。

5）选择低倍物镜（4×或10×）观察样品，使用粗/细调焦钮进行焦距调节，直至观察到样品，并调节亮度。

6）如果视野内的物像不符合观察要求，可缓慢调节载物台X、Y轴操作杆移动载物台，调整时应注意玻片移动的方向与视野中看到的物像移动的方向相反。

7）转换高一级倍数物镜观察，同时调节细调焦钮至样品清晰。

8）重复步骤7）。

9）换至合适倍数物镜—调焦—观察。

10）观察结束，把亮度调节到最低，关闭电源开关。

（2）倒置显微镜使用方法

1）打开电源开关。

2）选择低倍物镜（4×或10×），并使用粗调焦钮将物镜转换器降至最低。

3）将细胞培养瓶或培养皿放到载物台上。

4）利用目镜筒调节瞳距至舒适的位置。

5）使用粗调焦钮进行调焦，直至观察到细胞，并调节亮度。

6）换高一级倍数物镜观察，同时调节细调焦钮直至细胞清晰可见。

7）重复步骤6）。

8）换至合适倍数物镜，配合物镜调节聚光镜孔径光阑，若为相差观察，也应配合物镜调整相差聚光器上的相差环，调节细调焦钮观察细胞。

9）观察结束后，将物镜调至低倍镜下，并将物镜转换器降至最低处。

10）将亮度调至最暗处，取下样品，关闭电源，登记使用情况。

（3）荧光倒置显微镜使用方法

1）开机顺序依次为：先打开电脑→打开显微镜电源开关（分为普通透射光观察和荧光观察，实验不需要荧光观察时切勿打开荧光电源）→打开相机控制器（DS-U3）按钮→打开图像分析处理软件。

2）关机顺序依次为：关闭图像分析处理软件（NIS）→关闭相机控制器（DS-U3）→关闭显微镜电源开关→关闭电脑→切断所有电源→盖上防尘罩。

3）明场观察：①放入标本；②打开透射光电源开关；③调节光源亮度，旋至合适亮度；④把减光片、滤光片、隔热片插入光路；⑤把聚光器转盘转到 A 的位置；⑥将荧光滤色块转轮放在空位上；⑦把 10×物镜转进光路，通过目镜边观察边粗调，出现模糊图像时改为微调，直到图像清晰，再根据所需放大倍率转放物镜；⑧观察结束，先把光源亮度旋至最小，关掉电源开关。

4）相差观察：①放入标本；②打开透射光电源开关；③调节光源亮度旋至合适亮度；④把减光片、滤光片、隔热片插入光路；⑤把聚光器转盘转到 PH1 或 PH2 的位置，当用 20×物镜时，把聚光器转盘转到 PH1，当用 40×物镜时，把聚光器转盘转到 PH2；⑥将荧光滤色块转轮放在空位上（未标记 UV/G/B 的位置为空位）；⑦把 10×物镜转进光路，通过目镜边观察边粗调，到出现模糊图像时改为微调，直到图像清晰，再根据所需放大倍率转放物镜；⑧观察结束，先把光源亮度旋至最小，关掉电源开关。

5）荧光观察：①打开荧光电源开关，荧光照明器风机转动，荧光照明器运作正常。②将荧光照明器荧光光闸 Shutter 拨到"O"位置，调节荧光照明器上荧光减光旋钮至合适位置（ND4、ND8、ND16 等），选择所需荧光滤光块，将其转到光路中。荧光滤光块盒上的荧光光闸打到"O"位置。③放入标本。④把 10×物镜转进光路，通过目镜边观察边粗调，出现模糊图像时改为微调，直到图像清晰，再根据所需放大倍率转放物镜。⑤观察结束，先把光源亮度旋至最小，关掉荧光电源开关，再关闭显微镜电源（荧光开关时间要间隔 20min 以上，当暂时不观察时，将荧光光闸拨到"C"位置来保护标本）。

6）拍照：①需要拍照时，打开 DS-U3 相机控制器，至指示灯为绿色稳定不闪烁状态；②双击电脑显示器上 NIS 图像分析处理软件，进行图像拍照，保存以及分析处理。

2. 使用注意事项

（1）调焦时，一定要先粗调再细调，以免压坏标本。

（2）保持观察样品干净，勿用手触摸镜头。

（3）油镜使用后一定要及时用擦镜纸擦拭。

（4）显微镜使用后将光源调至最暗，再关闭电源。

（5）严禁私自拆卸显微镜的零配件。

（6）注意开关机先后顺序；控制好光源亮度；注意防尘。

（7）切记转换物镜时应转动物镜转换器，不要转动物镜本身！

（8）控制好光源亮度，用后关闭电源。

九、凝胶电泳系统

凝胶电泳系统见图 1-4-2、图 1-4-3。

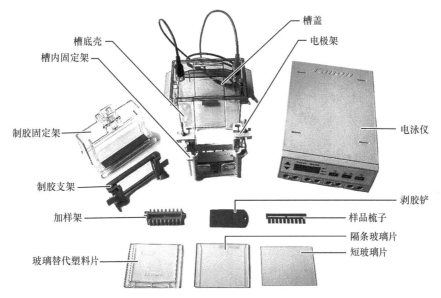

图 1-4-2　蛋白质凝胶垂直电泳系统

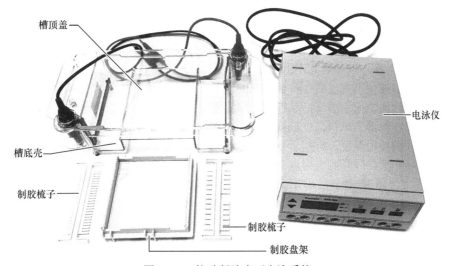

图 1-4-3　核酸凝胶水平电泳系统

电泳仪使用方法及注意事项：

（1）用导线将电泳槽的两个电极与电泳仪的直流输出端连接，极性不要接反。

（2）接通电源，开启电源开关，根据需要设定电压或电流数值和电泳终止时间，即开始电泳。此时不能到电泳槽内取放东西，如需要应先断电，以免触电。同时要求仪器必须有良好接地端，以防漏电。

（3）仪器通电后，不要临时增加或拔出输出导线插头，以免短路。

（4）在总电流不超过仪器额定电流时，可多槽关联使用，但要注意不能超载。

（5）在某些特殊情况下需检查仪器电泳输入情况时，允许在稳压状态下空载开机，但在稳流状态下必须先接好负载再开机,否则会造成仪器损坏。

(6)使用过程中发现异常现象,如出现较大噪声、放电或异常气味等,应立即断电进行检修,以免发生意外事故。

十、超净工作台

1. 使用方法

(1)打开电源开关。

(2)按动"照明/杀菌开关"打开紫外线灯消毒灭菌15~20min。

(3)按动"照明/杀菌开关"关闭紫外线灯,打开照明灯。

(4)按动"风机开关"启动风机,调节风速。

(5)将玻璃门抬高到适合操作的位置,进行操作。

(6)操作完成后,将玻璃门拉下关紧。

(7)按动"风机开关"停止风机运行。

(8)按动"照明/杀菌开关",打开紫外线灯进行消毒灭菌15~20min。

(9)消毒完成后关掉紫外线灯。

(10)关掉主机电源开关。

2. 使用注意事项

(1)新安装或长期不使用时,使用前必须先用吸尘器或不产生纤维的工具对工作台及其周围环境进行清洁处理,再用药物或紫外线灭菌法进行灭菌处理。

(2)操作完成后请及时清理实验废物,将个人物品带离超净工作台,保持超净工作台干净整洁。

(3)台面上禁止存放无关物品,以保证工作区的洁净气流不受影响。

(4)请不要用有机溶剂擦拭玻璃移门,以免伤及涂层或损坏移门;对不锈钢部分用适当的消毒剂消毒后须擦拭干净,以免对其产生腐蚀。

(5)移门开启高度不宜过高(拉至顶端)或关至过低(落至台面),以免影响风速和洁净度。

(6)禁止在台面上记录书写,工作时应尽量避免做明显扰动气流的动作。

(7)禁止在过滤器进风口部位放置物品,以免干扰操作区洁净气流流形,降低净化能力。

(8)操作区的使用温度不得高于60℃。

(9)照明灯和紫外线灯到使用寿命后要及时更换。

(10)定期(每隔3~6个月)将预过滤器中的粗效滤料拆下清洗,清洗2~3次后应将粗效滤料更换。定期(每周)对环境进行灭菌处理,同时经常用乙醇擦净紫外线灯,保持表面洁净,以免影响灭菌效果。

十一、生物安全柜

1. 使用方法

(1)长按"ON"键打开主机电源开关。

(2)按"UV"键打开紫外线灯消毒杀菌15~20min。

(3)按"UV"键关闭紫外线灯,打开照明灯开关。

(4)将滑动层压玻璃门抬高到标有刻度线的位置,否则安全柜会报警。

(5)若使用安全柜内电源,应按插座开关键接通内部电源,使用完毕后关闭。

(6)操作工作完成后,将滑动层压玻璃门下拉到底部标有刻度的位置,关紧。

(7)关掉照明灯开关。

(8)打开紫外线灯开关进行消毒灭菌15~20min。

可选紫外定时设定：在玻璃门打开状态下，长按"UV"键，数字显示窗显示某一时长，按照明灯键或插座开关键设定所需时长，按"UV"键确认。

（9）消毒完成后关掉紫外线灯开关（若定时，紫外线灯会自动关闭）。

（10）长按"ON"键关掉主机电源开关。

2. 使用注意事项

（1）操作完成后请及时清理实验废弃物，用酒精棉球或灭菌纱布将操作台面擦拭干净。

（2）用灭菌水或75%乙醇擦拭挡风玻璃，切勿用含氯、碘、氨等的试剂擦拭。

（3）将个人所用的实验器材如吸头盒、培养皿等带出，请勿放置在安全柜内。

（4）将安全柜内的物品归放到原处，切勿随意摆放。

（5）为避免影响正常的风路状态，柜内操作时手应该尽量平缓移动物品。

（6）为避免物品之间出现交叉污染，在柜内摆放的物品应该尽量呈横向一字摆开。

（7）柜内尽量避免震动仪器（如离心机、旋涡振荡器等）的使用。

（8）柜内尽量不要使用明火！因为在明火使用过程中产生的细小颗粒杂质将被带入滤膜区域，这些高温杂质会损伤滤膜。在必须使用的时候，宜使用低火苗的本生灯。

十二、pH 计

pH 计使用及注意事项：

（1）仪器输出端（即复合电极插口）必须保持高度清洁，电极插头不要经常拔下，以防止灰尘及水分进入。

（2）电极使用前必须用已知 pH 的标准缓冲液进行定位校正。

（3）取下保护帽后要注意，在塑料保护栅内的玻璃不可与手或其他硬物接触，以免损坏。

（4）测量完毕，应将保护帽套上，帽内应放少量的补充液（3mol/L KCl），以保持电极球的湿润。

（5）若该仪器所测的 pH 与 pH 试纸所测值不一致，建议采用仪器所测结果。

（6）电极应避免长期浸在蒸馏水或蛋白质液体和酸性氟化物中，并防止和有机油脂接触。

（7）电极不可接触洗涤剂、乙醇、丙酮、乙醚、酸性液体、过氧化氢及 1mol/L 稀酸等。

十三、DNA 凝胶成像仪

1. 使用方法

（1）打开电脑和凝胶成像仪电源。

（2）将 DNA 胶放到样品室，将周围的液体擦干。

（3）双击桌面上的图标，打开 Image Lab 软件。

（4）点击"新建实验协议"或者已保存的实验协议。

（5）选择相应的应用程序，如"DNA Gel"，选择染料如"Ethidium Bromide"。设置成像区域及曝光时间等参数。

（6）点击放置凝胶，并选择相应的滤光片。

（7）通过"照相机缩放"将图像调至合适大小。

（8）点击"运行实验协议"，系统将根据输入的曝光时间进行成像。

成像结束后，可通过图像工具进行分析处理并保存。

（9）仪器使用完毕后，及时关闭成像仪电源尤其是紫外线"UV"电源。

（10）及时关闭电脑。

2. 使用注意事项

（1）实验完成之后，要关闭凝胶成像仪电源，并关闭电脑。

（2）为了防止紫外线外漏，在使用的过程中，禁止操作人员开门。

（3）使用时要注意开机的顺序，先打开凝胶成像仪，再打开软件。

（4）为防止污染，不要戴手套触摸电脑鼠标、键盘、仓门和灯箱电源开关等。

（5）保持观测室内的环境干燥，及时将遗留在观测板上的水或其他液体擦干。

（6）实验结束之后，务必要将内部的胶取出，并关闭软件。

（7）为了公共电脑安全，未经允许，不可使用可移动的存储设备拷贝实验数据。

十四、高压蒸汽灭菌锅

1. 注意事项

（1）不可用于腐蚀性、易燃、易爆和热压不稳定等物品的灭菌。

（2）待灭菌的包裹不宜过大（小于 50cm×30cm×40cm）、过紧，应有空隙，以使蒸汽对流。

（3）灭菌液体时，应将液体灌装在硬制的耐热玻璃瓶中，以不超过玻璃瓶体积的 3/4 为宜，瓶口用棉花塞，切勿使用未打孔的橡胶或软木塞。灭菌结束后不要立即释放蒸汽，必须待压力表指针回零后方可排气。

（4）布类物品应放在金属物品上，否则蒸汽遇冷凝聚成水珠，使布潮湿。灭菌后器物的有效期为 1 周。

（5）灭菌器盖子在仪器通电且温度下降、压力表读数为零时方可开启，不可强行用力打开，以免损坏仪器和发生意外伤害事故。

（6）为了确保灭菌效果，应定期检查灭菌锅。

2. 不能使用高压蒸汽灭菌的情况

（1）热不稳定组分如血清、维生素、抗体、蛋白质等不能高压灭菌，只能过滤除菌。

（2）含去垢剂的溶液，如 10%十二烷基硫酸钠（SDS），易沸腾溢出。

（3）有机溶剂，如酚等。

（4）含二硫基苏糖醇或 β-巯基乙醇的溶液。

十五、分光光度计

1. 分光光度计的使用

（1）仪器接通电源后开机，屏幕显示欢迎界面，随后仪器进入自检状态。

（2）自检结束后仪器进入预热状态，系统默认预热时间为 20min。

（3）仪器预热结束后进入主操作界面。按面板上的"Mode"键，使光标切换到进行吸光度测量的 A 模式。再按"Gotoλ"键，进入波长设定界面，按波长数值设定键将波长调至所需的波长值如 550nm，最后按回车键确认。

（4）放置样品时应将比色杯光面朝向光路，双指夹住比色杯的毛面，将空白样品或参比溶液放入 0 号比色槽中，样品溶液按浓度由低到高依次放入 1～3 号比色槽中，样品放好后合上样品室盖。

（5）按面板上的"Zero"键，用 0 号比色槽中的空白样品或参比溶液进行吸光度调零，拉动样品室下方的手动拉杆，将 1～3 号比色槽中的样品溶液依次拉入光路中，进行吸光度读数，记录相应的吸光度值。

2. 注意事项

（1）在调 0.000Abs/100.0%T 之前，确保把空白样品或参比溶液放入光路中，否则调 0.000Abs/100.0%T 的结果不是扣除空白样品或参比溶液之后的 0.000Abs/100.0%T，最终导致测量结果不准确。

（2）不同的分光光度计使用的比色皿材质不同，紫外分光光度计应使用石英比色皿，可见光分光光度计应使用玻璃比色皿，二者千万不能混淆。

（霍朝霞　孙岑岑）

第二章　DNA 的提取

第一节　概　　述

一、脱氧核糖核酸（DNA）的理化性质

双链 DNA 是非常惰性的化学物质。它潜在的反应基团隐藏在中央螺旋部位，并由氢键紧密连接。碱基对外侧受磷酸键和戊糖形成的强大环层的保护，这种保护因内在的碱基堆积力而进一步加强。如此坚固的结构，使得 DNA 在现代犯罪现场和古代墓葬等完全不同的场所中比细胞内其他大多数成分保存时间更长。这样的化学耐久性赋予基因组 DNA 文库的持久性和价值，使得或大或小的遗传工程和测序计划成为可能。

尽管双链 DNA 在化学上是稳定的，但它在物理结构上是易碎的。高分子量的 DNA 长而弯曲、侧面不稳定，因此更容易受到柔和的流体剪切力的伤害。双链 DNA 在溶液中随机卷曲，并由于碱基对之间的堆积作用和 DNA 骨架上磷酸基团间的静电排斥力而变得黏稠。移液、振荡或搅拌引起的液流，在黏滞的盘绕物上产生的拖拉力，可以切断双链 DNA。DNA 分子越长，破坏其所需的力越小。因此基因组 DNA 很容易变成片段形式，并且随着分子量的增加，分离的难度也相应增加。大于 150kb 的 DNA 分子在常规分离基因组 DNA 过程中易断裂。

二、DNA 制备的原则

核酸的制备（包括分离、纯化、鉴定）和定量是研究核酸的基础。核酸分为脱氧核糖核酸（DNA）和核糖核酸（RNA）两大类，DNA 的制备须遵循以下制备原则。

1. 条件温和，保证 DNA 结构的完整性　制备具有生物活性的大分子核酸，须采取温和的制备条件，避免过酸、过碱的反应环境和剧烈的搅拌，防止核酸酶的作用[砷盐、氟化物、柠檬酸、乙二胺四乙酸（EDTA）等可抑制 DNase 的活性]，并要求在低温下进行操作。

2. 保证纯度，减少其他生物大分子对样本的污染　体内核酸都是与蛋白质结合以核蛋白体（DNP 或 RNP）的形式存在，所以在制备核酸时要去除蛋白质。一般在提取 DNA 的过程中，首先是利用 DNP 和 RNP 在不同浓度的盐溶液中的溶解度不同而将 DNP 和 RNP 分开，如 DNP、RNP 都溶于 1～2mol/L 的 NaCl 溶液中，DNP 在 0.14mol/L 的 NaCl 溶液中几乎不溶（RNP 则可溶）。然后再加入蛋白质的变性剂（如苯酚、戊醇法、SDS 等），将核酸与蛋白质分开。

3. 保证提取丰度，选取目标 DNA 含量丰富的样本　常用的生物样本有组织样本、细胞样本、血液样本、微生物样本、植物样本等。

4. 提取试剂的选择　样本中应不含对后续实验的工具酶有抑制作用的物质（有机溶剂）及高浓度的金属离子等。

因此，DNA 在制备过程中要遵循以上的条件，需要温和地裂解细胞，并采用化学和酶学方法，除去杂蛋白质、RNA 及其他的生物大分子和盐。DNA 的分离是 DNA 纯化、成功克隆的关键步骤。DNA 制备越纯，DNA 作为模板或者底物的酶反应效率会越高。

三、实　验　目　的

学习和了解 DNA 制备的基本策略，掌握几种常用的 DNA 提取方法。

四、DNA 提取的基本过程

DNA 提取的基本过程见图 2-1-1。

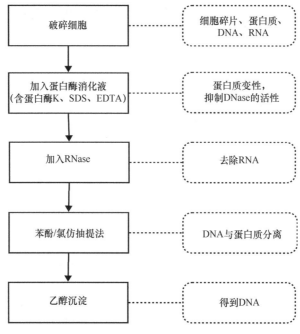

图 2-1-1　DNA 提取的基本过程

1. 裂解宿主细胞，通常使用的成分包括离子去污剂（如 SDS）、离液剂（如胍盐）、与离子去污剂结合的碱。

2. 从细胞中释放 DNA，去除与 DNA 结合的蛋白质并快速使胞内核酸酶失活。

（1）酶水解蛋白质和 RNA。

（2）从层析液中吸收、释放 DNA（如玻璃粉末或者阴离子树脂；多种商品化 DNA 纯化试剂盒是基于该项技术开发的）。

（3）利用有机溶剂（如苯酚/氯仿）抽提裂解液以去除 DNA 溶液中的蛋白质。

3. 利用乙醇或者异丙醇沉淀 DNA，去除盐离子。

（1）乙醇可将 DNA 从溶液中沉淀出来用以除去盐分子或者重悬于另一种缓冲液中，但需要 2～3 倍体积的乙醇才可获得 DNA 沉淀。但 DNA 在含有异丙醇的溶液中更难溶解，仅需要 60%～70%的体积即可沉淀 DNA。

（2）乙酸钠（0.3mol/L，pH5.2）在 DNA 常规沉淀中最为常用，用于平衡沉淀反应溶液中阳离子的浓度。由盐分子产生的阳离子能够中和暴露的、带负电荷的 DNA 磷酸残基，促进 DNA 的沉淀。

（霍朝霞　孙岑岑）

第二节　口腔上皮细胞 DNA 提取

一、实验目的

1. 学习从动物组织和细胞中提取 DNA 的方法。

2. 掌握口腔上皮细胞 DNA 提取时所用试剂和实验原理。

二、实 验 原 理

本实验在 EDTA（螯合二价阳离子以抑制 DNase）存在的情况下，用蛋白酶 K 消化真核细胞和组织，用去垢剂（如十二烷基硫酸钠）溶解细胞膜并使蛋白质变性，通过有机溶剂抽提使核酸得以纯化，采用异丙醇使 DNA 沉淀析出。

三、实 验 准 备

1. **仪器设备**　水浴锅（提前预热至 55℃），移液器。
2. **实验材料**　饮用水（用于漱口获取口腔上皮细胞）。
3. **试剂**　裂解液，蛋白酶，乙酸钠，异丙醇（提前预冷）。
4. **耗材**　一次性纸杯，加样枪头，一次性吸管。
5. **其他**　计时器，试管架，记号笔，废液缸和固废缸。

四、实 验 流 程

口腔上皮细胞 DNA 提取实验流程详见图 2-2-1。

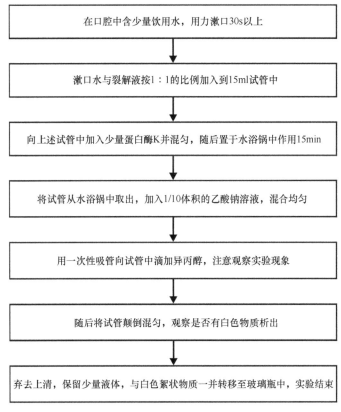

图 2-2-1　口腔上皮细胞 DNA 提取实验流程图

五、实 验 步 骤

1. 用少量饮用水漱口 30s 以上，取 3ml 转移至装有 3ml 裂解液的 15ml 试管中。注意：不要用太多水漱口，否则 DNA 量太少，肉眼不可见。

2. 加入 30μl 蛋白酶 K，上下颠倒 5～6 次混匀，55℃水浴锅加热 15min。

3. 加入 600μl 乙酸钠（1/10 体积），混匀。再用吸管在溶液上层小心加入 6ml 预冷的异丙醇，室温静置 5min。注意观察两层溶液交界处有什么变化，并做好记录。

4. 将离心管上下颠倒混匀 5～6 次，观察溶液中是否有白色絮状物质（即 DNA）出现。

5. 小心弃去部分上清，保留 200～1000μl 液体，用吸管将 DNA 吸出，转移至小玻璃瓶中。

6. 实验结束，整理实验台。

六、思　考　题

简述 DNA 提取过程中加入乙酸钠及异丙醇的作用。

（霍朝霞　方　瑜）

第三节　哺乳动物组织细胞基因组 DNA 提取

一、实 验 目 的

1. 以小鼠肝组织为实验材料，学习基因组 DNA 的提取方法。
2. 掌握基因组 DNA 提取的实验原理。

二、实 验 原 理

1. 本实验选用小鼠肝脏细胞作为实验材料，采用匀浆法破碎组织细胞。
2. 用无菌水溶解沉淀，加入蛋白酶消化液（含有蛋白酶 K 和 SDS、EDTA）。
（1）用温和的方法破碎细胞，不会产生机械剪切力以致破坏 DNA 的完整性。
（2）可以变性 DNase。
（3）还可以去除部分的蛋白。
（4）使核蛋白体从 DNA 上解离，然后加 RNase 以去除 RNA。
3. 苯酚/氯仿抽提法　上述操作后，再用苯酚/氯仿抽提法反复抽提，提取 DNA。酚、氯仿是有机溶剂，能有效地使蛋白质变性。纯酚在与水混合时处于下层。然而有机相和水相会难以分开。若使用酚∶氯仿混合物抽提，由于氯仿的比重较大（1.47），可在很大程度上解决这个问题，促进两相的分离。异戊醇则可减少操作过程中产生的气泡。
4. 变性蛋白一般集中在两相之间的界面层，而脂类则有效地被分配在有机相中，核酸则被留于上层水相。
5. 该方法操作条件较温和，能迅速使蛋白质变性并同时抑制核酸酶的活性，可得到具有生物活性的高聚合度的核酸。但其操作步骤较为烦琐，去除蛋白质需要反复进行多次。
6. 砷盐、氟化物、柠檬酸、EDTA 等可抑制 DNase 的活性；皂土等可抑制 RNase 的活性。
7. 收集上清液后用乙醇沉淀 DNA，最后用 TE 缓冲液溶解 DNA，用紫外吸收法测定 DNA 的含量及纯度，对提取的 DNA 进行鉴定。

三、实 验 准 备

1. **仪器设备**　高速冷冻离心机，恒温水浴锅，移液器。
2. **实验材料**　小鼠肝脏。

3. 试剂

（1）常规试剂：生理盐水、酚/氯仿/异戊醇（25∶24∶1）、氯仿/异戊醇（24∶1）、3mol/L NaAc 溶液、无水乙醇、70%乙醇、无菌水。

（2）分离缓冲液（含 10mmol/L NaCl，25mmol/L EDTA 的 10mmol/L Tris-HCl 的缓冲液，pH 7.8）。

（3）蛋白酶消化液，配制方法如下：①蛋白酶 K 储液：浓度为 20mg/ml，用蒸馏水配制，–20℃ 保存；②反应缓冲液 A：含 5mmol/L EDTA，0.5% SDS 的 10mmol/L Tris-HCl 缓冲液，pH 7.8；③蛋白酶消化液：临用前用反应缓冲液 A 稀释蛋白酶 K 储液，使蛋白酶 K 浓度为 100µg/ml。

（4）RNA 酶 A（RNase A），配制方法：①反应缓冲液 B：含有 15mmol/L NaCl 的 10mmol/L Tris-HCl（pH 7.8）缓冲液；②RNase A 应用液：将胰 RNase A 溶于反应缓冲液 B 中，配成 10mg/ml 的浓度，100℃加热 15min，缓慢冷却至室温，分装成小份，保存于–20℃冰箱中。

4. 耗材　加样枪头。

5. 其他　十字柄玻璃匀浆管，塑料盒（置冰块），解剖剪刀，镊子，离心管，小烧杯等。

四、实　验　流　程

小鼠肝组织基因组 DNA 提取实验流程详见图 2-3-1。

五、实　验　步　骤

1. 裂解组织细胞

（1）用颈椎脱臼法处死小鼠，切开腹腔，取下完整肝脏，小心去掉胆囊，放入盛有冷生理盐 水的小烧杯中漂洗干净。切取 0.2g 鼠肝，剪碎。

（2）碎鼠肝转入玻璃匀浆器中，加入 2ml 分离缓冲液，匀浆（冰上操作）。

（3）匀浆液 1.8ml 转入 2ml 离心管，4℃，5000r/min 离心 5min；沉淀加 0.4ml 无菌水，吹散 后再加 0.4ml 的蛋白酶消化液（含 100µg/ml 的蛋白酶 K），慢慢颠倒混匀，50℃保温 90min，直到 组织完全解体。

（4）加 10mg/ml 的 RNase 16µl（终浓度 200µg/ml），37℃保温 40min。

2. 去除裂解物中的蛋白质

（1）裂解中加入等体积的酚/氯仿/异戊醇（25∶24∶1），慢慢颠倒混匀，冰上静置 10min；待 分层后，于 4℃，12 000r/min 离心 10min。离心后可见管内出现分层，上层为水相，含 DNA，下 层为有机溶剂层，变性蛋白质介于两层之间。

（2）小心吸出上面的水层并转移到新的小离心管中，根据吸出的量再加入等体积的酚/氯仿/ 异戊醇（25∶24∶1），于 4℃ 12 000r/min 离心 10min 后再次去除蛋白质。

（3）小心吸出上面的水层并转移到另一新的小离心管中，根据吸出的量再加入等体积氯仿/ 异戊醇，慢慢颠倒混匀。4℃ 12 000r/min 离心 10min。本步骤可去除微量的酚。

（4）小心吸出上面的水层并转移到另一新的小离心管中。

3. 沉淀 DNA

（1）上清液中加入 1/10 体积的 3mol/L NaAc（pH 5.2）和 2 倍体积的无水乙醇，颠倒混合沉 淀 DNA。室温下静止 10min，DNA 沉淀形成白色絮状物。10 000r/min 离心 10min，保留沉淀，弃 去上清。

（2）沉淀用 1ml 70%乙醇进行漂洗，10 000r/min 离心 10min，保留沉淀，弃去上清，晾干沉淀。

（3）DNA 沉淀溶解于 2ml 三羟甲基氨基甲烷-乙二胺四乙酸（Tris-EDTA，TE）缓冲液中， 在紫外分光光度计上进行 260nm 和 280nm 紫外线检测。

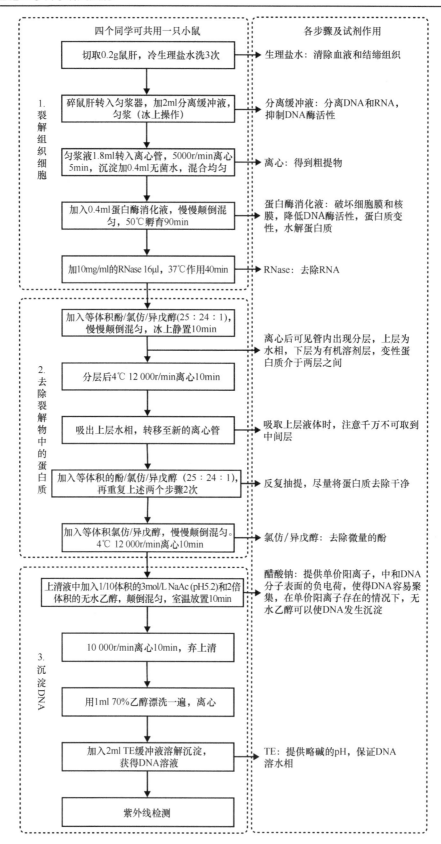

图 2-3-1 小鼠肝组织基因组 DNA 提取实验流程图

六、思　考　题

1. 提取过程中为何要保持低温、温和的操作？
2. 酚用于本实验需要注意哪些方面的问题？

七、注　意　事　项

1. 本实验用到的饱和重蒸苯酚、氯仿/异戊醇是有机试剂，比水的比重大，而 DNA 溶解在水里，故本实验抽提过程中总是取上清。
2. 酚腐蚀性很强，并可引起严重的灼伤，操作时必须戴手套。
3. 在吸取完苯酚、氯仿等有机试剂，不能将移液器平放或倒置，以防液体倒流损坏移液器，加完样后立即弃掉加样枪头。
4. 基因组 DNA 由于太大，非常容易受机械剪切而断裂，因此，为了得到完整的基因组 DNA，尽量不要进行多次物理性操作。
5. 离心机使用时注意平衡。

（霍朝霞　方　瑜）

第四节　质粒 DNA 小量提取

质粒（plasmid）是染色体外能够进行自主复制的遗传单位，包括真核生物的细胞器和细菌细胞中染色体以外的 DNA 分子，绝大多数的细菌质粒都是闭合环状 DNA 分子，部分质粒为 RNA。在生物实验中，质粒 DNA 常常作为基因载体运载工具使用，广泛应用于分子生物学基础研究、转基因检测、医疗诊断、基因治疗等领域。在质粒 DNA 的应用过程中，其纯度对于后续的酶切、连接、大肠杆菌的转化、PCR 扩增等实验结果有着较大的影响，因此在提取过程中需要保证质粒 DNA 的纯度和效率。

从细菌中分离质粒 DNA 的过程一般都包括 3 个基本步骤：①培养细菌，扩增质粒；②收集和裂解细菌（破碎细胞，释放质粒 DNA）；③分离和纯化质粒 DNA（从裂解液中分离纯化核酸分子）。破碎细胞的方法可以采用碱裂解法、超声破碎法或酶解法。

目前较为成熟的质粒 DNA 提取方法主要有碱裂解法、煮沸法及 SDS 裂解法。其中最常用的方法是碱裂解法，由于其操作简便、所提质粒 DNA 产量较多和纯度均相对较好，被广泛用于细菌转化、细胞转染、酶切分析及 DNA 重组等实验中。

一、碱裂解法实验原理

在碱性条件下，高 pH 的强阴离子洗涤剂和表面活性剂（如 SDS）能够有效使细菌膜蛋白质变性而导致细菌质膜结构破坏，存在于细菌染色体之外的质粒 DNA 在细胞破碎时伴随细胞质外流进入细胞裂解液中并在碱性条件下变性，向裂解液中加入高盐、低 pH 的酸性溶液时，会沉淀大部分的蛋白质、脂类、多糖等杂质，通过离心操作去除沉淀和细胞残片后，可进一步利用苯酚、氯仿等有机溶剂去除蛋白质类杂质，再通过醇沉淀或者层析的方法从离心上清液中分离出质粒 DNA。或者使用 DNA 高亲和性层析柱（如市售各种质粒 DNA 提取试剂盒）从其中分离出质粒 DNA。

二、实　验　准　备

1. 仪器设备　离心机，旋涡混匀仪，移液器等。

2. 实验材料 含质粒的细菌。

3. 试剂

（1）常规试剂：无水乙醇、70%乙醇、酚/氯仿/异戊醇（25∶24∶1）、TE 溶液[10mmol/L Tris-HCl、1mmol/L EDTA（pH 8.0）]。

（2）溶液Ⅰ：50mmol/L 葡萄糖、20mg/L RNA 酶、25mmol/L Tris-HCl（pH 8.0）、10mmol/L Na₂EDTA（pH 8.0）、溶菌酶 4.0g/L（用前加）。

（3）溶液Ⅱ：0.2mol/L NaOH、1% SDS，现用现配。

（4）溶液Ⅲ：5mol/L 乙酸钾（pH 4.8）、5mol/L 冰醋酸，使最终溶液中含有 3mol/L 钾和 5mol/L 乙酸。

4. 耗材 离心管，加样枪头，滤纸等。

5. 其他 废液缸和固废缸等。

三、实 验 流 程

质粒 DNA 提取的基本步骤详见图 2-4-1。

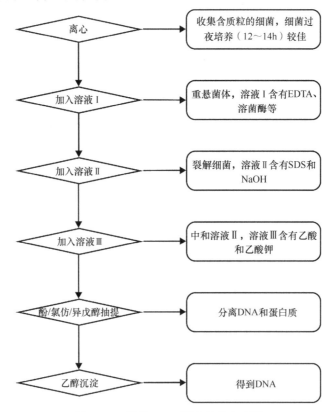

图 2-4-1 质粒 DNA 提取的基本步骤

四、实验步骤（碱裂解法）

1. 取含质粒待提菌液 1.5ml 到一个干净的离心管中，于高速冷冻离心机中 4℃、12 000r/min 离心 1min，收集菌体细胞。

2. 弃上清，再加入 1.5ml 菌液于高速冷冻离心机中 4℃、12 000r/min 离心 1min（第二次收集菌液）。

3. 弃上清，用微量移液器吸取残留的培养液，或用剪细的滤纸条吸取多余的液体，注意应使细菌沉淀并尽可能干燥。

4. 加入 100μl 溶液 I，用旋涡混匀仪强烈振荡，充分悬浮菌体。

5. 加入 200μl 溶液 II，快速、轻柔颠倒离心管数次，混合内容物，注意不要振荡，冰上放置 5min，此时溶液应呈现出清亮透明黏稠的状态，若溶液还处于浑浊状态，可按需加大溶液 II 的使用量。

6. 加入 150μl 溶液 III，盖紧管口，快速温和地颠倒混匀，冰上放置 5min，至溶液出现白色絮状沉淀。

7. 4℃ 12 000r/min 离心 5min，将上清液移至另一新的离心管中。

8. 向离心管中加入等体积酚/氯仿/异戊醇（25：24：1），振荡混匀，4℃ 12 000r/min 离心 2min，将上清液移至另一新的离心管中。

9. 向离心管中加入 2 倍体积的无水乙醇，室温放置 5min 后 4℃ 12 000r/min 离心 5min，去上清，收集 DNA。

10. 加入 1ml 70%乙醇洗涤的沉淀，12 000r/min 离心 2min，去除上清液；为了去除残留乙醇，使其尽可能地挥发，可用吹风机冷风吹至乙醇挥发（或置通风橱内风干数分钟）；或将离心管倒置于滤纸上放置数分钟（约 15min）充分干燥沉淀。

11. 加入 50μl TE 溶液，轻轻振荡 5min，溶解 DNA。

12. 取少量进行琼脂糖凝胶电泳检测质粒 DNA 的质量，超微量分光光度计或紫外分光光度计检测质粒 DNA 浓度和纯度。其余于–20℃下保存。

五、影响质粒 DNA 提取效果的因素

1. 质粒 DNA 的大小　一般来说，提取效果和质粒 DNA 的大小呈正比关系，越小越容易提取，如果质粒 DNA 较大，其特性和染色体 DNA 比较接近，要将二者分离开来难度就会变大。

2. 提取条件的影响　主要包括 pH、SDS 浓度、时间和溶菌温度等，在适宜的条件下质粒 DNA 和染色体 DNA 才能够更好地分开。

3. 细菌浓度　如果细菌的浓度较高，溶菌时溶菌液很难和菌液充分混合，导致溶菌不彻底，造成质粒的回收率偏低；如果细菌浓度比较低，造成溶液中含有较多的蛋白质、染色体及菌体碎片，回收率也会比较低。

六、思　考　题

1. 加入溶液 II 之前，为什么要彻底重悬菌体？

2. 加入溶液 II 后的现象及其出现的原理是什么？该步骤操作不当（如剧烈振荡）会产生什么样的后果？对随后的酶学操作有无影响？电泳时电泳条带会发生什么变化？

3. 加入溶液 III 后的现象及其出现的原理是什么？该步骤操作不当会产生什么样的后果？

七、拓　展　学　习

1. 质粒 DNA 是如何复制的？

2. 质粒 DNA 在宿主细胞中的拷贝数对质粒 DNA 提取有无影响？

3. 碱性裂解液中，质粒 DNA 和基因组 DNA 会不会变性？

4. 加入中和剂后，质粒 DNA 和基因组 DNA 的结构会产生什么样的变化，有无不同？

5. 学习了质粒 DNA 提取，能否独立开展 RNA 提取实验，有无操作、原理上的差异？

（霍朝霞　孙岑岑）

第三章 聚合酶链反应的产物纯化、酶切和连接

聚合酶链反应（polymerase chain reaction，PCR），是分子生物学中经典的实验方法，核酸体外扩增的设想最初是由霍拉纳等于 1971 年提出，"DNA 变性解链后与相应引物杂交，用 DNA 聚合酶延伸引物，并不断重复该过程便可合成转移核糖核酸（tRNA）基因"。但由于当时基因序列分析方法尚未成熟、热稳定 DNA 聚合酶还未被发现，寡聚核苷酸引物的合成困难（仍处于手工和半自动阶段），这一设想并未得到重视。1985 年，穆利斯等用大肠杆菌 DNA 聚合酶 I 的克列诺（Klenow）片段体外扩增哺乳动物单拷贝基因，并申请了 PCR 专利，同时在《科学》杂志上发表了第一篇 PCR 的学术论文，至此，PCR 技术诞生。而穆利斯因其杰出的贡献，获得 1993 年诺贝尔化学奖。

最初建立的 PCR 反应体系所采用的大肠杆菌 DNA 聚合酶 I 的 Klenow 片段不能耐受高温，因此每轮反应均需添加新的 DNA 聚合酶，使得 PCR 产量不高、操作繁杂、对实验操作要求高，阻碍了 PCR 技术的推广使用。1988 年齐木等从温泉中分离出一种水生嗜热杆菌，并从中提取到一种耐热 DNA 聚合酶（Taq DNA 聚合酶），大大提高了扩增反应的特异性和扩增效率，简化了操作程序，并最终实现了 DNA 扩增的自动化，进而迅速推动了 PCR 技术的应用和普及。

PCR 技术自诞生以来，已经历了三代更迭。

一代 PCR：即最初的 PCR 技术，采用普通 PCR 扩增仪实现对靶基因的扩增，而后采用琼脂糖凝胶电泳对产物进行检测，但仅为定性分析。

二代 PCR：即实时定量 PCR 技术，实时定量 PCR 通过在反应体系中加入可以指示反应进程的荧光探针，通过荧光信号的积累检测扩增产物的积累，从而通过荧光曲线判断结果，并利用 Cq 值和标准曲线对 PCR 产物进行定量分析。关于荧光定量 PCR 技术的具体介绍详见第十一章。

三代 PCR：又叫数字 PCR，可对核酸进行检测和定量，采用直接计数目标分子而不依赖任何校准物或外标，即可确定低拷贝甚至单拷贝的待检靶分子的绝对数目。关于数字 PCR 技术具体介绍详见第十一章第六节。

PCR 技术被认为是近 30 年来分子生物学历史上的伟大革命之一，广泛应用于基因扩增、基因检测、基因克隆、基因改造和遗传分析等诸多领域，极大地推动了生命科学及相关众多研究领域的快速发展，在生命科学研究中有至关重要的地位。

第一节 常规 PCR 及其产物的检测和纯化

一、实验目的

1. 掌握 PCR 技术的基本原理和操作方法。
2. 掌握琼脂糖电泳检测和纯化 DNA 的基本原理和操作方法。
3. 学习 PCR 仪、电泳仪、离心机等仪器的使用方法。
4. 了解 PCR 体外扩增的各因素对扩增结果的影响。

二、实 验 原 理

1. PCR 技术　本实验项目为指定 DNA 片段的特异性扩增,由于其模板为含有目的基因的质粒 DNA,故采用常规 PCR 技术。即在 DNA 聚合酶催化下,以母链 DNA 为模板,以特定引物为延伸起点,通过变性、退火、延伸等步骤,实现目的 DNA 在体外的快速大量扩增。

（1）PCR 的基本原理:PCR 的过程类似于细胞内的 DNA 复制过程,是一项能在短时间内实现 DNA 体外合成放大的技术,即在 DNA 聚合酶催化作用下,以指定 DNA 作为模板,特定引物作为延伸起点,通过变性、复性、延伸等反应过程,快速大量扩增出特定的 DNA 片段,其具体过程如图 3-1-1 所示。

1）变性:即在高温（一般指 90～95℃）下,待扩增的 DNA 双链受热变性解离成两条单链 DNA 模板。

2）复性:即退火,指温度快速下降到某一较低温度（一般指 50～60℃）,人工合成的寡核苷酸引物,以 3′端相对并与 DNA 模板的互补链结合。

3）延伸:即在 DNA 聚合酶的最适温度（一般指 72℃）下和 DNA 聚合酶的催化下,以引物 3′端为起点,单核苷酸为原料,沿 5′→3′的方向合成引物对之间的片段。

以上过程反复进行,每一次循环均能产生指定的 DNA 双链,其每条链均可与引物互补,作为下一轮循环的模板参与 PCR。故每轮反应中,PCR 产物的量都以倍扩增（2^n）,经过 25～30 轮循环后,理论上特定产物的扩增可达到 2^{25}～2^{30} 倍（10^9 倍以上）,实际上一般可达 10^6～10^7 倍。

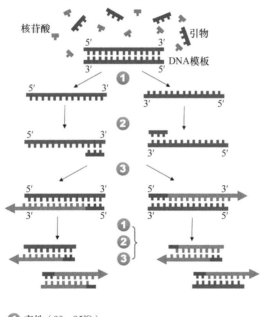

① 变性（90～95℃）

② 复性（50～60℃）

③ 延伸（72℃）

图 3-1-1　PCR 基本原理示意图

（2）PCR 的组成及影响因素:PCR 的反应体系包括:DNA 聚合酶、DNA 模板、引物对、四种脱氧核糖核苷三磷酸（deoxyribonucleoside triphosphate,dNTP）、镁离子（Mg^{2+}）及缓冲液体系,反应体系中各组分及其反应条件的变化均会影响最终的 PCR 结果。

1）DNA 聚合酶:是 PCR 中的关键因素,其中,*Taq* DNA 聚合酶是目前应用较广的耐热 DNA

聚合酶，具有 5′→3′聚合酶活性和 5′→3′外切酶活性，但缺乏 3′→5′核酸外切酶活性，故在 DNA 合成过程中对单核苷酸的错配无校正功能，因此，对于长片段（如 6kb 以上）DNA 的扩增，其错配概率较大，无法保证其保真性。

对于长片段的扩增，可选择具有校正功能的高保真 DNA 聚合酶，常见的有 *Pfu* DNA 聚合酶、KOD1 聚合酶等。高保真 DNA 聚合酶一般具有 5′→3′聚合酶活性和 3′→5′核酸外切酶活性，因此在催化聚合反应的同时可纠正错配碱基的掺入。但高保真 DNA 聚合酶的 DNA 合成速度往往低于 *Taq* DNA 聚合酶，因此在实验中应根据不同的需求进行具体选择。

2）DNA 模板：即需要扩增的指定 DNA 片段，PCR 对模板 DNA 的纯度要求不高，但需要注意的是，其中不能含有对 PCR 有抑制作用的杂质，如蛋白酶、核酸酶、DNA 聚合酶抑制剂等。

不同模板的最佳反应浓度不同，表 3-1-1 为 50μl 反应体系推荐模板使用量。

表 3-1-1　不同 DNA 模板的推荐使用量

模板种类	扩增长度		
	<1kb	1~10kb	>10kb
基因组 DNA	50~250ng	100~300ng	150~400ng
质粒或病毒 DNA	10~20ng	10~20ng	1~30ng
互补 DNA（cDNA）	1~5μl（不超过 PCR 总体积的 1/10）		

3）引物：即寡核苷酸引物，是由人工合成的 RNA 片段，分别与 DNA 模板的两条单链序列互补，分别称为上游引物或正向引物（forward primer）和下游引物或反向引物（reverse primer）。引物设计的好坏是决定 PCR 扩增成败的最关键因素。目前已有多种专业软件及网站（如 Primer Premier，oligo，https://www.ncbi.nlm.nih.gov/tools/primer-blast/）提供引物设计服务，实验时可依据具体实验需求进行设计。具体方法可参照第五章第三节"拓展阅读"中的引物设计。

4）缓冲液：PCR 的缓冲液一般为三羟甲基氨基甲烷-盐酸缓冲液（Tris-HCl 缓冲液）（pH 8.5~9.0），通常为商业化产品，其中氯化镁（$MgCl_2$）一般单独加入，终浓度为 1.5~2.0mmol/L。Mg^{2+} 是 DNA 聚合酶的配体，与 dNTPs 和模板螯合在一起，成为 DNA 聚合酶识别的底物。Mg^{2+}浓度升高可提升扩增量，但也会增加非特异性扩增，突变概率增加；Mg^{2+}浓度降低可使特异性增强，减少突变，但同时扩增量降低。

为保证目的基因高效扩增，实际操作时需根据实际需求，参考 PCR 反应体系中各组分的特性，选择恰当的 DNA 聚合酶、引物对及 Mg^{2+}浓度等。此外，退火温度亦是重要的优化条件，退火温度较低，有利于引物与 DNA 的结合，提高 PCR 产量，但会增加引物非特异性结合的概率，退火温度较高，可提高 PCR 产物的特异性，但同时影响 PCR 产量。因此在实际操作中，通常结合 DNA 聚合酶的适宜延伸温度，利用梯度 PCR 寻找合适的退火温度。

2. 琼脂糖凝胶电泳　是分离和纯化 DNA 片段最常用的技术，是基因工程操作中的常规实验方法。琼脂糖是一种天然聚合长链状分子，沸水溶解后随温度降低（低于 45℃）可形成多孔刚性滤孔，琼脂糖的浓度决定了凝胶的孔径，浓度越高，孔径越小，分辨能力越强（表 3-1-2）。DNA 分子在碱性环境中带负电荷，在外加电场作用下向正极泳动。DNA 分子在琼脂糖凝胶中泳动时，有电荷效应和分子筛效应，因此不同的 DNA 因分子量和构型不同而迁移速率不同，从而分出不同的条带。

表 3-1-2　不同琼脂糖浓度的适用范围

琼脂糖浓度（%）	线性 DNA 分子的分离范围（kb）	琼脂糖浓度（%）	线性 DNA 分子的分离范围（kb）
0.3	5~60	1.2	0.9~6
0.6	1~20	1.5	0.2~3
0.7	0.8~10	12.0	0.1~2
0.9	0.5~7		

3. PCR产物的纯化　　PCR扩增产物中除目的DNA片段外，可能还包含一些非特异性条带，且PCR产物一般都含有过量的引物、*Taq* DNA聚合酶及dNTP，这些成分的存在将直接影响到后续的酶切、测序反应等过程，因此为去除杂质，提高目的扩增片段的纯度，提高后续实验的成功率，PCR产物需进行纯化回收处理。

目前普遍采用琼脂糖凝胶电泳和商品化的胶回收柱进行纯化。基本原理：在高盐和促溶剂的作用下，琼脂糖内部的氢键断裂而迅速溶解，DNA就从胶基质中释放出来；通常胶回收柱中吸附DNA的是一层硅胶膜，其表面有大量修饰的硅羟基（Si—OH），硅羟基在溶液中解离后带负电，从而可与带正电盐离子、带负电DNA形成电桥，从而特异性地吸附DNA，被吸附的DNA不会被生物大分子溶剂洗脱，但经水溶性缓冲液水化后，可被溶出，从而实现纯化分离。

三、实 验 准 备

1. 仪器设备　　PCR仪，低速离心机，凝胶成像仪，核酸电泳仪和电泳槽，制胶槽，微波炉，制冰机，移液器等。

2. 实验材料　　模板DNA[含有绿色荧光蛋白（GFP）基因]。

3. 试剂　　2×混合液（含 *Taq* DNA 聚合酶和 dNTP），双蒸水（ddH$_2$O），上下游引物（浓度10μmol/L），10×DNA上样缓冲液，DNA分子量标准标记（DNA Marker），琼脂糖，10 000×DNA染料，1×TAE电泳缓冲液。

4. 耗材　　PCR管，加样枪头。

5. 其他　　PCR管架，DNA吸附柱，冰盒，梳子，挡板，记号笔，废液缸和固废缸等。

四、实 验 流 程

常规PCR及其产物的检测和纯化实验流程详见图3-1-2。

五、实 验 步 骤

（一）目的基因的扩增——常规PCR

1. 准备　　取冰盒和1个0.2ml离心管并做标记备用。

2. PCR反应液配制　　按表3-1-3所示，依次加入如下试剂于离心管中，注意加样时按照体积从大到小的顺序加入。注意：为避免因温度变化而影响酶的活性，PCR反应液需在冰上配制。

表 **3-1-3**　常规PCR反应体系

组分	加入体积（μl）
双蒸水	20
引物（上游10μmol/L）	2
引物（下游10μmol/L）	2
模板DNA	1
2×混合液（*Taq* DNA 聚合酶和 dNTP）	25
总体积	50

3. 手指轻弹管壁，使反应液混匀，再用低速离心机瞬离，以确保所有液体均在管底。

4. PCR　　将PCR管（含PCR混合液的0.2ml离心管）放入PCR仪中，旋紧热盖，按照表3-1-4的程序进行PCR。

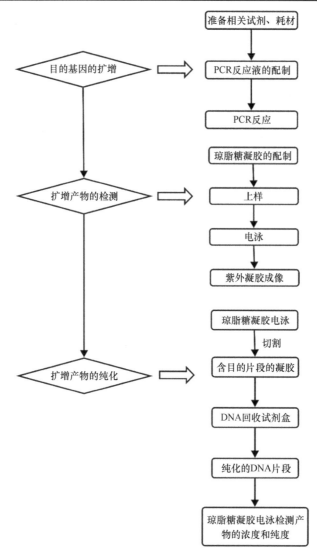

图 3-1-2 常规 PCR 及其产物的检测和纯化实验流程图

表 3-1-4 常规 PCR 反应程序

循环步骤	温度	时间	循环数
预变性	95℃	3min	1
变性	95℃	15s	
退火	57℃	15s	30
延伸	72℃	15s	
彻底延伸	72℃	5min	1

5. 反应结束后，从 PCR 仪内取出样品于 4℃ 中暂放保存以待后续实验。

（二）扩增产物的检测——琼脂糖凝胶电泳

1. 准备好清洁的电泳槽、制胶槽、梳子、挡板。
2. 放好制胶槽并插好挡板、梳子。

3. 1%琼脂糖凝胶的配制 电子天平称取 1g 琼脂糖于制胶容器(一般为三角瓶)中,加入 100ml 电泳缓冲液（1×TAE）。微波炉高火加热 3min,使琼脂糖完全溶解。

4. 溶液冷却至 60℃左右时,加入 10 000×DNA 染料 10μl。轻摇混匀,倒入制胶槽,检查有无气泡产生。

5. 待琼脂糖溶液完全凝固（室温下约 30min）,小心垂直拔出梳子和挡板,将凝胶放入电泳槽中。

6. 加入电泳缓冲液（1×TAE）于电泳槽中,确保缓冲液的液面高于胶面。

7. 取 10μl 样品加入 1μl 10×DNA 上样缓冲液,混匀后,用移液器吸取并全部加入凝胶的上样孔中,并于另一上样孔中加入 DNA Marker（5μl）作为分子量标准。

8. 电泳 连接导线,打开电泳仪电源,调节电压至 140V,电泳开始,观察电泳槽中负极的铂金丝是否有气泡产生以判断电泳槽是否正常工作。

9. 待溴酚蓝泳动至凝胶前沿,关闭电源,停止电泳,电泳时长约 25min。

10. 取出凝胶,于紫外线灯下凝胶成像仪中观察电泳结果并拍照。

11. 结合标准 DNA Marker,对 PCR 结果进行分析,详见图 3-1-3。

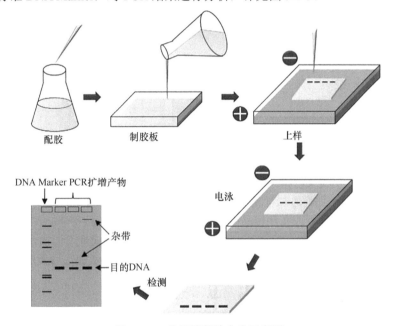

图 3-1-3 琼脂糖凝胶电泳示意图

（三）扩增产物的纯化

1. 将待纯化的全部 PCR 产物按比例加入 1μl 10×DNA 上样缓冲液,并按实验步骤（二）中的操作进行琼脂糖凝胶电泳。

2. 在紫外线灯下,从琼脂糖凝胶中切下含有目的片段的凝胶,并称重、做好记录。

3. 按比例在回收的琼脂糖凝胶中加入适量溶胶缓冲液（琼脂糖凝胶:溶胶缓冲液=100mg: 100μl）,水浴（50~60℃）中加热 5~10min,其间每 2~3min 轻微颠倒混匀,直至胶块完全溶化后取出。

4. 待冷却至室温后,将上述混合液转移至套有 2ml 收集管的 DNA 吸附柱中, 12 000r/min 室温离心 1min,取出 DNA 吸附柱,并倒掉收集管中废液。

5. 将 DNA 吸附柱重新放回收集管中,加入 300μl 溶胶缓冲液, 12 000r/min 室温离心 1min,倒掉收集管中废液。

6. 将 DNA 吸附柱重新放回收集管中，加入 700μl 洗涤缓冲液，12 000r/min 室温离心 1min，倒掉收集管中废液。

7. 重复步骤 6 一次。

8. 将 DNA 吸附柱重新放回收集管中，12 000r/min 室温离心 2min，之后打开 DNA 吸附柱盖子，室温放置 2～5min 或 50℃放置 3～5min，以彻底去除乙醇。

9. 将 DNA 吸附柱放入干净的 1.5ml 收集管中，对膜中央悬空加入 60℃预热的 15～20μl 洗脱缓冲液，盖好盖子，室温放置 2min，12 000r/min 离心 1min 获得的液体即为包含目的 DNA 片段的溶液，详见图 3-1-4。

10. 取回收产物 2μl 进行琼脂糖凝胶电泳检测，对回收到的 DNA 片段的纯度和浓度进行分析。

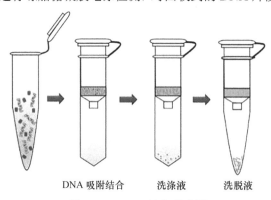

DNA 吸附结合　　　洗涤液　　　洗脱液

图 3-1-4　DNA 纯化示意图

【注意事项】

1. PCR　配制 PCR 反应体系时，应按顺序逐一加入，切勿遗漏；吸取不同样品或试剂时，应更换新的加样枪头，避免交叉污染。

2. 琼脂糖凝胶电泳　加样时加样枪头尽量避免碰触凝胶壁，以免碰坏加样孔，造成 DNA 泄漏或条带不整齐；加样前确保凝胶孔和样品中均无气泡存留以保证样品完全加入孔中。

3. PCR 产物回收　割胶操作应迅速，避免长时间暴露在紫外线灯下而损伤眼睛；胶块一定要充分溶化，以免影响 DNA 的回收率；为提高洗脱效率，可将洗脱液加热后使用。

六、思 考 题

1. PCR 扩增产物的特异性不好，应如何调整？

2. PCR 扩增产物的产量过低，应如何调整？

3. 若琼脂糖凝胶电泳分离出多个 DNA 条带，如何确定哪一条可能为目的 DNA 的扩增片段？

（孙岑岑　霍朝霞）

第二节　质粒构建——TA 克隆

一、实 验 目 的

1. 掌握 TA 克隆的基本原理。

2. 掌握构建质粒的基本操作。

3. 了解 DNA 连接的基本原理及不同因素对质粒构建的影响。

二、实 验 原 理

TA 克隆（TA cloning）是一种将 PCR 产物直接连接到克隆载体（质粒）的方法，是目前克隆 PCR 产物最简便、快捷的方法之一。

Taq DNA 聚合酶具有末端转移酶活性，但不具有 3′→5′外切酶校准活性，因此可在 PCR 产物的 3′末端额外添加脱氧腺嘌呤（deoxyadenosine，dA）。T 载体是一种带有 3′-dT 突出端的载体，因此在连接酶的作用下，T 载体可高效地连接 PCR 产物（图 3-2-1）。

采用 TA 克隆构建质粒时，目的 DNA 片段不需要使用含限制性内切酶序列的引物进行 PCR，PCR 产物不需要进行优化，也不需要做平端处理或加接头，可直接进行克隆。尤其是在目的基因 DNA 序列未知的情况下，可通过 TA 克隆技术，直接将 DNA 片段重组到 T 载体中，再通过载体上通用引物测定 DNA 序列。

三、实 验 准 备

1. **仪器设备**　恒温水浴锅，移液器。
2. **实验材料**　PCR 扩增回收产物，T 载体（如 pMD19-T Vector）。
3. **试剂**　DNA 连接酶，双蒸水（ddH$_2$O）。
4. **耗材**　0.2ml 离心管，加样枪头。
5. **其他**　记号笔，试管架，废液缸和固废缸。

四、实 验 流 程

TA 克隆实验流程详见图 3-2-2。

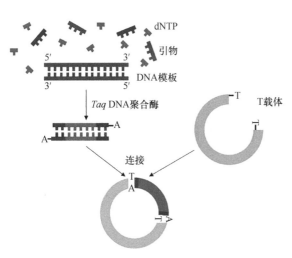

图 3-2-1　TA 克隆原理示意图

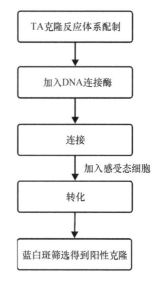

图 3-2-2　TA 克隆实验流程图

五、实 验 步 骤

1. 参考表 3-2-1，在微量离心管中配制反应体系。
2. **连接**　根据产品的具体要求于适宜温度下反应一定时间（如 pMD19-T Vector，要求 16℃反应 30min）。
3. 连接产物后转化进入感受态细胞，并通过蓝白斑筛选挑取阳性克隆，具体原理和操作参见

第四章。

表 3-2-1　TA 克隆反应体系

试剂	体积（μl）
T 载体	1
PCR 扩增回收产物	n（0.1～0.3pmol）
双蒸水（ddH$_2$O）	视 PCR 回收产物浓度确定用量
DNA 连接酶	5
总体积	10

【注意事项】

1. 用于 TA 克隆的 PCR 产物必须通过纯化处理，避免非特异性条带掺入。

2. 为保证连接效率，一般插入片段的量应远高于载体的量，如插入片段含量不高，配制反应体系时可不加双蒸水（如 DNA 连接酶 5μl＋PCR 回收产物 4μl＋pMD19-T Vector 1μl 至总体积为 10μl 即完成反应体系的配制）。

3. 应根据不同连接酶的特点，选择适宜的连接反应温度，以免影响连接效率。

4. 长片段 PCR 产物（一般 2kb 以上）进行 DNA 克隆时，可适当延长连接反应时间（如数小时）以提高连接效率。

六、思 考 题

1. 对 DNA 序列未知的目的片段进行克隆时，为何首选 TA 克隆？

2. 如果 PCR 回收产物含量较低，DNA 大小为 5000kb，为保证连接效率，应如何优化反应体系和条件？

（孙岑岑　霍朝霞）

第三节　质粒构建——常用表达质粒的构建

一、实 验 目 的

1. 了解 DNA 片段连接的基本原理。
2. 以构建含 GFP 基因的质粒为例，掌握 DNA 连接的方法。
3. 了解限制性内切酶的工作原理和选择方法。
4. 掌握酶切体系和方法。

二、实 验 原 理

外源 DNA 与载体分子的连接即为 DNA 重组，基本过程为先用限制性内切酶切割质粒 DNA 和目的 DNA 片段，而后在体外使两者相连接。

限制性内切酶是可以识别并附着在特定的核苷酸序列上，并对每条链中特定部位的两个脱氧核糖核苷酸之间的磷酸二酯键进行切割的一类酶。限制性内切酶分为 I 型、II 型、III 型三类，II 型限制性内切酶识别 4～8 个核苷酸且具有回文对称性质的核酸序列，并在识别序列内或侧旁特异性位点切开 DNA 双链，产生平齐末端或带单链突出端（黏性末端）的 DNA 片段，常用于基因克隆的载体切割及外源 DNA 的制备。在分子克隆中Ⅰ、Ⅲ型限制性内切酶不常用。

不同的限制性内切酶识别的核苷酸序列不同，因此在构建重组质粒时选择限制性内切酶需注意以下几方面问题：①目的 DNA 片段两端选择不同的限制性内切酶，以保证 DNA 插入的方向性。②选择的限制性内切酶识别序列不能在 DNA 片段中出现。③尽量避免选择质粒中的酶切位点靠近的两个限制性内切酶，以防止酶切不充分。④由于许多限制性内切酶难以切割靠近 DNA 分子末端的识别序列，因此，为保证 PCR 产物酶切充分，在设计引物时，需在 5′端添加额外的 6～8 个核苷酸长度的序列（即保护碱基，具体原理和方法参考第五章第三节"拓展阅读"）。

DNA 连接酶，是 DNA 连接反应的关键酶，可促进目的 DNA 片段与线状载体的体外连接，即在双链 DNA 3′羟基和 5′磷酸基之间形成共价结合的磷酸二酯键，使原来断开的 DNA 裂口连接起来，这个过程需要腺苷三磷酸（ATP）。

本次实验选取 *Bam*HⅠ、*Eco*RⅠ两种限制性内切酶进行双酶切反应。

<h1 style="text-align:center">三、实 验 准 备</h1>

1. 仪器设备　电泳设备，恒温水浴锅，移液器。

2. 实验材料　目的 DNA 片段（GFP 基因），质粒载体。

3. 试剂　凝胶回收试剂盒，*Bam*HⅠ、*Eco*RⅠ，酶切缓冲液，DNA 连接酶，连接缓冲液，双蒸水（ddH$_2$O）。

4. 耗材　1.5ml 离心管，EP 管，加样枪头。

5. 其他　记号笔，试管架，废液缸和固废缸等。

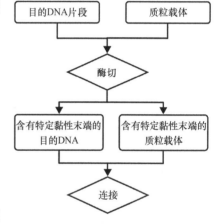

图 3-3-1　质粒构建流程图

<h1 style="text-align:center">四、实 验 流 程</h1>

质粒构建流程详见图 3-3-1。

<h1 style="text-align:center">五、实 验 步 骤</h1>

1. 目的 DNA 片段和质粒载体的酶切

（1）在洁净的 EP 管中按照表 3-3-1 依次加入以下试剂分别配制目的 DNA 片段和质粒载体的酶切反应体系。

表 3-3-1　常规酶切反应体系

	10×缓冲液	*Bam*HⅠ	*Eco*RⅠ	DNA	ddH$_2$O
体积	2μl	1μl	1μl	nμl（约 1μg）	至总体积 20μl

（2）将酶切反应液于 37℃下孵育 20～30min。

（3）酶切结束后，利用琼脂糖凝胶电泳法回收酶切产物，操作参考第三章第一节。

2. 目的 DNA 片段与质粒的连接

（1）利用分光光度计测定 DNA 片段和质粒载体的浓度。

（2）参考表 3-3-2，在微量离心管中制备连接反应液。外加阳性对照（由试剂盒提供）和阴性对照（不加目的 DNA 片段）。

表 3-3-2　常规 DNA-质粒连接体系

5×缓冲液	DNA 片段	载体 DNA	连接酶	ddH$_2$O
4μl	0.06pmol	0.03pmol	2μl	至总体积 20μl

（3）根据产品的具体要求于适宜温度下反应一定时间（如 16℃反应 30min）。

【注意事项】

1. 为确保连接效率，所有 DNA 均需酶切充分，尤其质粒 DNA，以防止假阳性的出现。

2. 为提高连接效率，插入片段的量应远高于载体的量，一般 DNA 片段：质粒载体≈3∶1 或 2∶1。

3. 应根据不同连接酶的特点，选择适宜的连接反应温度，以免影响连接酶的效率。

4. 长片段 PCR 产物（一般 2kb 以上）进行 DNA 克隆时，可适当延长连接反应时间（如数小时）以提高连接效率。

5. 不同的酶所需的缓冲液可能有所不同，需根据不同内切酶产品说明进行选择。

六、思 考 题

1. 为保证连接效率，可从哪些方面进行优化？
2. 若选择的两种限制性内切酶所用的酶切缓冲液不同，应怎么安排实验？

（孙岑岑 霍朝霞）

第四节 拓 展 阅 读

一、反转录 PCR

反转录 PCR（reverse transcription PCR，RT-PCR），是指以核糖核酸（RNA）为模板，在反转录酶的作用下生成与 RNA 链互补的 DNA（cDNA），再以此 cDNA 为模板通过 PCR 进行 DNA 扩增。RT-PCR 灵敏度高、用途广泛，常用于检测细胞中某种 RNA 的表达情况。

RT-PCR 反应体系中包含 RNA 模板、引物、反转录酶等，每个成分均可影响反转录结果的成败。

1. RNA 模板 总 RNA、信使 RNA（mRNA）或体外转录的 RNA 产物均可作为 RNA 模板。RNA 模板的质量是反转录实验成功的基础，必须确保：①RNA 中无 RNA 酶，RNA 酶不易变性失活，故 RNA 提取过程中所有器械均需用焦碳酸二乙酯（DEPC）浸泡并高压灭菌处理，实验过程中添加 RNA 酶抑制剂；②无基因组 DNA 的污染，纯 RNA 的 A_{260}/A_{280}=2.0，蛋白质、DNA、酚等杂质掺入均会导致比值降低。

2. 引物 用于反转录的引物主要包括表 3-4-1 所列的三种。

表 3-4-1 常见反转录引物类型

引物种类	适用范围	备注
随机引物	可用于核糖体 RNA（rRNA）、信使 RNA（mRNA）、转运 RNA（tRNA）等所有 RNA 的随机反转录	特异性差
oligo（dT）	适用于具有多 A 尾[poly（A）尾]的 RNA[原核生物的 RNA，真核生物的 rRNA、tRNA 不具有 poly（A）尾]	特异性高，但对 RNA 质量要求较高，如从福尔马林固定的组织中提取的劣质 DNA 不适合用寡 dT[oligo（dT）]
基因特异性引物	与模板序列互补的引物	目的序列已知，且对目的 RNA 的浓度要求较高

3. 反转录酶 是存在于 RNA 病毒体内的依赖 RNA 的 DNA 聚合酶，具有以下三个活性：①依赖 RNA 的 DNA 聚合酶活性；②RNA 酶水解活性，可水解杂合体中的 RNA；③依赖 DNA 的 DNA 聚合酶活性。

二、巢式 PCR

巢式 PCR 是一种变形的 PCR，通过两对（或两对以上）PCR 引物扩增得到目的片段，一般适用于一些需要增加灵敏度和特异性的 PCR。通常巢式 PCR 涉及两个连续的扩增反应，第一轮 PCR 的产物作为第二轮 PCR 的模板，而第二轮 PCR 的引物（又称为巢式引物）位于第一对引物的内部，先后使用两对引物可使循环数倍增，提高 PCR 的灵敏度（图 3-4-1）。同时，第一次扩增的非特异性片段（引物错配产生的错误片段）与第二对引物再次发生错配的概率极低，因此巢式 PCR 的扩增特异性很强。

三、重组 PCR

重组 PCR 即将不相邻的 DNA 片段重组在一起的 PCR，利用该技术可在体外快速获得突变、缺失或插入的基因重组体。其基本原理是将突变碱基、插入或缺失片段或一种物质的几个基因片段设计在引物中，利用多对引物先分段对模板扩增，而后将产物混合，利用一头一尾的引物进行 PCR 扩增，各扩增片段通过重叠序列间的碱基互补配对，从而最终获得一重组的 DNA。下面对重组 PCR 方法进行简单介绍：

1. 引物设计

（1）点突变：如图 3-4-2 所示，突变位点将 DNA 片段分为片段 1 和片段 2。设计两对引物，F1、R1 位于扩增基因的两端，R2、F2 位于突变位点附近。R2 包括 "3′-片段 1 的 3′端序列—突变碱基—片段 2 的 5′端序列-5′"，F2 包括 "5′-片段 1 的 3′端序列—突变碱基—片段 2 的 5′端序列-3′"。其中与片段 1、2 互补的序列长度一般在 20bp 左右。

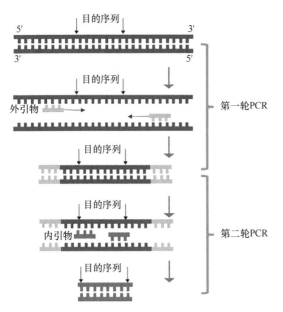

图 3-4-1　巢式 PCR 原理示意图

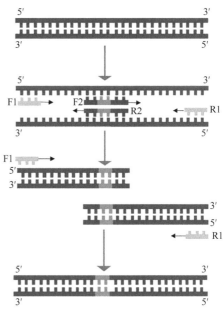

图 3-4-2　构建点突变原理示意图

（2）构建缺失突变：如图 3-4-3 所示，DNA 片段被缺失区域分为三部分：片段 1，缺失区，片段 2。设计两对引物，F1、R1 位于扩增基因的两端，R2 包括 "3′-片段 1 的 3′端序列—片段 2 的 5′端序列-5′"，F2 包括 "5′-片段 1 的 3′端序列—片段 2 的 5′端序列-3′"。其中与片段 1、2 互补的序列长度一般在 20bp 左右。

（3）构建插入突变：如图 3-4-4 所示，DNA 片段被插入位点分为片段 1 和片段 2。设计两对引物，F1、R1 位于扩增基因的两端，R2 包括"3′-片段 1 的 3′端序列—插入片段的 5′端序列-5′"，F2 包括"5′-插入序列的 3′端序列—片段 2 的 5′端序列"，F3 包括"5′-片段 1 的 3′端序列—插入片段的 5′端序列-3′"，R3 包括"3′-插入序列的 3′端序列—片段 2 的 5′端序列"。互补的序列长度一般在 20bp 左右。

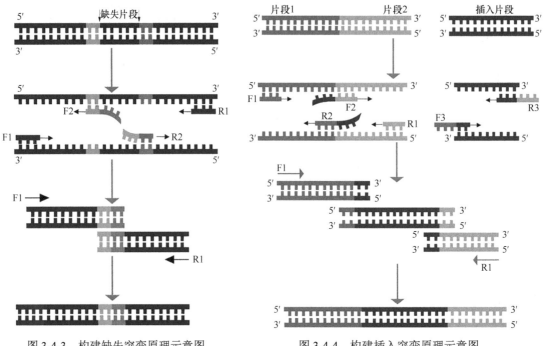

图 3-4-3　构建缺失突变原理示意图　　　　　图 3-4-4　构建插入突变原理示意图

（4）两基因融合突变：如图 3-4-5 所示，设计两对引物，F1 为基因 1 的 5′端序列，R1 为基因 2 的 3′端序列，R2 为"3′-基因 1 的 3′端序列—基因 2 的 5′端序列-5′"，F2 为"5′-基因 1 的 3′端序列—基因 2 的 5′端序列-3′"。互补的序列长度一般在 20bp 左右。

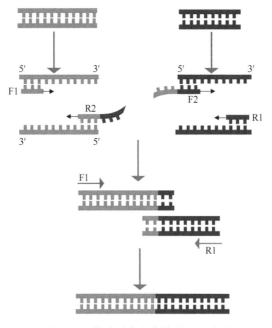

图 3-4-5　构建融合突变体原理示意图

2. PCR 分段扩增

（1）点突变/缺失突变体：以目的基因作为模板，用 F1/R2、F2/R1 作为引物分别进行 PCR 扩增，获得并回收含有突变碱基的 PCR 产物——PCR1 和 PCR2。

（2）插入突变：以目的基因作为模板，用 F1/R2、F2/R1、F3/R3 作为引物分别进行 PCR 扩增，获得并回收含有突变碱基的 PCR 产物，PCR1、PCR2、PCR3。

（3）两基因融合突变：以基因 1 为模板，F1/R2 为引物进行 PCR 扩增；以基因 2 为模板，F2/R1 为引物进行 PCR 扩增。

3. 将回收得到的分段 PCR 产物混合作为模板，利用 F1/R1 作为引物进行 PCR 扩增。由于不同 PCR 片段之间有重叠碱基序列，因此两片段通过重叠区域的碱基互补配对而形成一长的 DNA 模板，进而通过两端的 F1/R1 扩增即可得到完整的突变体 DNA 片段。

四、其他常见的 PCR 技术

1. 反向 PCR　是用于扩增一段已知序列的两端的未知序列，常规的 PCR 只能扩增引物之间的序列，而反向 PCR 是扩增引物外侧的 DNA，因此被称为反向 PCR。其原理为先用限制性内切酶酶切 DNA 样品，然后利用 DNA 连接酶使目的 DNA 分子形成环状 DNA，而后通过引物扩增引物的上游和下游片段（图 3-4-6）。该技术可实现未知序列的扩增，可用于探索已知 DNA 片段相邻序列的信息，还可用于获得仅知部分序列的全长 cDNA，建立全长 DNA 探针。该方法的难点在于：①限制性内切酶的选择，所选择的限制性内切酶酶切后可得到大小适中（一般 3～4kb）的 DNA 片段，且在靶基因中间不存在该酶的酶切位点以免被切断；②若已知的 DNA 序列特异性较低，在多个基因中存在重复，如大多数有核基因组中含有大量中度和高度重复序列，则利用该序列设计的反向 PCR 引物可能会和多个基因序列杂交。

2. 原位 PCR　哈塞等于 1990 年建立了原位 PCR 技术，利用该技术实现了组织细胞里的 PCR，它同时兼具了原位杂交的细胞定位功能和 PCR 技术的高特异敏感性，既能标记出含有靶序列的细胞，又能标出该靶序列在细胞内的位置，在分子生物学、细胞生物学、临床诊断等多个生命科学领域发挥重要作用。

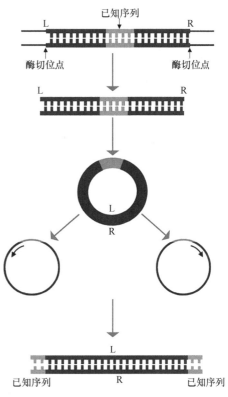

图 3-4-6　反向 PCR 原理示意图

其实验过程大致如下：

（1）固定组织或细胞：一般先固定于四氟乙烯包被的玻片上，用多聚甲醛处理，再除去细胞内源性过氧化物酶。通过对组织细胞的固定，可保持组织结构的完整，最大限度地保持细胞内 DNA 或 RNA 水平。

（2）蛋白酶消化：通常用 60μg/ml 的蛋白酶 K 55℃消化处理 2h，再通过 96℃高温灭活蛋白酶 K 2min。蛋白酶消化的作用主要是增加组织细胞的通透性，充分允许反应体系中的各成分进入细胞，并能很好地暴露靶序列，有利于扩增。

（3）PCR 扩增：在组织细胞爬片上，加 PCR 反应液，用液体石蜡封层，置在扩增仪中进行 PCR。其基本原理与液相 PCR 完全相同。由于从石蜡切片中提取的 DNA 一般低于 400bp，RNA

一般小于 200bp，故扩增的片段为 100～1000bp。原位 PCR 宜用较短的引物，一般为 15～30bp，较长序列的扩增易引起引物与模板的错配而导致非特异性反应的出现。

（4）杂交：PCR 扩增结束后，用标记的寡核苷酸探针进行原位杂交。与原位杂交类似，原位 PCR 的探针可以是 DNA 探针，也可以是寡核苷酸探针，DNA 探针的长度一般为 100～200bp，寡核苷酸探针为多个，一般为 20～40bp。荧光素、生物素、碱性磷酸酶或辣根过氧化物酶均为常用的标记物。

（5）显微镜观察结果。

3. RACE 技术 在实际研究中，cDNA 文库中的一些克隆往往不完整，常会出现一端或两端的缺失，而全长基因的获得是生物工程及分子生物学研究的一个重要基础，为解决这一难题，cDNA 末端快速扩增（rapid amplification of cDNA end，RACE）技术应运而生并发展成熟起来。RACE 技术，是根据部分已知区域序列，通过 PCR 技术获得 cDNA 的 5′和 3′端未知序列，进而获得全长 cDNA 的方法。

（1）RACE 的原理：RACE 技术分为 3′ RACE 和 5′ RACE，分别用于扩增 cDNA 3′端和 5′端序列，其基本原理（图 3-4-7）如下：

1）3′ RACE：①首先根据 mRNA 3′端天然存在的 poly（A）尾部的特点，设计一个 3′-oligo（dT）17 引物-5′引物，该接头序列一般为 30～40bp，含 2～3 个在基因组 DNA 中罕见的限制性酶识别位点，利用该引物在反转录酶的作用下对 mRNA 进行反转录，获得第一条 cDNA 链（-）；②根据已知区段的 cDNA 序列设计基因特异性引物（gene specific primer，GSP）合成互补第二条 cDNA 链（+）；③以基因特异性引物和接头引物作为一对引物，对得到的 cDNA 链进行 PCR 扩增，从而得到 cDNA 的 3′端序列。用接头引物代替 oligo（dT）17 引物可防止因 oligo（dT）17 引起的碱基错配。

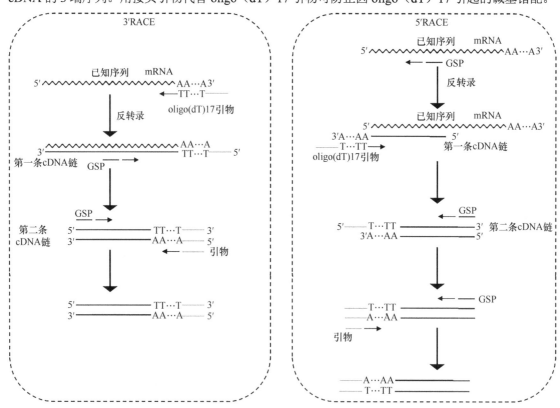

图 3-4-7　RACE 技术基本原理

2）5′ RACE：①根据已知的 cDNA 序列设计 GSP，该引物包括一段与已知序列特异性互补的序列和一个含有在基因组中罕见的限制性酶识别位点的接头序列，在反转录酶的作用下对 mRNA 进行反转录，获得第一条 cDNA 链（−）。②利用末端脱氧核苷酸转移酶（terminal deoxynucleotidyl transferase，TdT）在第一链 cDNA 3′端加同聚物尾。经典方法是通过 dATP 来产生 poly（A）尾，但目前许多研究者倾向于用 dCTP 在 cDNA 3′端加 poly（C）尾，尤其是用于扩增末端已存在多个 A 的 mRNA。这样在靶 mRNA 的 5′端未知序列区产生一个引物结合位点。③依据 poly（A）/poly（C）尾设计特定引物[oligo（dT/dG）17 引物]，合成第二条 cDNA 链。④利用 GSP 和上游引物进行 PCR 扩增获得 cDNA 5′端序列。

（2）RACE 的发展：RACE 技术最初由弗罗曼等于 1988 年发明，虽然理论上来说是很简单的，但是在实际操作中存在诸多技术层面的问题，如无论 cDNA 是否为全长序列，同聚[poly（A）/poly（C）尾]会加入到所有的 cDNA 当中，因此所有的 cDNA 第一链都得到扩增，无论它们是否含有 mRNA 的 5′端序列。而由于 PCR 偏向于扩增小片段的模板，造成 5′ RACE 往往产生扩增产物的异源分子群，琼脂糖凝胶电泳检测时出现弥散条带，而实际扩增出的 DNA 产物只有一小部分含有真正的 5′端序列。

随着分子生物学技术的发展，RACE 技术也得到了不断的改进和完善，使得成功获得 cDNA 完整序列信息的效率不断提升。目前使用的 RACE 技术包括经典 RACE、接头-连接 RACE（adapter-ligated RACE）、连接酶介导的 RACE（RLM-RACE）、帽子开关 RACE（cap-switching RACE）和环形 RACE 等。

1）接头-连接 RACE：是接头-连接 PCR 技术与 RACE 技术的结合。其原理是利用 T4 连接酶将接头与 cDNA 两末端连接，在 PCR 循环的退火步骤中，由于短 cDNA 退火温度低，两端接头容易发生退火，形成锅柄状结构，两端接头的结合阻止了引物与模板的结合，从而终止了 PCR。而长 cDNA 的退火温度高，不易形成锅柄结构，因此引物可以与接头结合，实现延伸。adapter-ligated RACE 可以抑制不完整的小片段 cDNA 的扩增，而让长片段 cDNA 的克隆在扩增反应中占主导，提高了长片段 cDNA 的丰度，从而尽可能多地得到目的基因的序列信息。

2）RLM-RACE：利用断裂的 mRNA 5′端没有帽子结构的特点，事先加入牛小肠碱性磷酸酶（CIP）将断裂 mRNA 5′端暴露的磷酸基团切除。再加入烟草酸焦磷酸酶（TAP），TAP 具有切除 mRNA 帽子结构的催化活性，能够使 mRNA 5′端暴露一个磷酸基团，接着在 T4 连接酶的催化下将衔接头与经过活化的 mRNA 5′端连接。经过钝化的 mRNA 是不能与衔接头连接的。经过这样处理后，5′端不完整的 mRNA 无法正常扩增，而含有完整 5′端序列的 mRNA 得到最大程度的扩增。

3）帽子开关 RACE：第一步以 poly（T）作为引物对 mRNA 3′端进行克隆，而后在反应体系中加入莫洛尼鼠白血病病毒反转录酶（MMLV）和 dCTP，由于 MMLV 所催化的加尾反应需要依赖模板和帽子结构的存在，因此只有完整的 cDNA 末端才会加上胞嘧啶残基。而后利用含有 poly（G）和接头序列的特异性引物进行 PCR 实现接头转化，从而向 DNA 的 3′端引入特异性序列，最后再进行 PCR。

4）环形 RACE：首先利用 poly（T）引物进行反转录 PCR 扩增第一条 cDNA。经 RNase H 降解后加入 T4 连接酶，使第一链 cDNA 发生环化反应或串联反应。无论是环化反应还是串联反应的产物都可以根据已知序列设计新引物来补充第二条链。环状分子或串联分子产生第二条 cDNA 链后，在未知区域的两侧设计一对引物将未知区域置换到已知序列中间，进行普通 PCR。

需要说明的是，RACE 技术种类繁多，但目前没有任何一种 RACE 技术能完美地扩增各种类型的 RNA，每一种 RACE 技术都有其适合扩增的 RNA 种类，如经典 RACE 适合扩增有 poly（A）尾结构的 RNA，帽子开关 RACE 技术适合扩增具有 5′端帽子结构的 RNA。

（孙岑岑　霍朝霞）

第四章　质粒的克隆与转化

质粒（plasmid），是指染色体外能够进行自主复制的遗传单位，包括真核生物的细胞器和细菌细胞中染色体以外的 DNA 分子。"质粒"一词最初由乔舒亚·莱德伯格于 1952 年提出，当时定义为"任何染色体外的遗传单位"。现在习惯上用来专指细菌、酵母菌和放线菌等生物中染色体以外的 DNA 分子。

目前，已发现几百种含有质粒的细菌，而绝大多数的细菌质粒都是共价闭合环状 DNA（covalently closed circular，cccDNA）。细菌质粒的分子量一般较小，约为细菌染色体的 0.5%～3%。按照复制性质，质粒可分为严紧型质粒和松弛型质粒（表 4-0-1）。由于高拷贝特点，松弛型质粒常被用于基因改造。

表 4-0-1　细菌质粒类型

质粒类型	复制特点	细胞内拷贝数
严紧型	复制受严格控制，细胞染色体复制时质粒才复制一次	每个细胞内 1～2 个
松弛型	复制不受严格控制，染色体复制停止后仍然能继续复制	每个细胞内一般有 20 个左右，有些可达数百个

在基因工程中，常用人工构建的质粒作为载体。与天然质粒相比，人工构建的质粒载体通常带有一个或多个选择性标记基因（如抗生素抗性基因）和一个含有多个限制性内切酶识别位点的多克隆位点序列，同时人工质粒载体去掉了大部分非必需序列，使分子量尽可能减小，以便于基因工程操作。大多质粒载体带有一些辅助序列（如带有 GFP 表达序列、His 标签、flag 标签等），这些序列可辅助重组克隆的肉眼鉴定（如表达绿色荧光蛋白）、蛋白纯化、外源基因的表达鉴定等（表 4-0-2）。

表 4-0-2　质粒的主要特性

特性	说明
可赋予细菌某些遗传性状	如某些耐药性、毒性等
可自主复制	不依赖染色体的复制而独立进行，有些质粒既可独立复制，又能整合到宿主细菌染色体上，与其共同复制。质粒可随细菌的分裂传入子代细菌
不是细菌生长繁殖必需的遗传物质	不是细菌必需的结构，故可自行丢失或消除。失去质粒的细菌，其生命活动不受影响
可在细菌间转移	质粒通常可以通过接合、转化或转导方式在细菌间转移
不相容性	同一类群的不同质粒通常不能在同一菌株内稳定共存，当细胞分裂时就会分别进入到不同的子代细胞中
相容性	不同类群的质粒可同时共存于一个细菌细胞内

质粒进入细菌（如大肠杆菌）体内后，随细菌的增殖而复制，由于质粒的不相容性，进而实现了目的质粒的克隆。

第一节 氯化钙法制备感受态细胞

一、实 验 目 的

1. 掌握细菌培养的基本操作。
2. 掌握氯化钙（$CaCl_2$）法制备感受态细胞的基本原理。
3. 掌握感受态细胞的制备方法。

二、实 验 原 理

分子生物学实验中，细菌是不可缺少的实验材料，质粒的保存、增殖和转化均离不开细菌。细菌经过一些特殊处理（如电击法、$CaCl_2$ 等化学试剂法）后，细胞膜通透性发生暂时性改变，成为可以允许外源 DNA 分子进入的感受态细胞。最常用于感受态制备的是大肠杆菌（*Escherichia coli*）。大肠杆菌是含有 3000kb 左右环状染色体的棒状细胞，能在仅含碳水化合物和含有氮、磷及微量元素的无机盐培养基中快速生长，大肠杆菌的生长大致分为滞后期、对数生长期、平台期和衰亡期。由于进入平台期的细菌开始表达次级代谢产物，且衰老细胞较多，而滞后期的细菌数较少，故一般选择对数生长期或对数生长前期的细菌进行感受态的制备，新鲜幼嫩的细胞是制备感受态细胞和成功转化的关键（图 4-1-1，表 4-1-1）。

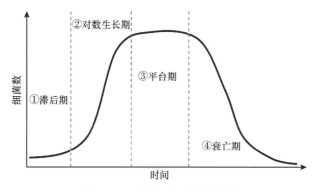

图 4-1-1 细菌生长曲线示意图

表 4-1-1 细菌各生长时期特点

	特点	原因	备注
滞后期	生长速度几乎为零，菌体粗大，代谢活力强，对不良环境抵抗能力差	微生物刚刚接种到培养基，代谢系统需要适应新环境	
对数生长期	生长速度最快、代谢旺盛、活菌数与总细菌数大致接近，细胞的化学组成形态理化性质基本一致	经滞后期的准备，此时拥有微生物生长所需的足够的物质基础，同时外界环境也为最佳状态	用于感受态细胞的制备
平台期	活菌数保持相对稳定，总细胞数达到最大，细胞代谢产物积累达到最高峰	营养的消耗使营养物质比例失调、有害代谢产物积累、pH 等理化条件不适宜	此阶段的细菌常用于原核蛋白表达
衰亡期	细菌死亡速度大于增殖速度，整个群体出现负增长，细胞开始畸形，细胞死亡出现自溶现象	外界环境对继续生长越来越不利，细胞的分解代谢大于合成代谢，继而导致大量细菌死亡	

三、实 验 准 备

1. 仪器设备 恒温培养箱，细菌振荡培养箱，超净工作台，水浴锅，离心机，−80℃冰箱，制冰机，移液器。

2. 实验材料 大肠杆菌冻存菌种，目的 DNA 片段（GFP 基因）。

3. 试剂 卢里亚-贝尔塔尼（Luria-Bertani，LB）液体培养基，LB 琼脂平板，0.1mol/L $CaCl_2$ 溶液，20%甘油等。

4. 耗材 酒精棉球，加样枪头，接种环，离心管等。

5. 其他 细菌培养瓶，记号笔，酒精灯，废液缸和固废缸等。

四、实 验 流 程

感受态制备实验流程详见图 4-1-2。

五、实 验 步 骤

1. 细菌接种和培养

（1）实验开始前，用酒精棉球仔细擦拭超净工作台及所需使用的器材，以确保无菌化操作。将接种环置于酒精灯火焰的外焰过火灭菌，待冷却后蘸取少量大肠杆菌冻存菌种，并在 LB 琼脂平板表面划线。

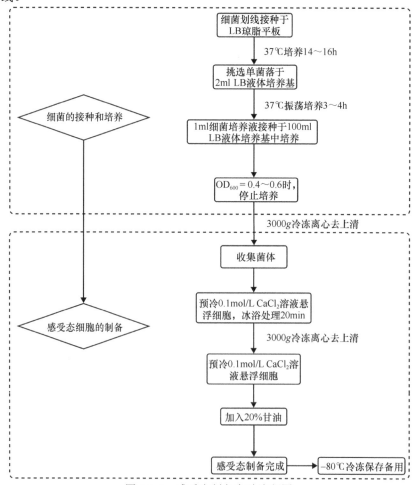

图 4-1-2 感受态制备实验流程图

（2）细菌培养板于37℃培养14～16h。待平板长出单菌落，取出平板。

（3）于超净工作台中取 2ml 37℃预热的 LB 液体培养基于无菌 15ml 离心管中，挑取单菌落，用牙签轻轻蘸取后将牙签放入离心管中。

（4）将离心管放入 37℃细菌振荡培养箱中培养（3～4h）。

（5）待离心管中的培养基开始浑浊，取出离心管，在超净工作台中，取 1ml 菌液接种于 37℃预热的 100ml LB 液体培养基中进行扩培。

（6）将含有接种菌液的 100ml LB 液体培养基放入 37℃培养箱中振荡培养。

（7）细菌培养期间吸取少量菌液测定吸光度值，当 OD_{600} 为 0.4～0.6（低于 0.6）时，从培养箱中取出细菌培养液进入感受态制备环节。

2. 感受态细胞的制备

（1）将一定量的细菌培养液转移至 50ml 离心管中，4℃、3000g 离心 5min，弃上清，重复此步骤完成所有培养液的离心收集。

（2）弃上清，加入 100μl 预冷的 0.1mol/L $CaCl_2$ 溶液，用移液器轻轻上下吸动打匀，使细胞重新悬浮，冰浴 20min。

（3）4℃、3000g 离心 5min。

（4）弃上清，加入 100μl 预冷的 0.1mol/L $CaCl_2$ 溶液，用移液器轻轻上下吸动打匀，使细胞重新悬浮。

（5）向细胞悬浮液中加入 20%甘油作为冷冻保护剂。而后放入–80℃冰箱中保存待用。

【注意事项】

1. 细菌的接种和扩培操作均需无菌操作，避免杂菌污染。

2. 接种环过火灭菌时，待接种环烧红后再将接种杆过火灭菌，待接种环完全冷却后再蘸取菌种。

3. 扩培细菌时应时刻注意培养基 OD 值的变化，宁低勿高，OD_{600} 不宜超过 0.6。

4. 感受态细胞处理过程中，所有动作（尤其用移液器混匀细胞时）需轻柔缓慢，以免使感受态细胞受损而影响感受态质量。

六、思 考 题

1. 实验过程中需从哪些方面避免杂菌的污染？

2. 细菌扩培时如何确定处于对数生长期，为什么？

3. 若制备的感受态细胞质量偏低（转化效率低），问题可能出现在哪些方面？

（孙岑岑 霍朝霞）

第二节 化学转化法进行质粒转化

一、实 验 目 的

1. 掌握质粒转化的基本原理。

2. 掌握质粒转化的实验方法。

二、实 验 原 理

质粒的转化是指将外源质粒导入原核细胞的过程。目前普遍采用化学转化和电穿孔的方法将质粒 DNA 高效转入大肠杆菌。其中以 $CaCl_2$ 化学转化法最为常见，该法最先是由科恩于 1972 年提出。其原理是细菌处于 0℃的 $CaCl_2$ 低渗溶液中，菌细胞膨胀成球形，转化混合物中的 DNA 形成抗 DNA

酶的羟基-钙磷酸复合物黏附于细胞表面，经 42℃ 短时间热刺激下，DNA 膜通道建立，并产生温度梯度，进而将质粒带入细胞内。在非选择性培养基上生长数小时后，球状细胞复原并分裂增殖，被转化的质粒基因在细菌中得到表达，在选择性培养基平板上，即可选出所需的转化子。

Ca^{2+} 处理的感受态细胞，其转化率一般能达到 $10^6 \sim 10^7$ 转化子/μg 质粒 DNA，可以满足大多数基因克隆试验。如在 Ca^{2+} 的基础上，联合其他的二价金属离子（如 Mn^{2+}、Co^{2+}）、二甲基亚砜（DMSO）或还原剂等物质处理细菌，则可使转化率提高 $100 \sim 1000$ 倍。

化学法简单、快速、稳定、重复性好，菌株适用范围广，感受态细菌可以在 –80℃ 下保存，因此被广泛用于外源基因的转化。

三、实 验 准 备

1. 仪器设备　恒温摇床，恒温培养箱，超净工作台，水浴锅，制冰机，离心机，–80℃ 冰箱，移液器。

2. 实验材料　DH5α 感受态细胞，质粒 DNA（连接产物）。

3. 试剂　无抗 LB 液体培养基，LB 琼脂平板等。

4. 耗材　加样枪头，涂布棒等。

5. 其他　冰盒，酒精灯，废液缸和固废缸等。

四、实 验 流 程

质粒转化实验流程详见图 4-2-1。

五、实 验 步 骤

1. 从 –80℃ 冰箱中取出一支 100μl 的含有感受态细胞悬液，置于冰上使其解冻。

2. 于感受态细胞中加入 10μl 的 DNA 连接产物，轻轻摇匀，冰上放置 30min。

3. 热刺激　将样品置于 42℃ 水浴中热激 90s，热激后迅速置于冰上冷却 3~5min。

4. 复苏　在超净工作台上向管中加入 1ml 的不含任何抗生素的 37℃ 预热的 LB 液体培养基，混匀后 37℃ 振荡培养 45min，使细菌恢复正常生长状态，并表达质粒编码的抗生素抗性基因。

5. 收集细菌　将细菌培养液以 3000r/min 速度离心 5min，在超净工作台中用 1ml 的移液器吸除大部分上清，保留 100~200μl 液体。

6. 细菌涂板　用剩下的 100~200μl 液体将离心管底的细菌重悬，取 100μl 细菌悬液用细菌涂布棒涂布于含有氨苄西林（Amp）的 LB 琼脂平板上。注意所有操作在超净工作台上完成，注意无菌操作。

7. 培养　细菌培养板正面向上放置 5min，待菌液完全被培养基吸收后倒置培养皿，37℃ 培养约 16h。

【注意事项】

1. 热刺激时间应严格控制，时间不能过长或过短。

2. 细胞复苏时添加的培养液须不含任何抗生素，以免影响质粒抗性基因的正常表达。

3. 细菌涂布操作需在超净工作台中进行，非一次性使用的金属涂布棒使用前需过火灭菌并彻底冷却后进行涂布操作。

六、思 考 题

1. 为何复苏细胞时需要用不含抗生素的培养基，而涂板培养时需要用含抗生素的选择培养基呢？

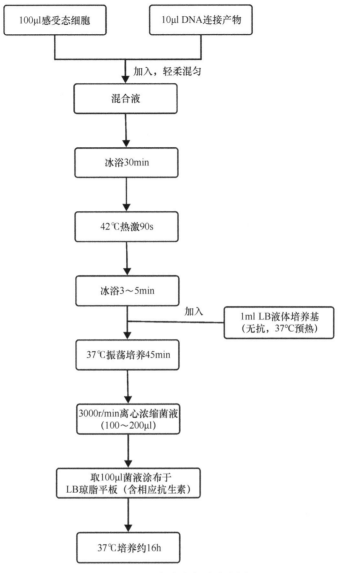

图 4-2-1 质粒转化实验流程图

2. 为何使用涂布法涂板，是否可用划线法？

3. 扩培用的 LB 液体培养基为什么要在 37℃预热？

4. 细菌培养板在 37℃培养时为何要倒置培养？

（孙岑岑 霍朝霞）

第三节 拓展阅读

一、常见的质粒载体

一个理想的克隆载体大致应具有以下特性：分子量小、多拷贝、松弛型；具有多种限制性内切酶的酶切识别序列；能插入较大的外源 DNA 片段；具有两个以上的遗传标记物，便于鉴定和筛选；

对宿主细胞无害。

1. 质粒的结构 如图 4-3-1 所示，质粒一般包括以下元件。

（1）复制起始位点（replication initiation site）：是质粒复制的起始位置。DNA 解螺旋酶作用于该序列使 DNA 双链解旋分开，复制随即开始。这是质粒必备元件，保证质粒的正常复制。

（2）多克隆位点（multiple cloning site，MCS）：该序列包含多个限制性内切酶酶切的单一位点，便于外源基因的插入。

（3）启动子：是 RNA 聚合酶识别序列，进而启动基因的转录。启动子常位于目的基因上游 100～1000bp 位置处，是质粒非常重要的一个元件，它决定目的基因在何种细胞中进行表达，也决定蛋白质的表达量。

（4）引物结合位点：一般质粒会携带一小段 DNA 片段，可作为通用引物，便于对质粒进行 PCR 扩增或测序。

（5）选择标记基因：最常见的是抗生素抗性基因，质粒携带的抗生素抗性基因在宿主细胞中得以表达，使宿主细胞也因此具有相应的抗生素抗性，故只有含有目的质粒的细菌才能在含有抗生素的培养基中生长，进而大大提高筛选效率。此外，有些质粒上还会含有其他的选择标记，如酵母中常用的营养缺陷筛，即营养缺陷型菌株因不能自主合成某种生长必需物质而不能在普通培养基（不含该成分）中正常生长，而含有该基因的质粒的转入可使该菌株在普通培养基中正常生长。

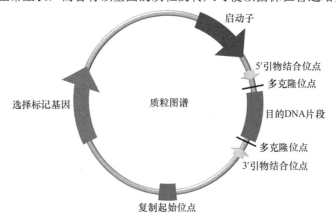

图 4-3-1 质粒图谱示意图

2. 质粒的类型 质粒载体一般分为以下几类。

（1）高拷贝数质粒载体：主要用于获得基因片段的大量高纯度克隆。通常选择 COLE1、PMB1 及其衍生质粒。这些质粒在没有蛋白质合成的条件下仍能继续复制，故若在处于对数生长晚期的含有此类质粒的大肠杆菌培养物中加入适量的蛋白质抑制剂，经 10～12h 的培养，每个细胞中的质粒拷贝数高达 1000～3000 个。

（2）低拷贝数质粒载体：适用于克隆含量过高对宿主正常代谢有害的 DNA，这类 DNA 选择低拷贝数的质粒载体可使其蛋白产物浓度较低，以减少对宿主细胞的毒害作用。但由于这类载体体积小、拷贝数低，很难制备大量的克隆 DNA。常见的有 pLG338、pLG339、pHSG5 等。

（3）失控质粒载体：指一些质粒载体为温度敏感型，复制可通过温度进行控制，即在不同温度下，拷贝数会有显著变化。如 PBEU1，30℃下，宿主细胞的质粒拷贝数适当，细胞可正常生长；当温度超过 35℃，质粒可快速复制，2～3h 后细胞生长会因过量的质粒基因产物的积累而受到抑制，并失去存活能力。

（4）插入失活型质粒载体：这类基因的多克隆位点位于选择记号基因中间，故外源 DNA 片段的插入会导致选择记号基因（如 *tetr*、*ampr*、*cmlr* 等）的失活，进而可以此进行筛选，提高获得阳性克隆概率，在基因克隆筛选重组子时非常有用。

（5）正选择质粒载体：即这种质粒具有直接选择记号，并可赋予宿主细胞相应的表型。通过选择具有这种表型特征的转化子，可大大提高选择的敏感性。但这种质粒的使用需要特殊的宿主菌株或选择培养基，并存在可使用的克隆位点偏少，假阳性水平高，不能调节插入序列的表达活性等缺点。常见的有 pNO1523、pSCC31、pKN80 等。

（6）表达型质粒载体：即外源基因可在原核（主要指大肠杆菌）或真核细胞中正常转录并翻译成相应蛋白质的克隆载体。其主要组成包括：大肠杆菌的启动子及操纵子序列、多克隆位点、转录及翻译信号、质粒载体的复制起点和抗生素抗性基因。常见的原核表达质粒有 pET28a、pET41、pBAD；常见的真核表达质粒有 pCDNA3.1、pcDNA6、pCMVp 质粒等。

（7）穿梭质粒：指人工构建的具有两种不同复制起点和选择记号的质粒载体，可在两种不同的宿主细胞中存活和复制。如大肠杆菌-枯草芽孢杆菌穿梭质粒、大肠杆菌-酿酒酵母穿梭质粒。

3. 常见质粒 表 4-3-1 为常见的质粒载体，不同质粒特性不同，具有的多克隆位点不同，需根据实际实验需要进行选择。

表 4-3-1 常见质粒及其用途

用途	质粒名称	特点
质粒克隆	pBR322	4361bp，大多数质粒载体由此发展而来，含有四环素抗性基因（tetr）和氨苄西林基因（ampr），拷贝数较低
	pUC18/pUC19	2686bp，分子量小，拷贝数高，可用蓝白斑筛选
原核蛋白表达	pET28a、b、c	5369bp，含卡那霉素抗性（Kana），T7 启动子，故表达蛋白时宿主细胞需含有 T7RNA 聚合酶（如含 DE3 的大肠杆菌）；蛋白表达由 IPTG 作为诱导剂；6*His，即在表达的蛋白质上加上含有 6 个 His 的 His-Tag，后期利用 His 标签纯化蛋白
	pET32a	Amp 抗性，T7 启动子，His-Tag，可用于蛋白纯化；Trx Tag，N 端携带 Trx 融合蛋白基因，可增加表达蛋白的可溶性，提高有生物活性的蛋白质的表达
	pGEX4T-1	Amp 抗性，tac 启动子，含有 GST 标签序列，后期可利用 GST 标签进行蛋白纯化
真核蛋白表达（哺乳动物）	pcDNA3.1	Amp 抗性，CMV 启动子，无荧光标签，无 Tag 标签，蛋白为组成性表达，无须诱导剂
	pCMV-Myc	Amp 抗性，CMV 启动子，有 Myc 标签，可用于后续蛋白的检测等，组成性表达，无须诱导
	pEGF-N1	启动子 SV40 和 PCMV，具有 neo 基因，可以采用 G418 来筛选，带有绿色荧光蛋白（GFP）标签，表达的蛋白 N 端携带 GFP 融合蛋白，故表达该蛋白的细胞可直接在 490nm 的紫外线激发下观察、检测。

二、常见的感受态细胞

感受态细胞应具备以下特性：①细胞表面暴露出一些可接受外来 DNA 的位点；②细胞膜通透性增加，以提高 DNA 进入细胞的成功率；③受体细胞的修饰酶活性最高而限制酶活性最低，使转入的 DNA 分子不易被切除或破坏。

根据不同实验目的，原核细胞（如大肠杆菌、枯草杆菌、乳酸菌）、真核细胞（如酵母菌、昆虫、动植物等）都可以用来制成感受态细胞。在基因工程中使用最广的感受态细胞是原核细胞中的大肠杆菌。大肠杆菌是革兰氏阴性菌，无细胞壁，因此易被处理为感受态细胞，又因其结构简单、遗传物质较少、繁殖速度很快、复制能力强等优良特性，使得大肠杆菌感受态得到极大推广和应用。

随着技术的不断创新，为了满足不同的研究目的，一系列具有不同基因型（带有不同功能基因）的大肠杆菌菌株被研发出，不同基因赋予大肠杆菌不同的功能，详见表 4-3-2。因此了解不同基因型的功能，有助于在实际研究中根据实验需要挑选出最佳感受态菌株。

表 4-3-2 大肠杆菌常见基因型的功能与用途

实验目的	基因型	描述	用途
保证外源质粒的完整性	endA	非特异性核酸内切酶（non-specific endonuclease Ⅰ）基因敲除，减少了限制酶的活性，进而降低了对外源 DNA 的剪切	提高外源质粒的数量和质量
	recA	可有效降低 DNA 重组的概率	提高质粒在细胞内的稳定性
	recBCD	核酸外切酶 V（exonuclease V）的变异，使 DNA 重组的概率降低	提高质粒在细胞内的稳定性
	dam/dac	使腺嘌呤和胞嘧啶不被甲基化	帮助某些外源质粒复制，如携带易受甲基化影响的酶切位点的外源质粒
提高转化效率	deoR	deo 操纵子的调节基因变异，可选择性地改善大分子 DNA 的转化	适合超长质粒的复制，提高转化效率
	hsdR	hsdR 基因变异导致菌株细胞内的 Ⅰ 型限制酶 *Eco*K 或 *Eco*B 活性缺失，有利于外来基因的导入和质粒转化	提高转化效率
满足不同蛋白质的表达	supE	supE 基因突变，可识别终止密码子 UAG 为谷氨酰胺密码子而使蛋白质合成继续	适用于发生了琥珀突变（AAG→UAG）基因的蛋白质表达
	relA	relA 基因的变异可解除该基因对 RNA 合成的抑制作用	有利于目的基因的转录
	DE3	将 T7 RNA 聚合酶的基因重组到大肠杆菌的基因组	适用于 T7 启动子调控的蛋白质表达
	lon	ATPase 依赖的蛋白酶基因变异，可导致蛋白酶水解能力降低，进而减少重组蛋白的水解	提高外源基因表达蛋白质的产量
	ompT	指外膜蛋白酶基因变异，使外膜蛋白表达量降低，进而减少重组蛋白的水解	提高外源基因表达蛋白质的产量
	gor	谷胱甘肽还原基因变异，提高生成二硫键的能力	提高蛋白质正确折叠的概率
	laclq	lacI 基因变异，lac 阻遏蛋白质大量表达，导致对 lac 启动子的进一步调控	严格调控 lac 启动子控制的蛋白质的表达，满足不同蛋白质表达机制

　　大肠杆菌感受态根据用途可以分为克隆感受态和表达感受态两类。克隆感受态是核酸内切酶缺失菌株，因此可保证质粒的稳定复制，主要用来克隆和保存质粒，常见的有 DH5α、JM109 等。为了赋予它们快速转化、提高质粒得率、对抗噬菌体等功能，又开发出了许多其他克隆感受态类型，如 TreliefTM 5α、TSurbo 等。表达感受态是蛋白酶缺陷型菌株，其表达出来的蛋白质不会被降解，故主要用于蛋白质表达，常用的有 BL21、BL21（DE3）等，有的被改造成可以表达毒性蛋白、稀有密码子等，如 TSsetta（DE3）、TSBL21（DE3）pLysS 等。表 4-3-3 列举了几种较为常用的大肠杆菌菌株的基因型及特点。

表 4-3-3 几种常见的大肠杆菌菌株

名称	基因型	特点	用途
DH5α	F⁻，φ80lacZΔM15 Δ（lacZYA-arg F）U169 deoR endA1 recA1 hsdR17（rk⁻, mk⁺）supE44λ⁻ thi-1 gyrA96 relA1 phoA	φ80 lac ZΔM15 基因的产物可与载体编码的 β-半乳糖氨端实现 α 互补，可用于蓝白斑筛选。recA1 和 endA1 的突变有利于克隆 DNA 的稳定性和高纯度 DNA 的提取	分子克隆、质粒提取、蛋白质表达
TOP10	F⁻，mcrAΔ（mrr-hsd RMS-mcrBC）φ80 lacZΔM15 ΔlacX74 recA1 araD139 Δ（ara-leu）7697 galU galK rpsL（Strr）endA1 nupG	φ80 lac ZΔM15 可与载体编码的 β-半乳糖氨端实现 α 互补，可用于蓝白斑筛选。recA1 和 endA1 的突变有利于克隆 DNA 的稳定性和高纯度 DNA 的提取	分子克隆、质粒提取

续表

名称	基因型	特点	用途
JM109	recA1 endA1 gyrA96 thi-1 hsdR17 supE44 relA1 Δ（lac-proAB）/F′[traD36 proAB⁺ laclq lacZΔM15]	部分抗性缺陷，适合重复基因表达，可用 M13 克隆序列测序，可用于蓝白斑筛选	分子克隆，质粒提取和蛋白质表达
BL21 （DE3）	F⁻，ompT hsdS（r_B⁻ m_B⁻）gal dcm（DE3）	T7 噬菌体 RNA 聚合酶位于噬菌体 DE3 区，该区整合于 BL21 染色体上，因此适用于高效表达克隆含有 T7 噬菌体启动子的表达质粒	蛋白质表达
Rosetta （DE3）	F⁻，ompT hsdS（r_B⁻ m_B⁻）gal dcm（DE3）pRARE²（Cam^R）	含有原本在大肠杆菌中稀少的真核细胞密码子，增加了真核细胞的蛋白质表达水平	适合真核细胞蛋白质的表达

三、电　转　化

电转化法（electrotransformation），又称电穿孔导入法（electroporesis），与化学转化法共同成为实现 DNA 高效转化的主要方法。其原理主要是在高强度的电场作用下，可瞬时提高细胞膜的通透性，从而吸收周围介质中的外源分子。这种技术不仅可以将 DNA 导入细胞，还可实现核苷酸、RNA、蛋白质、染料及病毒颗粒等的有效导入，同时该技术不仅可用于原核细胞的导入，还可用于真核细胞的导入（如动物细胞和植物细胞）。电穿孔是更快、更有效的转化方法，其优点是对于化学方法难以转化的细胞，电穿孔法仍可适用。电转化的效率高，既可用于克隆化基因的瞬间表达，也可用于建立整合有外源基因的细胞系。电穿孔法使用的感受态细胞的处理操作也与化学转化法不同，下面就电穿孔转化及相应感受态的制备流程进行简单介绍（图 4-3-2）。

（1）电穿孔感受态细胞的制备

1）通过平板划线法获得大肠杆菌的单菌落，并挑取单菌落接种到含有 2ml 的 LB 液体培养基的 15ml 离心管中，37℃振荡培养。

2）待细菌培养液浑浊后取 1ml 菌液接种于 100ml 37℃预热的 LB 液体培养基中，37℃振荡培养。每隔一段时间测定细菌培养液的 OD_{600} 值。

3）当 OD_{600} 达到 0.4 时，快速将摇瓶转移至冰水浴中 15～30min，其间不时摇动培养液以确保均匀冷却。

4）将培养物分批次全部转移至预冷的离心管中，4℃、1000g 离心 15min，弃上清，收集细胞。

5）加入 100ml 预冷的纯水，轻轻吹打重悬细胞。

6）4℃、1000g 离心 20min，弃上清收集细胞。

7）加入 50ml 冰冷的 10% 的甘油，轻轻吹打混匀。

8）4℃、1000g 离心 20min，弃上清收集细胞，并立即连接到真空管路的巴斯德吸管，取出所有剩余缓冲液，加入 200μl 预冷的 GYT 培养基中。

9）按 1：100 稀释细胞悬液并测定 OD_{600}，用预冷的 GYT 培养基将细胞悬液稀释至（2～3）×10¹⁰/L（1OD_{600}=2.5×10⁸）。

10）将细胞悬液按 40μl 分装，而后置于液氮浴后，转移至−80℃冰箱中保存备用。

（2）电穿孔转化

1）从−80℃中取出备用的电转感受态细胞置于室温中刚刚解冻即可转移至冰浴。

2）将 25μl 细胞悬液转移至预冷的微量离心管中，加入 1μl DNA 样品。

3）将 20μl 细菌/DNA 混合液转移到电穿孔室的支柱之间，并启动电脉冲（电脉冲大小根据仪器产品说明设置）。

4）电脉冲后，立即取出电击池，加入 1ml 室温下的 SOC 培养液，并将含有细菌的培养液全部转入离心管中，37℃温和旋转培养 1h。

5）取适量转化混合物涂布于 SOB 琼脂培养基（含 20mmol/L MgSO$_4$ 和适当抗生素）37℃培养，即可得到含有该质粒 DNA 的单菌落。

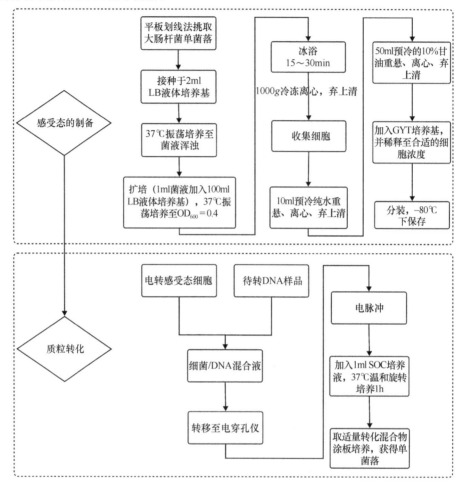

图 4-3-2　电转化实验流程图

四、蓝白斑筛选

蓝白斑筛选是用于重组子筛选的常规方法，可通过菌落颜色不同筛选得到重组质粒，其基本原理如下：一些载体（如 pUC 系列、pBluescript、pGEM 等质粒）携带有 β-半乳糖苷酶（LacZ）的调控序列和 N 端 146 个氨基酸（α 片段）的编码信息，该编码区中含有一个多克隆位点（MCS），可用于构建重组子。这种载体适用于可表达 β-半乳糖苷酶羧基端 ω 片段的宿主细胞。

因此，虽然宿主和质粒编码的片段本身均没有半乳糖苷酶活性，但它们同时存在时，两个片段可通过 α-互补形成具有酶活性的 β-半乳糖苷酶（α-互补：LacZ 基因在缺少近操纵基因区段的宿主细胞与带有完整近操纵基因区段的质粒之间实现了互补）。由 α-互补而产生的 LacZ$^+$ 细菌在诱导剂异丙基硫代-β-D-半乳糖苷（IPTG）的作用下，合成 β-半乳糖苷酶，5-溴-4-氯-3-吲哚-β-D-半乳糖苷（X-Gal）是 β-半乳糖苷酶的作用底物，在 β-半乳糖苷酶的作用下 X-Gal 被切割成半乳糖和深蓝色的物质 5-溴-4-靛蓝，该有色物质可使所在的菌落呈现蓝色。而当外源 DNA 插入到质粒的多克隆位点后，破坏 α 片段的编码，使得质粒无法表达 β-半乳糖苷酶 α 片段，进而不能通过 α-互补而产生 β-半乳糖苷酶，不能分解 X-Gal 产生蓝色底物，故所在的菌落呈现白色（相对蓝色）（图 4-3-3）。

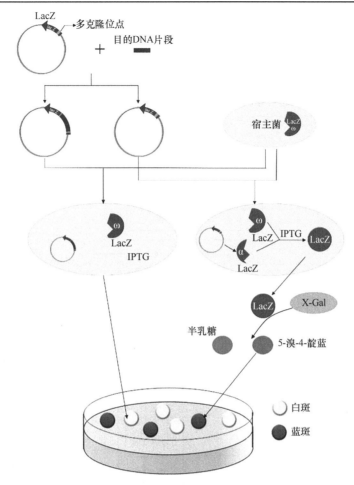

图 4-3-3 蓝白斑筛选原理示意图

蓝白斑筛选可大大减少筛选重组子的工作量，在基因工程中广泛应用。下面对蓝白斑筛选的基本操作过程进行简单介绍（图 4-3-4）。

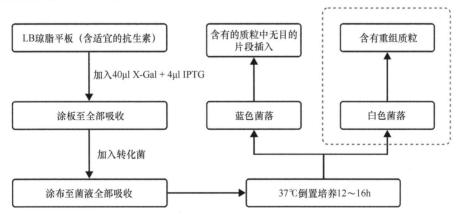

图 4-3-4 蓝白斑筛选实验流程示意图

（1）实验准备：X-Gal（20mg/ml 溶于 N, N'-二甲基甲酰胺，−20℃下避光保存），IPTG（0.2g/ml，−20℃中保存），含相应抗生素抗性的细菌培养板（如含 50μg/ml Amp 的 LB 琼脂平板）等。

（2）培养板准备：取 40μl X-Gal＋4μl IPTG 混匀后均匀涂在细菌培养板上，静置使其完全被培养基吸收。

（3）将转化菌在无菌条件下涂布于含抗生素和 X-Gal、IPTG 的平板上，正面朝上放置 30min，待菌液完全被吸收后，37℃倒置培养 12～16h。

（4）观察实验结果，白色菌落即为含有重组子的菌落。

图 4-3-5 列举了蓝白斑筛选时常见问题，在实际实验中可按以下几方面进行结果分析，优化和调整实验以提高阳性克隆的筛选成功率。

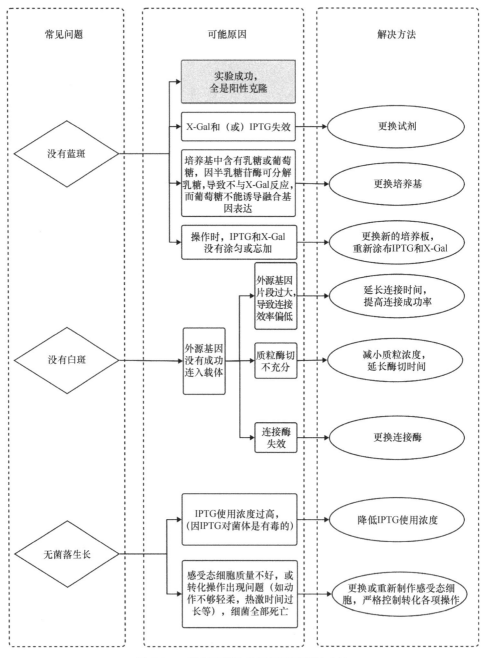

图 4-3-5 蓝白斑筛选常见问题及解决方法

（孙岑岑　霍朝霞）

第五章　质粒的提取及序列分析

构建的重组质粒需通过酶切检测和序列测定对插入的外源 DNA 进行最终确认，并利用生物信息学方法进行一系列分析，进而获得该序列的详细信息。生物信息学是生物与数学、计算机结合产生的领域，主要通过综合运用数学和信息科学等多领域的方法和工具对生物信息进行获取、加工、存储、分析和解释，来阐明大量生物数据所包含的生物学意义，极大地推动了基因组学和蛋白质组学的发展。

本章节就质粒的少量获取、鉴定及常见的生物信息学分析方法进行简要介绍。

第一节　质粒提取与初步鉴定

一、实 验 目 的

1. 学习并掌握质粒的小量制备技术的基本原理和操作。
2. 掌握质粒初步鉴定的基本方法和操作。

二、实 验 原 理

质粒的抽提：即将质粒与细菌基因组 DNA 分开，去除 RNA、蛋白质及其他杂质，以得到相对纯净质粒的过程。碱裂解法是质粒提取常用的方法，具有得率高、适用面广、快速和纯度高等特点。基本原理：强碱液和十二烷基硫酸钠（SDS）分别破坏细菌的细胞壁和细胞膜，使质粒 DNA 和细菌 DNA 释放出来。在碱性溶液中，DNA 的碱基配对被完全破坏，细菌线性染色体 DNA 变性，而共价闭合环状的质粒 DNA 的两条链因在拓扑学上相互缠绕而不会分开。当外界条件恢复正常（pH 恢复到中性）时，线状染色体 DNA 片段难以复性，而是与变性的蛋白质和细胞碎片缠绕在一起，并在 SDS 的作用下形成沉淀，而质粒 DNA 双链又恢复原状，重新形成天然的超螺旋分子，并以溶解状态存在于液相中。故最终可通过离心分离上清和沉淀，并从上清中回收复性的质粒 DNA。

三、实 验 准 备

1. **仪器设备**　恒温摇床，超净工作台，离心机，水平电泳装置，移液器等。
2. **实验材料**　第四章第二节中质粒转化得到的平板。
3. **试剂**　质粒抽提试剂（配方参见第二章第四节），含 Amp 的 LB 液体培养基，无水乙醇，琼脂糖凝胶，电泳缓冲液等。
4. **耗材**　15ml 离心管，1.5ml 离心管，加样枪头。
5. **其他**　记号笔，废液缸及固废缸等。

四、实 验 流 程

质粒提取与鉴定实验流程详见图 5-1-1。

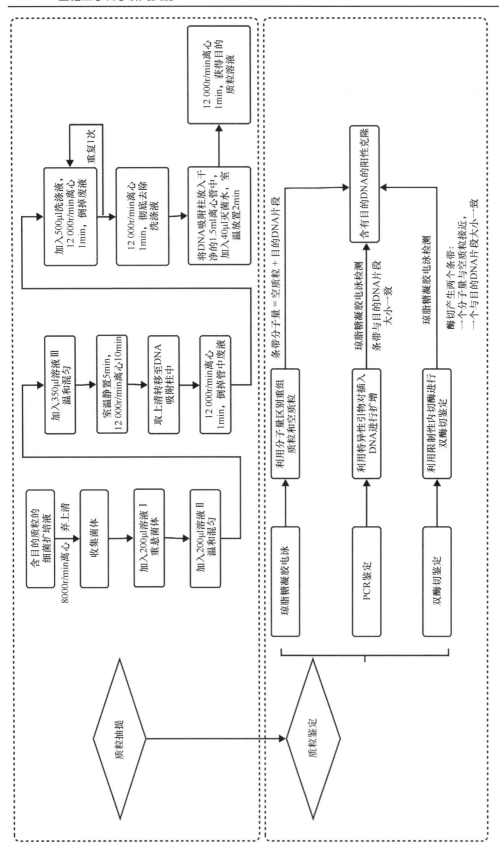

图 5-1-1 质粒提取与鉴定实验流程图

五、实 验 步 骤

1. 质粒抽提

（1）用无菌牙签从细菌培养板（第四章第二节实验获得的细菌培养板）中挑取单菌落，接种于 2～4ml LB 液体培养基中，37℃振荡培养 12～14h。而后 8000r/min 离心 1min，弃尽上清，收集菌体。

（2）加入 200μl 溶液 I，用加样枪头或振荡器充分悬浮细菌。

（3）加入 200μl 溶液 II，立即温和并充分地上下翻转混合 4～6 次，使菌体充分裂解，直至形成透亮的蛋清状溶液，此步骤不宜超过 5min。

（4）加入 350μl 溶液 III，温和并充分地上下翻转混合 8～10 次，室温放置 5min。随后 12 000r/min 离心 10min。

（5）将步骤（4）中的上清转移到套放于 2ml 收集管内的 DNA 吸附柱中，12 000r/min 离心 1min，取出 DNA 吸附柱，倒掉收集管中废液。重复此步操作直至所有上清转移完毕。

（6）将 DNA 吸附柱重新放回收集管中，加入 500μl 洗涤液，12 000r/min 离心 1min，倒掉收集管中废液。重复此步操作一次。

（7）弃尽收集管中废液，12 000r/min 离心 1min，彻底去除洗涤液（此步骤不可省略）。

（8）将 DNA 吸附柱放入干净的 1.5ml 离心管中，在 DNA 吸附柱膜中央加入 40μl 灭菌水，室温放置 2min。

（9）12 000r/min 离心 1min，离心管中所得液体即为包含目的质粒的溶液。

（10）取 1μl 所得溶液测量浓度，并在离心管上做好标记。

2. 质粒鉴定

（1）琼脂糖凝胶电泳——鉴定质粒抽提质量

1）取抽提得到的重组质粒样品 1μl 和空质粒载体 1μl，利用琼脂糖凝胶电泳同时对质粒进行检测，方法参考第三章第一节。

2）利用紫外凝胶成像仪观察并分析电泳结果，若空质粒条带跑得快、重组质粒条带跑得慢，则可初步判定该质粒中插入了外源 DNA 片段。

（2）PCR 鉴定

1）根据质粒浓度，用 ddH$_2$O 稀释至 20μg/ml 并取 1μl 作为模板，用质粒载体本身携带的 M13 引物作为 PCR 引物进行 PCR 扩增，方法参考第三章第一节 PCR 相关实验操作。

2）PCR 完成后，取 PCR 扩增产物进行琼脂糖凝胶电泳检测。

3）利用紫外凝胶成像仪观察并分析电泳条带的分子量大小，若分子量大小与目的基因相当，初步证明该质粒插入的 DNA 序列为目的 DNA 序列。

（3）双酶切检测：由于目的基因两端携带特定的限制性内切酶识别位点，因此可通过双酶切法对重组质粒进行进一步鉴定。

1）按表 5-1-1 所示，依次在离心管中加入以下试剂配制双酶切混合液。

表 5-1-1　双酶切反应体系

试剂	10×缓冲液	BamH I	EcoR I	重组质粒	ddH$_2$O
体积（μl）	2	1	1	2	至总体积 20

2）37℃孵育 20～30min；孵育结束后，每管加入 5μl 的 5×DNA 上样缓冲液，进行 DNA 琼脂糖凝胶电泳，方法参考第三章第一节。

3）观察实验结果：若大片段约为 7kb（空质粒），小片段约为 720bp（目的基因为 EGFP 基因），可初步确定该质粒为插入了增强型绿色荧光蛋白（EGFP）基因的重组质粒。

4）将筛选得到的阳性重组质粒（或含该质粒的细菌培养物）送样测序，因克隆所得目的基因存在突变的可能，因此需以测序结果为准，最终判断克隆所得 DNA 序列是否为目的 DNA 序列。

【注意事项】

1. 质粒抽提时，可分批离心收集更多的菌液，以提高抽提质粒的浓度。

2. 质粒抽提时，加入溶液 I 后确保将细菌沉淀充分悬浮，不残留细小菌块，否则影响裂解效果，导致提取的质粒产量降低和质量下降。

3. PCR 检测时可以使用质粒载体上的通用引物，也可用扩增目的片段时的引物。

4. 质粒构建和鉴定过程中的各项环节均可直接影响构建重组质粒的成功构建，以下为筛选重组质粒时常见问题分析，在实际实验中可按图 5-1-2 进行分析，优化和调整实验，以提高阳性克隆的筛选成功率。

六、思 考 题

1. 质粒抽提后进行琼脂糖凝胶电泳检测时出现三条带，分析可能的原因。

2. 若抽提的质粒大小确实比空质粒大（琼脂糖凝胶电泳检测），用 PCR 扩增出的条带和双酶切得到的小片段，与目的片段大小差别均较大，说明什么问题？

3. 双酶切检测时发现凝胶电泳除含有 7kb 和 720b 以外，还有一条大于 7kb 的条带，这个条带可能是什么，为什么会有这种现象出现？

4. 若双酶切检测只出现一个条带，分析可能的原因。

（孙岑岑　霍朝霞）

第二节　DNA 序列分析

一、实 验 目 的

1. 以含有 EGFP 基因的重组质粒为例，学习 DNA 序列分析的常规方法。

2. 学习常用数据库的使用。

3. 学习和了解序列比对的常用方法。

二、实 验 原 理

序列比对是生物信息学的基本组成和重要基础，是将两个或多个序列排列在一起，标明其相似之处，对应的相同或相似的符号（核酸碱基或氨基酸残基）排列在同一列上，从而辨别序列之间的差异，进而分析它们的相似性和同源性。尤其是在研究未知基因或生物进化方面，序列比对可从核酸、氨基酸的层次上分析序列的相似性，从而推测比对各个序列间结构功能以及进化上的联系，还可通过对各种不同类型的生物序列进行比对，以寻找和确定比对序列的稳定区域与可变区，发现它们的功能特征和区别。通过序列比对，还可检测新序列与数据库中已知序列的相似性关系（结构和功能），从而为确定新序列的结构和功能信息提供事实根据。因此，序列比对是基因识别、分子进化、生命起源等研究的基础，序列比对研究的持续发展，为基因结构和功能的研究提供强大的技术支撑。目前常用的比对软件有 Clustal W、MUSCLE、MAFFT 等。

基因库（Genbank），涵盖核苷酸（nucleotide）、基因组（genome）、三维结构、蛋白质（protein）、结构（structure）、探针组（probe set）、分类学（taxonomy）、在线人类孟德尔遗传数据库（OMIM）、结构域（domain）等多个数据库，方便用户获得所需基因的各种信息。

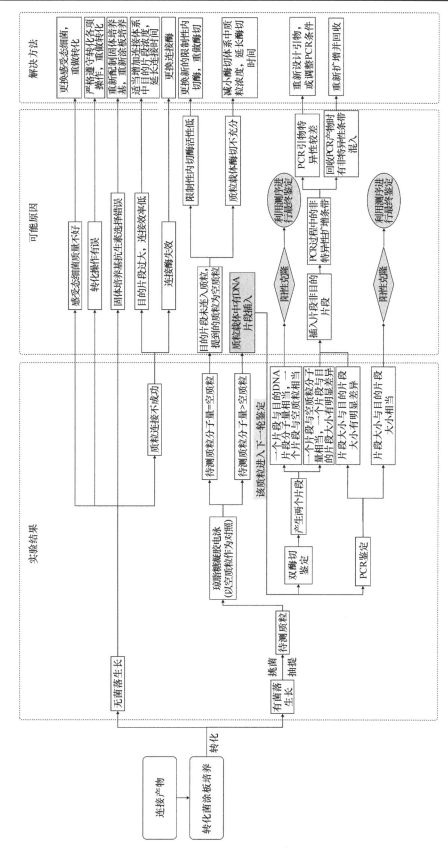

图 5-1-2　重组质粒筛选的常见问题及解决方法

三、实 验 准 备

1. NCBI 数据库 https://www.ncbi.nlm.nih.gov/。

2. DNA 比对　如在线比对程序 MUSCLE，https://www.ebi.ac.uk/Tools/msa/muscle/。

3. 氨基酸序列比对　如在线比对程序 Clustal Omega，https://www.ebi.ac.uk/Tools/msa/clustalo/。

4. DNA、蛋白质分析软件（如 DNAMAN）。

四、实 验 流 程

DNA 序列分析实验流程详见图 5-2-1。

五、实 验 步 骤

1. DNA 序列的初步分析　重组质粒送到测序公司进行 DNA 序列测定，得到的测序结果先利用 DNA 序列分析软件进行初步判断，具体操作如图 5-2-2 所示。

（1）双击打开 DNA 分析软件（以 DNAMAN 为例），点击"File-New"，创建新文档，在弹出窗口中，输入待鉴定的 DNA 序列。

（2）选中输入的全部序列，点击"Seq"按钮加载序列。

（3）点击工具栏中的搜索按钮，在弹窗中选择"Query"，并输入扩增目的 DNA 使用的引物序列（去掉接头序列）。

（4）点击"OK"进行搜索，搜索 DNA 片段在序列中的位置，正向或反向等搜索结果中均有展示。

（5）若正/反向引物序列均可在 DNA 序列中检测到，且方向正确，则说明插入的外源片段为用该引物扩增得到的片段，而后进入下一步具体的序列分析和比对。

（6）分析氨基酸序列信息

1）观察待测序列，找到起始密码子 ATG。

2）打开 DNA 序列分析软件，点击"File-New"，创建新文档，在弹出窗口中，输入待鉴定的 DNA 序列（输入从 ATG 开始的序列）。

3）选中输入的全部序列，点击"Seq"按钮加载序列。

4）点击工具栏中的翻译按钮，选择合适的读码框（序列以起始密码子 ATG 开始，故可直接选择"One letter—Frame 1—No"），点击"OK"，即可得到相应的氨基酸数量，分子量及具体序列信息。

5）查看翻译是否提前终止，即是否提前出现终止密码子，若翻译提前终止，则说明该序列发生点突变或移码突变，此重组质粒不能用于后续研究。若翻译正常，则该序列进行下一步分析（图5-2-3）。

2. 模板基因序列的获取　若目的基因的序列采用数据库中已公布的基因序列，则可利用 DNA 数据库进行调取，具体操作如下：

（1）打开 DNA 数据库网站（如 NCBI），分别选择"Nucleotide"数据库和"Protein"数据库，在搜索栏中输入目的基因名称，点击"Search"。

（2）根据搜索结果，点击所需目的基因，复制目的基因的 cDNA 或氨基酸序列信息。

3. DNA 序列分析比对　对重组质粒中的外源插入 DNA 序列与模板 DNA 序列进行比对分析。具体操作如图 5-2-4 所示：

（1）打开序列比对软件或在线比对网站（如 MUSCLE）。

（2）按照提示输入模板序列（记作 Template）和待比对序列（记作 Test）的 DNA 序列信息。注意两个序列格式尽量统一，如均用 FASTA 格式等。

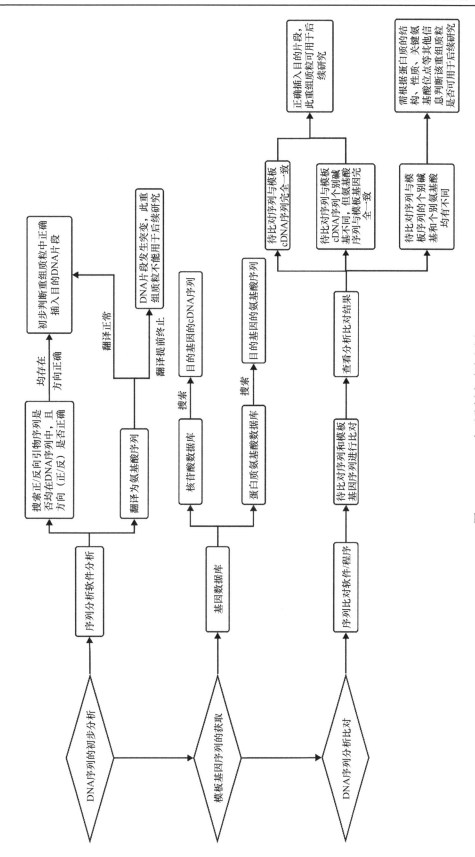

图 5-2-1 DNA 序列分析实验流程图

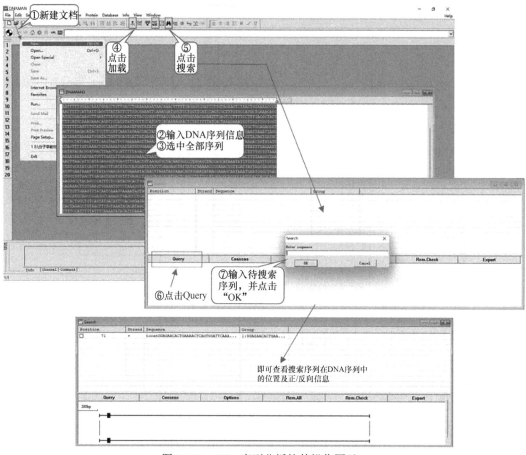

图 5-2-2　DNA 序列分析软件操作图示-1

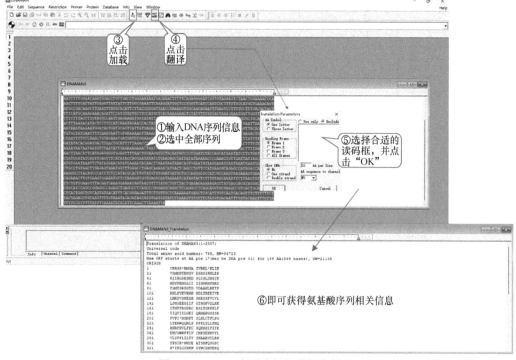

图 5-2-3　DNA 序列分析软件操作图示-2

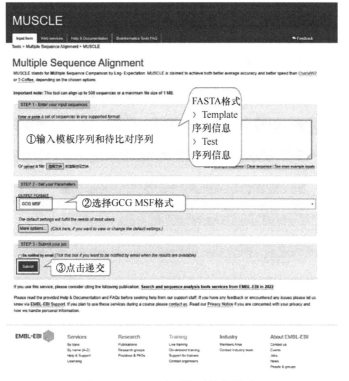

图 5-2-4　DNA 序列比对操作图示-1

（3）输出格式"OUTPUT FORMAT"选择"GCG MSF"格式；点击递交按钮"Submit"。

（4）选择"Result Summary"，点击鼠标右键"Alignment in MSF format"下方的文件，选择"链接另存为…"保存比对结果（图 5-2-5）。

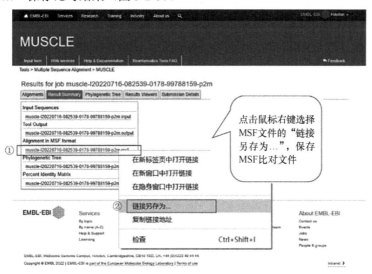

图 5-2-5　DNA 序列比对操作图示-2

（5）用 DNA 分析软件（如 GeneDoc）打开比对结果，即可查看分析比对数据。若碱基一致则显示为黑色背景，若碱基不同则标记为灰色背景，若序列显示为"-"则表示该碱基在一个序列中有，但在另一个序列中缺失（图 5-2-6）。

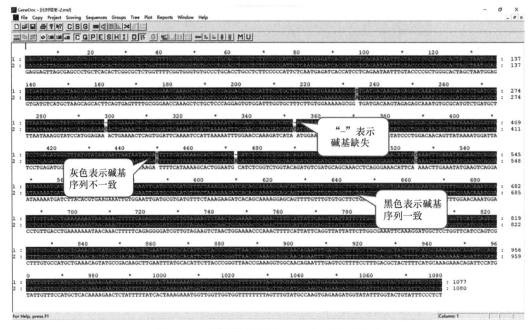

图 5-2-6　利用软件分析 DNA 序列比对结果

4. 氨基酸序列比对分析　若目的序列中有个别碱基与模板序列不同，则说明在扩增中发生突变，或由单核苷酸多态性（模板序列为数据库中获取的基因序列）所致，此时还需分析该突变碱基是否对表达的氨基酸序列产生影响，具体操作如下：

（1）打开蛋白质在线比对网站（如 Clustal Omega），输入待比对的氨基酸序列和模板基因的氨基酸序列，选择 MSF 输出格式，操作类似 DNA 序列比对，点击"Submit"，并参考 DNA 比对操作，保存比对结果，并用相应软件（如 GeneDoc）打开。

（2）分析比对结果，与 DNA 比对结果分析方法一致，相同氨基酸用黑色背景标出。若氨基酸序列一致，说明此突变对蛋白质翻译无影响，该重组质粒构建成功，可用于后续研究。若氨基酸序列有个别不同，则需根据蛋白质的功能、性质、关键氨基酸位点等其他信息进行一步评估。

【注意事项】

1. 用于序列比对的软件和网站众多，操作方法类似，本实验仅以 Clustal Omega（氨基酸比对）和 MUSCLE（核酸比对）网站为例进行介绍。

2. 若无法判断序列的翻译起始位点（ATG），用 DNAMAN 翻译时，可选择"ALL Frames"，用三种读码框翻译序列，"*"代表翻译终止，选择未提前终止翻译的氨基酸序列作为待比对基因的氨基酸序列。

3. 模板基因序列可通过基因数据库进行调取、下载。

六、思 考 题

1. 用 DNAMAN 搜索引物序列时，若发现正向引物显示"-"，这是什么意思？

2. 若重组质粒是用于蛋白质表达的，那么应选择模板基因的 cDNA 序列还是基因组序列进行比对分析？

3. 由 DNA 翻译氨基酸序列时，可有几种读码方式？为什么？

（孙岑岑　霍朝霞）

第三节　拓　展　阅　读

一、序　列　比　对

生物大分子一级结构序列比对是生命科学研究领域中不可缺少的分析手段,一般通过待测基因的核苷酸序列或氨基酸序列与数据库中的已知来源序列进行比对、分析进而获取序列之间的同源性信息,从而辅助判断输入的序列来源或与已知序列的进化关系。常用的搜索工具如基本局部比对搜索工具(BLAST),现以 BLAST 为例,对序列分析的常规方法进行简要介绍。

序列分析根据待测序列和数据库序列的类型,可分为五种类型,包括核酸序列在核酸序列库比对(blastn)、核酸序列在蛋白质序列库比对(blastx),蛋白质序列在蛋白质序列库比对(blastp),蛋白质序列在核酸序列库比对(tblastn),核酸序列的翻译序列与核酸序列库的翻译序列的比对(tblastx)(表 5-3-1)。

表 5-3-1　五种序列比对功能汇总

	功能	说明
blastn	核酸序列在核酸序列库比对	直接将输入的核酸碱基序列与数据库中的核酸序列进行分析比对
blastx	核酸序列在蛋白质序列库比对	系统自动将输入的核酸序列按 6 种读码框翻译成蛋白质氨基酸序列,然后与蛋白质数据库信息进行分析比对
blastp	蛋白质序列在蛋白质序列库比对	输入蛋白质氨基酸序列,然后与蛋白质数据库中的氨基酸序列分析比对
tblastn	蛋白质序列在核酸序列库比对	系统将核酸数据库中的序列先按六种读码框翻译成氨基酸序列,然后与输入的蛋白质序列进行比对
tblastx	核酸序列的翻译序列与核酸序列库的翻译序列的比对	即系统将输入的核酸序列和核酸数据库中的序列均按六种读码框翻译成氨基酸序列,然后将翻译结果在蛋白质水平进行分析比对

除常规的序列比对以外,还有保守结构域搜索(CD-search)、引物、全局双序列比对(Global align)等。

下面对序列比对的基本操作方法进行简单介绍(以 BLAST 为例):

1. 打开 BLAST 页面(https://blast.ncbi.nlm.nih.gov/Blast.cgi);根据需要点击选择适宜的搜索程序,如图 5-3-1 所示。

2. 以小鼠胱天蛋白酶-3(caspase-3)的氨基酸序列为例,选择"Protein BLAST",输入 caspase-3 的氨基酸序列,其余设置默认参数,点击"BLAST",如图 5-3-2 所示。

3. 在 BLAST 结果中选择需要的序列,亦可通过添加搜索物种,或选择序列相似度等方式,在搜索结果中进行筛选,以快速得到所需序列。

4. 点击查看,根据需要下载或查看更多序列相关信息(图 5-3-3)。

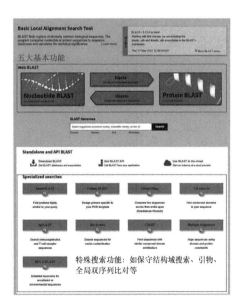

图 5-3-1　序列比对操作图示-1

二、引　物　设　计

目前常用的引物设计程序种类较多,但设计思路、方法及操作类似,本文以利用专业软件进行引物设计的常规方法进行简单介绍。

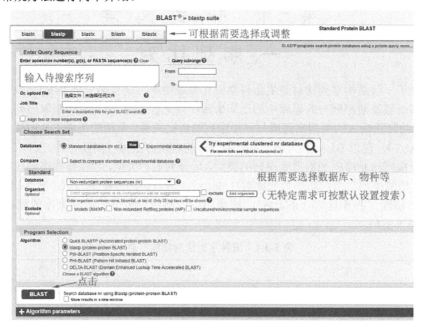

图 5-3-2　序列比对操作图示-2

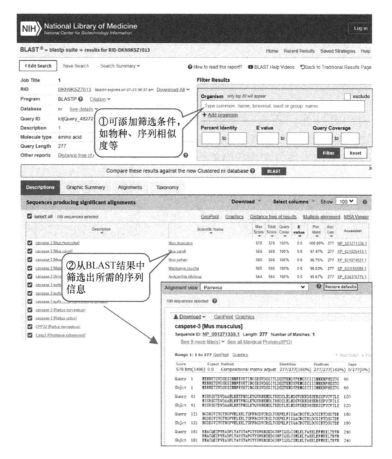

图 5-3-3　序列比对操作图示-3

1. 引物的设计　一般遵循的原则见表 5-3-2。

表 5-3-2　引物设计原则

模板类型	DNA 模板比较单一（如质粒 DNA，纯化的 PCR 产物）	DNA 模板组成复杂（如反转录 cDNA，基因组 DNA）
引物序列	5'-保护碱基-限制性酶切位点-靶基因互补序列-3'	5'-靶基因互补序列-3'（注意：为减少错配概率，提高特异性扩增效率，此类引物一般不加酶切识别序列）
区域选择	对于后续有表达需求的 DNA 片段的扩增，引物对之间的 DNA 片段需包含 DNA 的起始密码子和终止密码子	选择在 DNA 序列较保守且特异性较强的区段设计引物。如后续有表达需求的 DNA 片段的扩增，引物对之间的 DNA 片段需包含 DNA 的起始密码子和终止密码子
保护碱基	为辅助限制性内切酶识别，提高酶切效率，在酶切位点序列的 5'端外侧添加额外的保护碱基	为提高引物特异性，此类引物不添加限制性内切酶识别序列，故无须添加保护碱基
引物长度	引物长度一般为 18～27bp，一般来说，引物越长，与模板结合的特异性越好，但一般不超过 38bp，引物过长会导致其适宜的延伸温度过高（超过 74℃），进而不利于 DNA 聚合酶进行反应	
GC 含量	引物序列中 GC 含量一般为 40%～60%，且上下游引物的 GC 含量应相差不大。GC 含量决定了 T_m 值，即寡核苷酸的解链温度。通常可用 $T_m=4$（G+C）$+2$（A+T）计算 T_m 值。T_m 值太低，使用较低的退火温度不利于提高 PCR 的特异性，T_m 值过高又易引发非特异性扩增。一般引物的 T_m 值以 55～80℃为宜	
碱基分布	引物中四种碱基（A、T、C、G）最好随机分布，应避免聚嘌呤或聚嘧啶的排列，尤其是 3'端不应出现超过 3 个连续的 G 或 C，以避免引物在 GC 富集序列区的错配	
引物结构	引物之间尤其是 3'端应尽量避免有较多碱基的互补而形成引物二聚体。同时，应避免引物 3'端形成发夹结构而影响 DNA 聚合酶的延伸	

值得注意的是，限制性内切酶在识别特定的 DNA 序列时，还要占据识别位点两边的若干个碱基，这些碱基对内切酶稳定地结合到 DNA 双链并发挥切割 DNA 作用影响很大，被称为保护碱基。由于直接暴露在末端的酶切位点不容易直接被限制性内切酶切开，在设计含有限制性内切酶识别位点的引物时，在酶切位点序列的 5'端外侧添加额外的保护碱基，用来提高将来酶切时的活性。对不同的限制性内切酶添加的保护碱基的种类和数量不同，酶切效率不同，研究者可根据实际需要参照表 5-3-3 进行选择。

表 5-3-3

2. 利用软件设计引物的基本步骤（图 5-3-4）

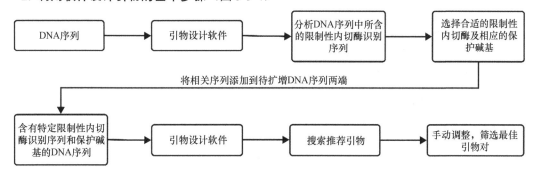

图 5-3-4　引物设计实验流程图

下面以加内切酶识别序列的引物设计为例介绍引物设计的基本方法（以软件 Primer Premier 为例）（图 5-3-5）。

（1）双击引物设计软件（如 Primer Premier），点击"File-New—DNA Sequence"。

（2）在弹出窗口输入待扩增的 DNA 序列，并在弹出窗口选择序列的显示形式。

（3）点击"Enzyme—OK"，分析序列中含有的限制性内切酶位点，序列中所含的酶切位点及所在位置在列表中一一列出，故在目的基因两端添加酶切位点时应排除这些内切酶种类，并结合候选质粒的多克隆位点（两个酶切位点距离不能过近），选择恰当的两个不同的限制性内切酶（酶切位点的选择方法可参考第三章第三节）。

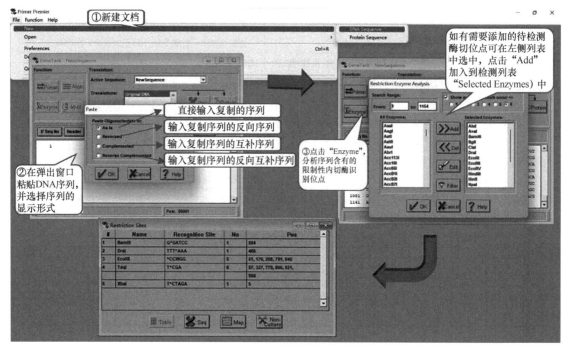

图 5-3-5　Primer Premier 操作图示-1

（4）将选择的两个限制性内切酶识别序列及保护碱基序列添加到待扩增 DNA 序列的两端。

（5）点击"New—File"新建文档，输入添加了酶切位点和保护碱基的待扩增 DNA 序列，方法参考图 5-3-5 中①②。

（6）点击"Primer"，系统通过分析计算列出推荐引物序列，此外，还可通过调整引物位置和引物长短半手动生成引物。

（7）筛选候选引物：筛选引物时最主要的考查指标为是否发生错配"False Priming"，具体方法可参考表 5-3-4 和图 5-3-6。

表 5-3-4　引物设计考查指标汇总

False Priming	错配情况	是否可作为引物
No	无错配	最佳选择
Yes	错配碱基不连续且不在引物的 3'端	推荐
Yes	有连续错配碱基，且位于引物中间或 5'端	推荐
Yes	错配位于目的基因序列的中部，扩增得到的非特异性序列大小与目的扩增片段差异较大，可明显区分	推荐
Yes	错配碱基位于 3'端，尤其是连续错配碱基或错配碱基比较集中	不推荐

值得注意的是，利用软件设计筛选得到的引物是否适用仍需经过 PCR 扩增进行检测，因此，若引物错配较多，或模板组成比较复杂，为提高目的基因的扩增成功率，可同时设计两对或三对引物。

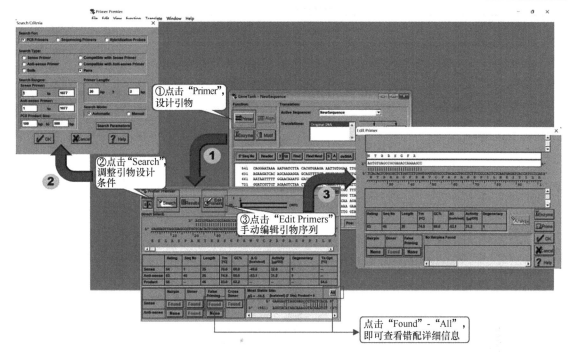

①点击"Primer"，设计引物

②点击"Search"调整引物设计条件

③点击"Edit Primers"手动编辑引物序列

点击"Found"-"All"，即可查看错配详细信息

图 5-3-6　Primer Premier 操作图示-2

三、蛋白质结构域分析

蛋白质结构域是多肽链在二级结构或超二级结构的基础上形成三级结构的局部折叠区，是相对独立的紧密球状实体，它是蛋白质三维结构中小的保守区域，展示了蛋白质功能的属性，是构成蛋白质三级结构的基本单元。一般每个结构域由 100~300 个氨基酸残基组成，结构域之间常常通过一段柔性肽段即铰链区相连。不同的结构域各有独特的空间结构，并承担不同的生物学功能，多个结构域的协同作用，表现出蛋白质的总体功能。通常，一个蛋白质分子可能还有多个相同或不同的结构域，不同蛋白质分子可能含有相似的结构域，同一类蛋白质分子也可含有不同的结构域。因此，对蛋白质分子结构域的解析，是进一步分析了解蛋白质生物学功能的基础。

蛋白质结构域通常用结构域数据库及分析软件进行预测，本章节即以 caspase-3 为例介绍蛋白质结构域预测的常规方法。

1. 利用分析软件，获取目的基因 DNA 序列对应的氨基酸序列，方法参考第五章第二节。

2. 打开数据库（如 https：//www.ncbi.nlm.nih.gov/Structure/cdd/wrpsb.cgi）输入氨基酸序列，点击"Submit"。

3. 系统通过与数据库信息比对，对递交的氨基酸序列的结构域进行预测，结果如图 5-3-7 所示，系统列出结构域的预测结果，包括结构域名称、所在位置等。

四、保守蛋白质三维结构预测

蛋白质的三维结构是指蛋白质分子中所有原子在三维空间中的排列分布和肽链的走向，这直接决定了蛋白质的生物学功能。蛋白质三维结构的研究方法主要分为实验研究和理论预测研究，实验研究通常是利用 X 射线晶体衍射分析、多维磁共振分子等对蛋白质的三维结构进行分析测量，但这些方法技术难度较大，无法满足蛋白质组结构预测的需求。由于蛋白质的三维结构是由其氨基酸序列决定的，因此为了深入了解蛋白质三维结构，蛋白质三维结构的预测分析应运而生，它是基于蛋白质氨基酸序列，通过一定的算法寻找一种从蛋白质氨基酸线性序列到蛋白质所有原子三维坐标的映射。

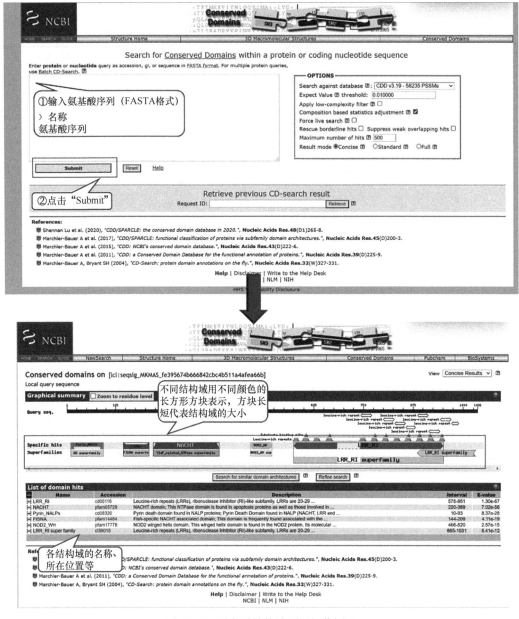

图 5-3-7 蛋白质结构域预测操作图示

蛋白质三级结构预测方法一般分为三类：

1. 同源建模 适用于有已知结构的同源蛋白质，且序列相似性大于 40%。

2. 折叠识别法 适用于有已知结构的蛋白质作为模板，但序列相似性低于 25%。

3. 从头预测 适用于无已知结构的蛋白质作为模板。

同源建模也称为比较建模，以已知结构的高序列同源性的蛋白质为模板预测蛋白质结构，它是基于"如果两个蛋白质具有足够高的序列相似性，它们很可能具有非常相似的三维结构"的原理。因此，该方法依赖于一种或多种可能与待解析序列结构类似的已知蛋白质结构的分析，并依赖于待解析序列中的残基映射到模板序列中的残基的比对。故在实际应用时，如果目的序列与模板序列具有高度一致性，那么同源建模法是更为准确的方法。如果一致度能达到 30%，那么模型的准确度就可以达到 80%，模型可用于寻找功能位点，以及推测功能关系等。如果一致度能达到 50%，那么模型的准确度就可以达到 95%，可以根据模型设计定点突变实验，设计晶体结构自转，辅助完成真实结构的测定。如果一致度能达到 70%以上，我们可以认为预测模型完全代表真实结果，可用于分子筛选、分子对接、药物设计结构功能研究。

常用的同源建模软件有 SYBYL、Modeller、SWISS-MODEL、Discovery Studio 和 MOE 等，下面就以 SWISS-MODEL 和小鼠 caspase-3 为例，对同源建模预测蛋白质三维结构的方法和操作进行简单介绍。

1. 打开结构预测网站（如 https：//swissmodel.expasy.org/）。

2. 输入待预测的蛋白质氨基酸序列，点击"Search For Template"搜索是否有适合的模板，或点击"Build Model"，系统将自动搜索数据库进行同源建模分析。

3. 查看预测结果，如图 5-3-8 所示，页面上除给出三维预测结果外，还提供了匹配的模板序列及其相似性，若与模板序列相似性大于 30%，则认为预测结果可信度较高。此外，还可查看系统提供的模板，系统除列出使用的模板外，还会列出多个得分较高的模板，研究者也可根据需要手动选择其他模板进行同源建模。

4. 选择 PDB 格式的 3D 结构预测结果进行下载。可用 Pymol 软件打开，并根据需要对结构进行分析。

注意：如进行同源建模前，已有模板结构数据，亦可直接递交模板结构数据进行同源建模（选择"Model-User Template Mode"，并按提示输入待预测序列和模板蛋白结构（PDB 文件或编号，可通过 NCBI-Structure 数据库搜索得到））。

五、蛋白质三维结构的分析

通过预测获得的蛋白质三维结构分析结果需通过软件对蛋白质结构进行精细分析，可为活性位点的预测、精准突变等提供重要的数据支撑，是结构生物学、蛋白质组学等众多生命科学研究中不可缺少的分析环节。下面简单介绍对蛋白质三维结构预测结果进行分析的基本方法。

1. 蛋白质展示结果优化　根据具体研究目的，可对单个、多个氨基酸或整个蛋白质分子的展现形式、颜色等进行修改、美化等。操作可参考图 5-3-9（以软件 Pymol 为例）。

（1）双击打开软件，选择"File—Open—文件名"，打开已下载的蛋白质三维结构图（PDB格式）。

（2）鼠标选中蛋白质分子按住左键拖动，可转动分子；按住右键上下拖动可缩放分子。

（3）点击"Display—Sequence"以展示蛋白质分子的氨基酸序列，左键点击选中单个、多个氨基酸或整个蛋白质分子，利用右侧工具栏中的 S（Show，氨基酸分子的展现形式，如棒状、球状、表面等）、C（Color，氨基酸分子的颜色）、Label（标记，标注单个氨基酸分子的名称）、H（Hide，隐藏选中的单个或多个氨基酸分子）等对蛋白质分子进行修改、美化等。

（4）修改、美化完成后，点击右侧工具栏中的"Draw/Ray—Ray"对图片进行渲染处理，而后进行图片保存。

2. 蛋白质表面氨基酸的分析和标记　肽链通过次级键形成二级、三级、四级结构，最终折叠形成一个球状的有立体结构的蛋白质分子，肽链中的氨基酸残基必定有些暴露在蛋白质的表面，而有些被卷到了里面，如对于水介质中的蛋白质表面的残基，其侧链多是亲水的，也就是极性的（因为水是极性分子），而埋藏在内部的多为疏水残基。值得注意的是，蛋白质分子之间的互作往往亦是通过表面氨基酸残基利用离子键、氢键、范德瓦耳斯力或疏水键来实现的。因此对于蛋白质表面氨基酸残基的精准定位和分析，对解析蛋白质性质、分析蛋白质互作关系、预测活性关键位点等具有重要作用。其操作如下：

（1）按照上文所述方法，打开所要分析的蛋白质分子并点击"Display—Sequence"在界面上方显示蛋白质分子的氨基酸序列。

（2）点击右侧工具栏中的"蛋白质名称-S（Show）—Surface"以更改蛋白质分子展示形式，以呈现蛋白质分子的表面结构（此外，可通过"Color"将分子颜色统一更改为单一颜色，如灰色、白色等，以便后续对单个残基进行颜色标记）。

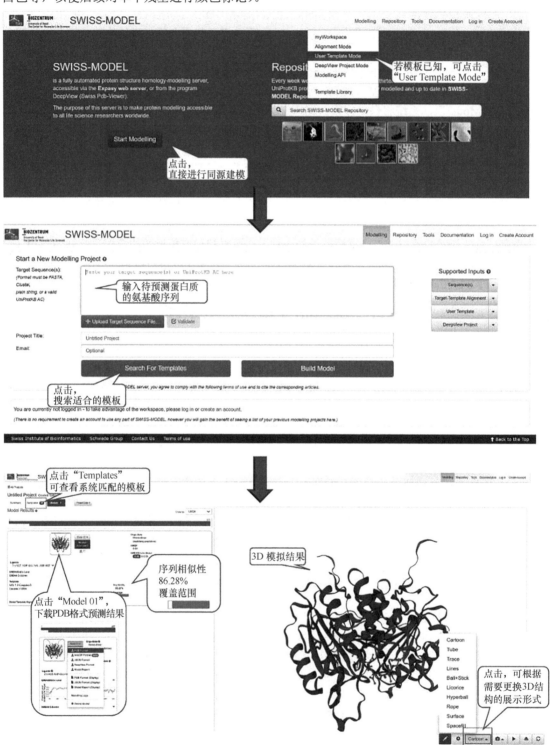

图 5-3-8　蛋白质三维结构同源建模操作图示

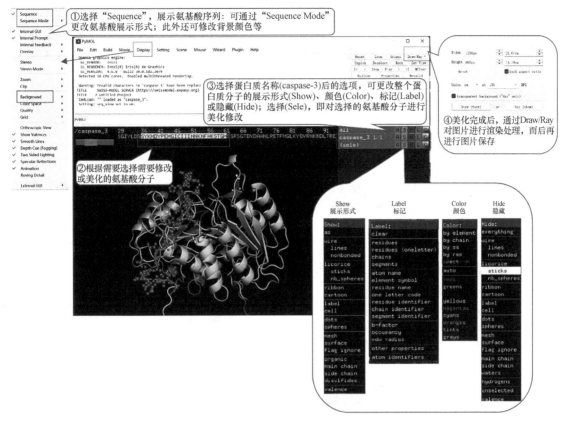

图 5-3-9 利用 Pymol 分析蛋白质三维结构操作图示

（3）左键点击选中界面上方蛋白质序列中的单个或多个氨基酸残基，点击右侧工具栏"Sele—Color"更改选中的氨基酸残基的颜色，通过蛋白质表面颜色变化判断选中的氨基酸残基是否位于蛋白质分子表面。

（4）通过上述操作，一方面可明确蛋白质分子中所有的表面氨基酸残基及其位置；另一方面还可预测蛋白质互作界面上可能的关键氨基酸残基；同时可进一步判断某个氨基酸残基作为关键活性位点的可能性（若预测得到的潜在活性位点氨基酸残基位于蛋白质分子内部，则其成为活性位点关键残基的可能性较低）。

3. Align 叠合分析 蛋白质分子中关键活性部位氨基酸残基的改变，会直接影响蛋白质理化性质及其生理功能，甚至造成分子病（molecular disease）（即因蛋白质一级结构的改变，从而引起其功能的异常或丧失所造成的疾病）。例如，镰状细胞贫血，就是由于血红蛋白分子中两个 β 亚基第 6 位正常的酸性谷氨酸变异成了中性的缬氨酸，使血红蛋白在红细胞中的溶解度降低，进而使其随血流至氧分压低的外周毛细血管时，容易凝聚并沉淀析出，从而造成红细胞破裂溶血和运氧功能的低下。而另一方面，在蛋白质结构和功能关系中，一些非关键部位氨基酸残基的改变或缺失，则不会影响蛋白质的生物活性。例如人、猪、牛、羊等哺乳动物胰岛素分子 A 链中 8、9、10 位和 B 链 30 位的氨基酸残基各不相同，但这并不影响它们都具有降低生物体血糖浓度的共同生理功能。

对两个蛋白质分子的叠合分析，即可直观解析突变残基对蛋白质结构的影响。其操作如下：

（1）按照上文所述方法，打开所要对比分析的两个蛋白质分子并点击"Display—Sequence"在界面上方显示蛋白质分子的氨基酸序列。

（2）左键点击右侧工具栏需要叠合的蛋白质分子 1"Protein 1—A—Align"选择"to molecular（*/CA）"（按整条链叠合）或"to selection（*/CA）"（按选中的某个或某几个残基叠合），即可得到叠

彩图 5-3-10

合后的结果。通过更改两个蛋白质分子整个或单个残基的颜色、展示形式等，分析两分子间的结构变化。在叠合分析过程中会产生一个均方根偏差（root-mean-square deviation，RMSD），这个值可在一定程度上衡量叠合的效果。RMSD 越小，说明叠合度越高（图 5-3-10）。

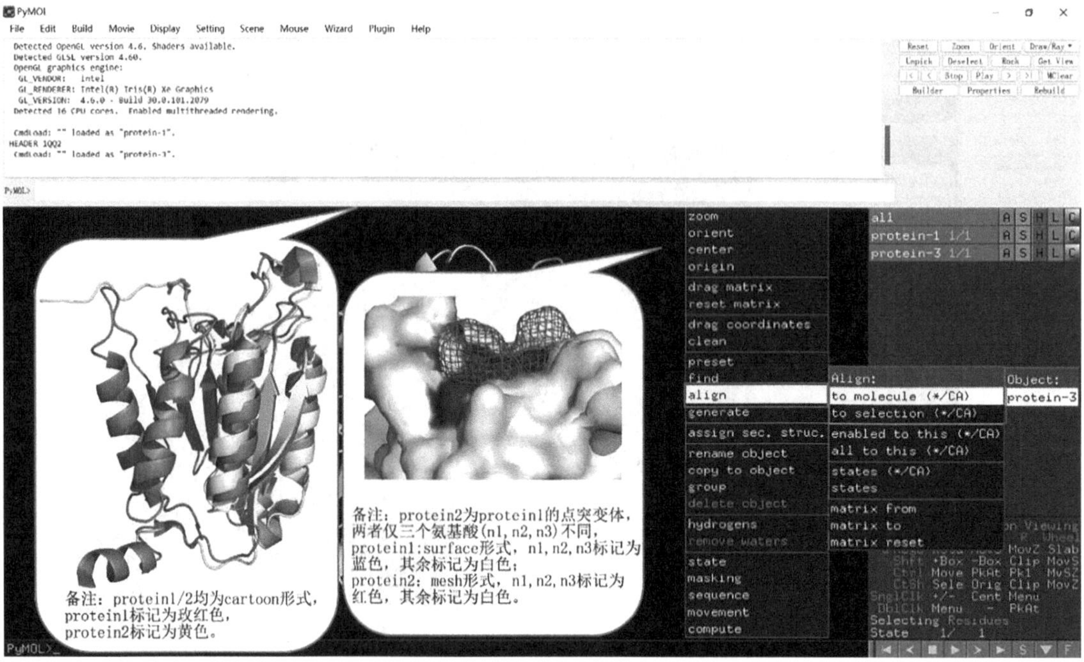

图 5-3-10　分子叠合分析图示

4. 分子空间关系分析　对不同原子间的空间关系（如间距、夹角等）进行具体测量分析，可为蛋白质结构的精细解析、分子互作的预测及活性位点分析等提供重要的数据参考。其基本操作如下（图 5-3-11）。

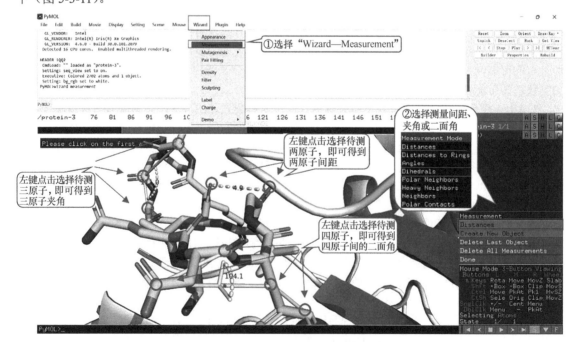

图 5-3-11　利用 PyMOL 进行氨基酸残基空间关系分析图示

（1）按照上文所述方法，打开所要分析的蛋白质分子并点击"Display—Sequence"在界面上方显示蛋白质分子的氨基酸序列。

（2）点击上方工具栏"Wizard—Measurement"，即在界面右侧出现测量工具栏。

（3）在界面右侧测量工具栏中点击选择"Distances"，左键点击选择待测的两残基，即在界面显示两残基间距。

（4）在界面右侧测量工具栏中点击选择"Angels"，左键点击依次选择待测的三残基，即在界面显示三残基间夹角。

六、进化树构建

系统发生树（phylogenetic tree）用来表示物种间亲缘关系远近的树状结构图。在进化树中，各个分类单元（物种）依据进化关系的远近，位于树状图表上的不同位置，而每个节点代表其各个分支的最近共同祖先，而节点的线段长度对应了其演化的距离。所以，进化树可以将生物的进化历程和亲缘关系、群体内部样本亲缘关系以及基因家族成员分类和进化关系等可视化地呈现出来，是遗传学、分类学、分子生物学、生物化学、生物物理学和生态学等多学科领域中重要的研究和分析工具。进化树可根据是否指定根节点分为有根树和无根树。无根树：指没有指定祖先节点，进化树只呈现各个节点的拓扑结构和相关距离。有根树：指含有指定根节点，进化树可呈现各个节点的距离和祖先节点以及各个分支分化的先后关系，可用于分化时间的推断，如图5-3-12。

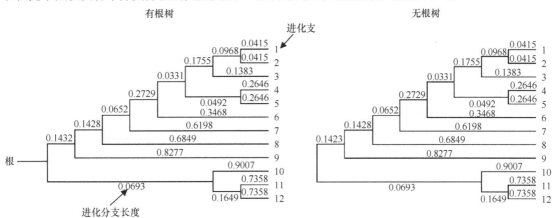

图 5-3-12　有根树和无根树

构建进化树的方法包括两种：一种是基于序列相似性的比较，即利用氨基酸相对突变率矩阵（常用 PAM250）计算不同序列差异性积分作为它们的差异性量度（序列进化树）；另一种是通过蛋白质结构比较（如刚体结构叠合和多结构特征比较）建立结构进化树。其中序列进化树是目前最常用的建树方法，方法包括邻接（NJ）法、最大简约（MP）法、最大似然（ML）法等。如表5-3-5所示，常用的软件包括 MEGA、PHYLIP 等。

表 5-3-5　进化树构建常用软件汇总

软件	描述	网址
PHYLIP	免费的、集成的进化分析工具	http://evolution.genetics.washington.edu/phylip.html
MEGA	图形化、集成的进化分析工具	http://www.megasoftware.net/
PAUP	商业软件，集成的进化分析工具	http://paup.csit.fsu.edu/
PHYML	最快的 ML 建树工具	http://www.atgc-montpellier.fr/phyml/
MrBayes	基于贝叶斯方法的建树工具	http://mrbayes.csit.fsu.edu/

构建进化树的一般操作方法：

（1）利用数据库，查找并下载所需要的所有相关基因的序列信息（氨基酸序列）。如构建小鼠 caspase-3 的系统进化树，在数据库中搜索 caspase-3，选择并下载不同物种的 caspase-3 及同物种小鼠的 caspase 家族的其他成员的氨基酸序列。

（2）方法一：利用软件构建进化树（以软件 MEGA 为例）（图 5-3-13）。

1）打开 MEGA 软件，点击"Align—Edit/Build Alignment"，输入构建进化树的所有序列信息（以 FASTA 格式输入）。

2）点击"Alignment—Align by Clustal W"进行多序列比对，比对参数可根据需要进行调节，一般默认参数即可。

3）多序列比对完成后，点击"保存"。

4）点击"Phylogery-Construct/Test Maximum Likelihood Tree"（可根据需要选择不同的建树计算方法）构建进化树。

5）得到的进化树还可利用软件的各种编辑功能，对进化树的表现形式等进行编辑。

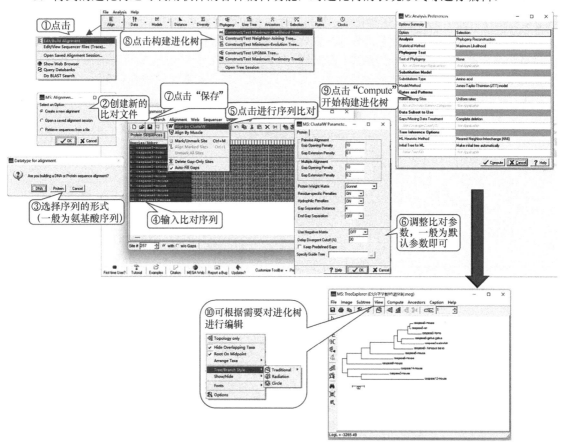

图 5-3-13　利用软件构建进化树操作图示

（3）方法二：利用在线网站构建进化树（图 5-3-14）。

1）将获取的序列进行多序列比对：打开多序列在线比对网站（如 https://www.ebi.ac.uk/Tools/msa/clustalo/）。

2）按提示输入比对序列（FASTA 格式），并点击递交。

3）查看比对结果，可选择点击"Phylogenetic Tree"查看构建的进化树，下载比对结果（MSF 格式文件）。

4）并利用分析软件（如 GeneDoc）打开并查看比对结果。

5）分析数据查看，利用分析软件，可查看序列一致性和相似度等。

6）结果美化：利用软件的编辑功能，对比对结果进行美化、修改，如点击"Project—Configure"，可对氨基酸的大小，每行氨基酸的个数、颜色以及显示模式等进行设置；点击"Project—Edit Sequences List"，可以修改氨基酸序列的顺序或者修改序列名称（图 5-3-15）。

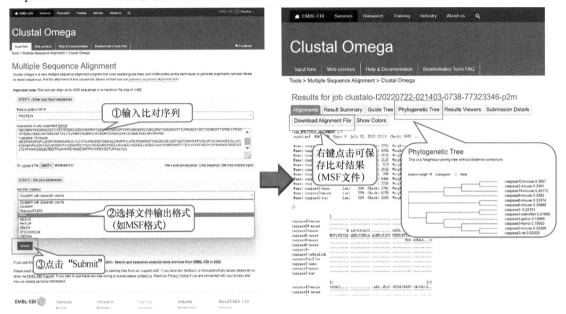

图 5-3-14　利用在线网站构建进化树操作图示

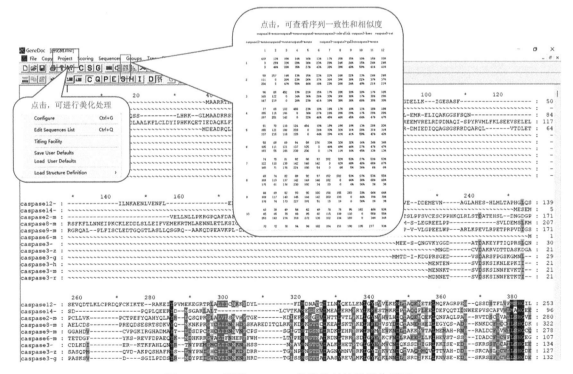

图 5-3-15　利用 GeneDoc 分析比对结果操作图示

　　值得注意的是，目前常用的构建进化树的软件很多，操作方法与上述步骤类似，研究者可根据需要自行选择。

七、常用数据库汇总

表 5-3-6

　　生物信息数据库是生物信息技术的主要内容之一，是典型的生物技术与信息技术相结合的产物，数据库及其相关的分析软件是生物信息学研究和应用的重要基础，也是分子生物学研究必备的工具，对生命科学的发展起着重要的推动作用。数据库种类繁多，大体可分为五类：核酸序列数据库、基因组数据库、蛋白质序列数据库、生物大分子结构数据库及基于以上四类数据库和文献资料构建的二次数据库。现将常见的数据库汇总归纳如表5-3-6 所示，供研究者参考。

（孙岑岑　方　瑜）

第六章　重组蛋白的诱导表达与检测

利用大肠杆菌表达外源基因所编码的蛋白质的方法目前已经比较成熟。通常来讲，首先要构建一个带有外源基因的表达载体，且表达载体必须含有以下几个元件：可调控的转录启动子、转录调控序列、限制性酶切位点、用于选择标记的编码序列等。另外，挑选合适的表达菌株也是重组蛋白诱导表达能够成功的重要因素。十二烷基硫酸钠-聚丙烯酰胺凝胶电泳（sodium dodecyl sulfate-polyacrylamide gel electrophoresis，SDS-PAGE）是目前最常用的蛋白质表达分析技术，通常用于检测大肠杆菌中外源基因蛋白的表达情况，以及分析纯化外源蛋白的纯度等。

本章以 GFP 为例介绍重组蛋白的诱导表达与 SDS-PAGE 检测。

第一节　重组蛋白的诱导表达

一个完整的细菌表达系统应包括表达载体、表达菌株、诱导剂等。本实验中的原核表达载体为 pGLO-GFP 质粒，表达菌株选择的是 *E.coli* BL21 感受态细胞，诱导剂为左旋阿拉伯糖（*L*-arabinose，*L*-ara），三者在表达 GFP 时缺一不可。

表达载体 pGLO 质粒经人工改造后添加了 GFP 的基因，在阿拉伯糖操纵子调控下可以表达 GFP，质粒图谱详见图 6-1-1。转化了 pGLO-GFP 质粒的细菌生长在含有一定浓度的 *L*-ara 的培养基中时，可以诱导 pGLO 质粒表达 GFP，且在紫外线照射下能发出绿色荧光。

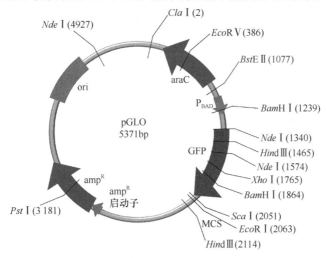

图 6-1-1　pGLO-GFP 质粒图谱

由表 6-1-1 可知 pGLO-GFP 质粒的具体构成。本实验将 pGLO-GFP 质粒转化进入 *E.coli* BL21 菌株中，利用 *L*-ara 诱导其表达 GFP。

一、实验目的

1. 学习如何在 *E.coli* 中诱导表达 pGLO-GFP 质粒。

表 6-1-1　pGLO-GFP 质粒构成

部件名称	功能
ori	质粒复制的起始位点
GFP 基因	一种编码绿色荧光蛋白的外源基因
P_{BAD}	阿拉伯糖启动子
araC	编码与 P_{BAD} 启动子结合的调节蛋白的基因；当细菌生长环境中存在 L-ara 时，L-ara 与 araC 蛋白结合，开启 GFP 的合成
amp^R	一种编码 β-内酰胺酶的基因，分解氨苄西林，细菌生长在含有氨苄西林的培养基中时，可以起到筛选作用
amp^R 启动子	β-内酰胺酶的基因启动子
多克隆位点	包含多种限制性酶切位点，如 $Sca\ I$、$EcoR\ I$、$BamH\ I$、$Hind\ III$ 等，可对质粒进行酶切加工，如切除 GFP 质粒或插入其他外源 DNA 等操作

2. 复习质粒的转化原理和方法。
3. 学习氨苄西林的作用原理。
4. 学习细菌液体培养基和固体培养基配制及固体培养基倒平板等操作。
5. 学习全自动高压蒸汽灭菌锅的原理及操作方法。

二、实 验 原 理

蛋白质在细菌中的表达受到精密的调控。本实验中，氨苄西林（ampicillin, Amp）作为 pGLO-GFP 质粒抗性选择的筛选标记，L-ara 作为诱导 pGLO-GFP 质粒表达的诱导剂，当两者都存在于培养基中时，只有成功转化质粒并表达 GFP 的 $E.coli$ BL21 才能存活下来，并在紫外线照射下呈现出绿色的荧光。

三、实 验 准 备

1. 仪器设备　全自动高压蒸汽灭菌锅，电子分析天平，双人超净工作台，高速离心机，制冰机，细菌恒温培养箱，恒温摇床，水浴锅（提前预热至 42℃），移液器。

2. 实验材料　$E.coli$ BL21 感受态细胞，pGLO-GFP 质粒。

3. 试剂　LB 液体培养基，LB 固体培养基，10mg/ml Amp 储液，200mg/ml L-ara 储液。

4. 耗材　加样枪头，细菌用无菌平皿，75%乙醇，酒精棉球，锡纸。

5. 其他　250ml 锥形瓶，细菌涂布棒等。

四、实 验 流 程

pGLO-GFP 转化实验流程详见图 6-1-2。

五、实 验 步 骤

1. 培养基灭菌　配制 100ml 液体培养基、400ml 固体培养基，分别用锥形瓶装好、锡纸封口，放入高压蒸汽灭菌锅中 121℃灭菌 15～20min，待灭菌程序结束且灭菌锅压力下降为零、温度为 50～60℃后打开灭菌锅，戴上隔热手套取出培养基，移入双人超净工作台中（超净工作台提前打开紫外线灯照射 30min 作灭菌处理后备用）。另准备好 10mg/ml Amp 溶液、200mg/ml L-ara 溶液放入超净工作台中备用。

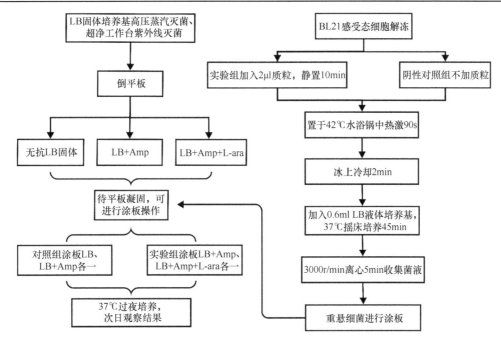

图 6-1-2　pGLO-GFP 转化实验流程图

2. 倒平板

（1）在工作台中进行倒平板的操作，无抗 LB 固体平板可以直接倾倒。用左手将平皿打开一条稍大于瓶口的缝隙，右手将锥形瓶中的 LB 固体培养基（10～20ml）倒入平皿，左手立即将盖子盖回，并轻轻摇晃平皿，确保培养基铺满整个平皿，随后将平皿放置在超净工作台上，另取新皿操作倒板。重复数次至锥形瓶中的固体培养基用完，立即将锥形瓶取出超净工作台并用流水冲洗干净，以防残留的少许培养基凝固在瓶中。

（2）若需配制含 Amp 抗性的平板，则用移液器向温热的 100ml LB 固体培养基中加入 0.5ml 的 10mg/ml Amp 溶液，并轻轻晃匀，使培养基中 Amp 的工作浓度为 0.05mg/ml，然后重复上述倒板操作。

（3）若需配制含 Amp 抗性和 L-ara 的平板，则用移液器向温热的 100ml LB 固体培养基中分别加入 0.5ml 的 10mg/ml Amp 溶液和 25μl 的 200mg/ml L-ara 溶液，并轻轻晃匀，使培养基中 Amp 和 L-ara 的工作浓度均为 0.05mg/ml，然后重复倒板操作。

（4）等待 10min 左右使平板完全冷却凝固，可进行转化后的细菌涂板操作，亦可将平皿用封口膜缠绕封口后倒置于 4℃冰箱冷藏备用。

3. 感受态的转化

（1）从 –80℃冰箱中取出 *E.coli* BL21 感受态细胞悬液（每支 100μl），置于冰上 2～5min 使其解冻。

（2）混合质粒和感受态：随后向 *E.coli* BL21 感受态细胞中加入 2μl 的 pGLO-GFP 质粒，用吸头将质粒和细菌轻轻混匀，再盖紧离心管盖子，冰上放置 10min。设置阴性对照组，即感受态细胞中不加 pGLO-GFP 质粒，其他步骤保持一致。

（3）42℃热激：水浴锅提前预热至 42℃，将感受态细胞放入水浴锅中进行热激，时间控制在 90s，随后迅速取出并置于冰上冷却 2min。

（4）复苏感受态细胞：将经过热激并冷却后的感受态细胞移入超净工作台中，向离心管中加入 0.6ml 的不含抗生素的 LB 液体培养基，随后盖紧离心管盖子，放入 37℃恒温摇床振荡培养 45～60min。

（5）收集菌液：调整离心机转速为 3000r/min，将离心管放入离心机离心 5min，随后将离心管移至超净工作台中，用 1ml 的移液器弃去大部分上清，仅保留 100μl 液体。

（6）细菌涂板：利用剩下的 100μl 液体将离心管底部的细菌进行重悬，实验组取 50μl 菌液涂布于含有 Amp 的平皿上，剩余 50μl 菌液涂布于含有 Amp 及 *L*-ara 的平皿上；对照组取 50μl 菌液涂布于无抗生素、无 *L*-ara 的平皿上，剩余 50μl 菌液涂布于含有 Amp 平皿上。平皿正面向上放置 5min，待菌液完全被固体培养基吸收后将平皿倒置放入 37℃恒温培养箱中培养 16h 左右。

4. 结果分析 从培养箱中取出平皿，观察细菌生长情况，分别拍摄白光下细菌生长情况和紫外线下细菌的发光情况，分析实验结果，撰写实验报告。观察结束，可以用封口膜将实验组平板作封口处理，置于 4℃冰箱保存，供下次实验课使用。

六、思 考 题

1. GFP 的表达是如何调控的？
2. pGLO-GFP 质粒在紫外线照射下能发出绿色荧光吗？为什么？
3. 预测本次实验的结果并给出合理解释。
4. 本次实验为何选择 *E.coli* BL21 而不是 *E.coli* DH5α 感受态细胞进行转化实验？
5. 无菌操作有哪些注意事项？
6. 固体培养基倒平板时有哪些注意事项？

（方 瑜 王 迪）

第二节 变性聚丙烯酰胺凝胶电泳

聚丙烯酰胺凝胶电泳（polyacrylamide gel electrophoresis，PAGE）是一项常用的生物技术手段，通常用于分离鉴定小分子量蛋白质，但也可用于分离小于 1kb 的 DNA 或 RNA 片段。在聚合过程中，加速剂 *N*, *N*, *N'*, *N'*-四甲基乙二胺（tetramethyl ethylenediamine，TEMED）催化过硫酸铵（ammonium persulfate，AP）产生自由基，引发丙烯酰胺单体（acrylamide，Acr）聚合形成长链，长链再在交联剂 *N*, *N'*-亚甲基双丙烯酰胺（methylene bis acrylamide，也称甲叉丙烯酰胺 bis acrylamide，Bis）参与下，链与链之间产生甲叉键交联而形成三维网状结构的凝胶，如图 6-2-1 所示，这种网状结构对于蛋白质来说具有筛孔效应，从而将不同分子量大小的蛋白质分离开来。

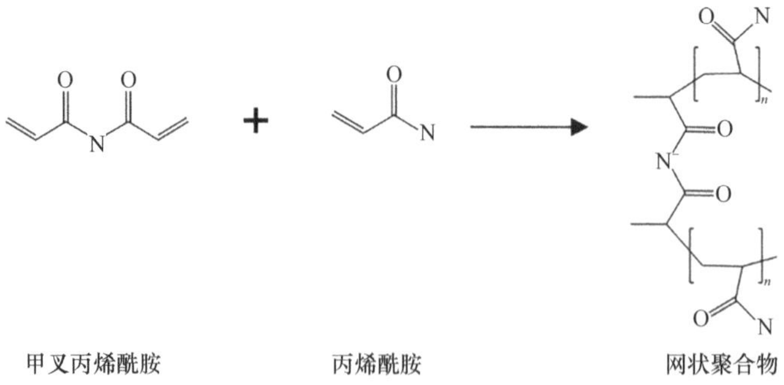

甲叉丙烯酰胺　　　　　丙烯酰胺　　　　　网状聚合物

图 6-2-1　聚合反应

需要注意的是，Acr 具有很强的神经毒性，并可经皮肤吸收，其毒性作用具有累积效应。因此，在称取 Acr 和 Bis 时应全程佩戴乳胶手套和防护面具。一般认为聚合后的聚丙烯酰胺对人体无毒性，但可能还存在少量未聚合的单体，因此，对于凝胶的操作也需做好个人防护。

非变性聚丙烯酰胺凝胶电泳是在不添加 SDS 和还原剂的情况下对蛋白质进行电泳，主要用于需保留生物活性的蛋白质的科研活动。变性聚丙烯酰胺凝胶主要用于分离鉴定蛋白质亚基及测定蛋白质分子量。SDS-PAGE 是在 PAGE 的基础上加入一种阴离子表面活性剂 SDS 来断裂分子内和分子间的氢键，并破坏蛋白质的二级和三级结构，且强还原剂 β-巯基乙醇（β-mercaptoethanol，β-ME）可使半胱氨酸间的二硫键断裂，蛋白质样品加入含有这些试剂（SDS 和 β-ME）的上样缓冲液后，经高温处理，蛋白质与 SDS 单体分子按重量比例相结合，使蛋白质完全变性和解聚，并形成棒状的带负电的 SDS-蛋白质复合物，如图 6-2-2 所示。因此，在进行蛋白质凝胶电泳时，蛋白质分子的迁移率仅与分子大小相关。

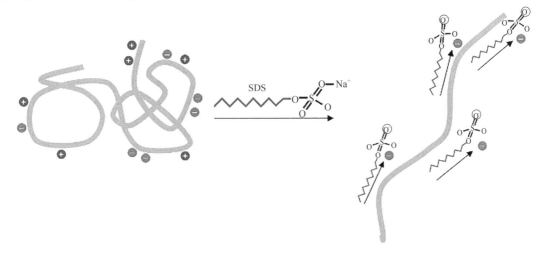

图 6-2-2　SDS 对蛋白质构象及电荷的影响

研究数据显示，当蛋白质分子量在 15～200kDa 之间时，蛋白质分子的迁移率和分子量的对数呈线性关系，符合公式：

$$\log Mr = K - bX$$

式中，Mr 为蛋白质的分子量，X 为迁移率，K 为截距，b 为斜率。在条件一定时，K 和 b 均为常数。

首先利用已知分子量的标准蛋白质的迁移率对 Mr 的对数作图，获得标准曲线。将未知分子量的蛋白质样品在相同条件下进行电泳，可根据它的电泳迁移率在标准曲线上求出它的分子量。

凝胶孔径的大小由丙烯酰胺的浓度决定，浓度不同，可以分离的蛋白质大小也不同，具体适用范围如表 6-2-1 所示。

表 6-2-1　不同浓度的丙烯酰胺凝胶适用范围

胶浓度（%）	可分离的蛋白质分子量范围（kDa）
15	10～43
12	12～60
10	20～80
7.5	36～94
5	57～212

缓冲液对蛋白质条带的分离及电泳速度都有较大影响，在电泳过程中的主要作用是维持合适的 pH。SDS-PAGE 中样品上样缓冲液和凝胶制作时选用 Tris-HCl 缓冲液，电泳时选用 Tris-甘氨酸缓冲液。如图 6-2-3A～C 所示，启动电泳仪的电源开始电泳，蛋白质分子携带负电荷，从点样孔开始向正极泳动；凝胶中的氯离子（Cl⁻，也称快离子）、电泳缓冲液中的甘氨酸离子（Gly⁻，也称慢离子）也一起向正极移动，三者移动速度不同，蛋白质移动速度处于三者之间。蛋白质样品逐渐到达浓缩胶和分离胶的交界处，由于其分子量较大、所带离子数较少，故在快、慢离子之间形成低电导区。而为了维持整个电泳系统的电流，低电导区便形成了高电压。由于各种蛋白质所携带的电荷不同、泳动速率也不同，因此蛋白质样品在高电压区中被浓缩、堆叠成一条窄带，这便是聚丙烯酰胺凝胶的浓缩效应，如图 6-2-3D 所示。如图 6-2-3E、F 所示，被浓缩的蛋白质样品进入分离胶后，

凝胶的 pH 和孔径都发生了变化，此时甘氨酸解离大幅增加，有效迁移率也大大增加并迅速超过蛋白质分子，使高电压区存在条件不成立。此时，蛋白质样品根据分子量不同、移动速度不同而被分为不同的条带，这便是聚丙烯酰胺凝胶的分子筛效应。整个电泳系统中，电荷效应存在于浓缩胶和分离胶中，是促使蛋白质样品移动的主要因素。实验结束进行考马斯亮蓝染色，即可观察到凝胶中单个蛋白质按分子量大小不同而排列成不同的条带。

本次实验是用 SDS-PAGE 电泳分离鉴定诱导表达的 GFP。

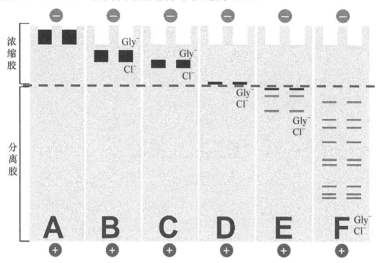

图 6-2-3　SDS-PAGE 系统中蛋白质迁移情况

一、实验目的

1. 掌握变性聚丙烯酰胺凝胶的制备方法。
2. 掌握蛋白质在聚丙烯酰胺凝胶上电泳分离的原理。
3. 掌握蛋白质电泳的样品制备、点样、垂直电泳仪使用等操作。
4. 掌握凝胶电泳实验结果的分析方法。

二、实验原理

蛋白质样品在含有 SDS 和还原剂二硫苏糖醇（dithiothreitol，DTT）或 β-ME 的上样缓冲液中受热后变性，其三维结构被破坏，二硫键也被还原剂打开，蛋白质便形成线性结构；随后线性结构的蛋白质与上样缓冲液中的 SDS 形成 SDS-蛋白质复合物，SDS 的负电荷使蛋白质带上负电荷，此时，蛋白质分子量大小与所带负电荷多少成正比。SDS-PAGE 时，蛋白质样品首先通过浓缩胶，浓缩胶的孔径大，蛋白质复合物受到的阻力较小，因此，不同大小的蛋白质复合物可以浓缩到分离胶的上沿并堆积成一个狭窄的区带。当样品进入分离胶时，分离胶的孔径小，对蛋白质大分子和小分子产生的阻力不一致，再加上电荷效应较为明显，所以样品在分离胶中电泳时会随着电泳时间的延长而呈现条带慢慢分开的结果。

三、实验准备

1. 仪器设备　水浴锅（提前预热至 95℃），制冰机（提前开启制冰），双人超净工作台，垂直电泳设备，凝胶成像仪，染色脱色摇床，移液器。

2. 实验材料　细菌菌落（第六章第一节所得结果）。

3. 试剂　去离子水，无水乙醇，30%聚丙烯酰胺储液，1.5mol/L Tris-HCl（pH 8.8），1.0mol/L

Tris-HCl（pH 6.8），10% SDS，10% AP，TEMED，标准分子量蛋白质，考马斯亮蓝 R-250 染色液，脱色液，2×蛋白质电泳上样缓冲液，1×蛋白质电泳缓冲液。

4. 耗材 1.5ml 离心管，加样枪头，无菌接种环。

5. 其他 玻璃及制胶架，染胶盒等。

四、实 验 流 程

变性聚丙烯酰胺凝胶电泳实验流程详见图 6-2-4。

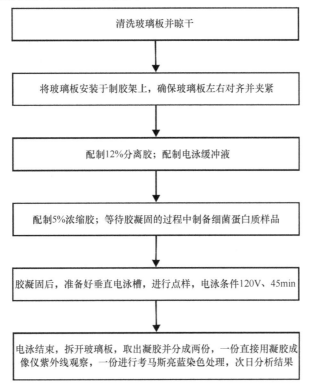

图 6-2-4 变性聚丙烯酰胺凝胶电泳实验流程图

五、实 验 步 骤

1. 清洗玻璃板 用中性洗涤剂和流水将玻璃板清洗干净后，分别用去离子水和无水乙醇将玻璃板冲洗一遍，随后放在制胶架上自然晾干或用吹风机吹干备用。注意全程佩戴乳胶手套，以防徒手触摸玻璃板引起污染。

2. 制胶

（1）将两块玻璃板对齐，放入制胶夹中卡紧，并垂直安装在制胶架上。注意此步骤必须确保两块玻璃板左右对齐并夹紧，以免后面加入胶后会有泄漏的情况发生。

（2）配制 12% 的分离胶（10ml/板）

参考表 6-2-2，将以上试剂在小烧杯中混合，其中 10% AP 和 TEMED 最后才加入，并立即摇晃均匀，注意此步骤应轻柔，避免在混匀时产生气泡从而抑制丙烯酰胺溶液的聚合反应。随后用移液器转移或直接用倾倒的方式将混匀的胶沿着玻璃短板灌入两块玻璃板之间，待胶面上升至所需位置

表 6-2-2 12%分离胶配制方法

试剂名称	体积（ml）
去离子水	3.3
30%聚丙烯酰胺储液	4.0
1.5mol/L Tris-HCl（pH 8.8）	2.5
10% SDS	0.1
10% AP	0.1
TEMED	0.004

表 6-2-3 5%浓缩胶配制方法

试剂名称	体积（ml）
去离子水	1.4
30%聚丙烯酰胺储液	0.33
1.0mol/L Tris-HCl（pH 6.8）	0.25
10% SDS	0.02
10% AP	0.02
TEMED	0.002

时，取适量异丙醇或去离子水缓慢加入玻璃板中间，对胶面进行液封处理。覆盖液可以防止氧气扩散进入凝胶而抑制聚合反应，同时也可除去表面的气泡。待胶体充分凝固后，胶与上层液体之间会形成一条肉眼明显可见的折射线，此时可用滤纸吸干上层液体。

（3）配制 5%浓缩胶（2ml/板）

参考表 6-2-3，将以上试剂在小烧杯中混合，其中 10% AP 和 TEMED 最后才加入，并立即摇晃均匀，注意此步骤应轻柔，避免产生气泡。随后用移液器转移或直接用倾倒的方式将混匀的胶沿着玻璃短板灌入两块玻璃板之间，至胶面接近玻璃短板处停止，随后插入一把干净的梳子以形成点样孔，小心操作，避免引入气泡。若有需要，可继续添加浓缩胶至完全填满梳齿间的空隙，将凝胶室温垂直放置，等待浓缩胶慢慢凝固。

（4）待确定浓缩胶已经完全凝固后，可以将胶从制胶架上取下，即可立即进行蛋白质 SDS-PAGE，也可浸泡在 1×蛋白质电泳缓冲液中放入 4℃冰箱中暂存，数日内可用。

3. 样品制备

（1）在等待胶凝固的过程中，可制备蛋白质样品。在超净工作台中取 4 支无菌的 1.5ml 离心管，每支离心管中加入 100μl 的 2×蛋白质电泳上样缓冲液，分别标记为 Amp＋heat、Amp–heat、Amp＋ara＋heat、Amp＋ara–heat。注意双人超净工作台提前紫外线照射 30min，做好灭菌处理。

（2）从 4℃冰箱中取出第六章第一节实验课保存的实验组平板 Amp＋pGLO-GFP、Amp＋ara＋pGLO-GFP，分别用无菌接种环（或加样枪头）刮取平板上 10～20 个左右的菌落并加入到上述做好相应标记的离心管中，盖紧管盖，涡旋 30s 使其混合均匀，随后离心 30s 使管中液体全部回到离心管底部，并静置 5min。

（3）将标记为 Amp＋heat 和 Amp＋ara＋heat 的两支离心管放入提前预热的 95℃水浴锅中加热 10min，随后将离心管置于冰上冷却 2min。细菌的蛋白质样品便处理完成，可进行后续电泳操作。

4. 上样 将步骤 2 制好的胶取出，放入垂直电泳槽中夹紧，槽中加入 1×蛋白质电泳缓冲液，随后将梳子轻轻拔出。

如图 6-2-5 所示按从左往右的顺序向加样孔中加入 5μl 的标准分子量蛋白和 20μl 的菌液样品（注意：在 5μl 标准分子量蛋白点样孔中加入 15μl 蛋白质电泳上样缓冲液，使所有上样孔的加样量保持一致，以减少凝胶边缘蛋白质样品电泳迁移率的差异）。同一块胶重复点样 2 遍，以便电泳结束后可切开凝胶进行不同处理。

5. 电泳 上样完成，合上电泳槽盖，调节电泳条件：电压为 120V，时间为 45min。若想实验结果呈现的蛋白质条带更整齐、美观，也可使用 8V/cm 的电压使样品先穿过浓缩胶，然后提高电压到 10～15V/cm 使样品继续穿过分离胶。电泳结束，先关闭电源，再取下玻璃板，从玻璃板中取出凝胶，置于染胶盒中。注意取胶时一定要小心，以免玻璃板碎裂造成人员割伤或凝胶碎裂等情况。

6. 处理和观察 将凝胶从中间切开，一半置于凝胶成像仪中用紫外线灯照射观察并拍照；另一半凝胶中加入合适体积的考马斯亮蓝 R-250 染色液，随后放置在常温摇床上染色 1h；之后用脱色液脱色 3 遍，每遍 15min 左右，此时肉眼可见凝胶上存在许多蓝色的蛋白质条带，这时便可用凝胶成像仪进行拍照观察实验结果。如果想使条带更清晰，则使凝胶脱色过夜，中途可多次更换脱色液，次日进行拍照和条带分析。

7. 结果分析 测量脱色后凝胶板的长度和每个蛋白质样品移动距离（即蛋白质条带中心到加样孔的距离），测量指示染料迁移的距离。并按以下公式计算蛋白质样品的相对迁移率：

相对迁移率＝样品迁移距离（cm）/染料迁移距离（cm）

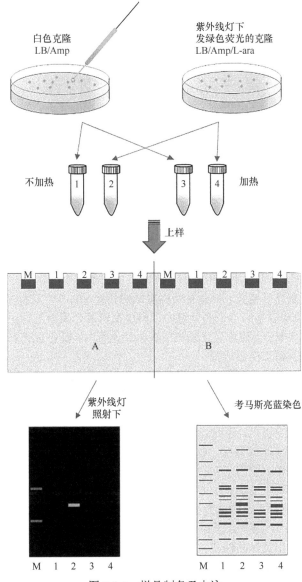

图 6-2-5　样品制备及电泳

（1）标准曲线的制作：以各标准分子量蛋白质条带的相对迁移率为横坐标，蛋白质分子量的对数为纵坐标在半对数坐标纸上作图，得到一条标准曲线。

（2）测定蛋白质样品的分子量：根据待测蛋白质样品的相对迁移率，从标准曲线上查得该蛋白质的分子量。

六、思　考　题

1. 分离蛋白质可以用琼脂糖凝胶电泳吗？为什么？
2. 分离 DNA 或 RNA 可以用聚丙烯酰胺凝胶电泳吗？为什么？
3. 细菌样品进行加热处理会发生什么变化？
4. 上样缓冲液由哪些成分组成，作用分别是什么？
5. 本次实验有两支离心管未进行加热处理，在进行点样操作和电泳时会出现什么现象？
6. 凝胶不经染色直接用紫外线激发可观察到什么现象？

7. 热变性后的 GFP 与未经加热处理的 GFP 在凝胶上表现出来的条带大小一致吗？为什么？

（方　瑜　王　迪）

第三节　拓　展　阅　读

一、绿色荧光蛋白发展史

绿色荧光蛋白被科学家称为"当代生物科学的重要工具之一"。天然的野生型 GFP 基因于 20 世纪 60 年代初在一种维多利亚水母（*Aequorea victoria*）中被发现，并于 20 世纪 70 年代纯化获得 GFP。20 世纪 90 年代，GFP 的研究得到了科学家们足够的重视，其间不仅获得了编码全长 GFP 的 cDNA，且在原核细菌和真核生物中均成功表达了 GFP，并成功解析了 GFP 生色团发光的机制及晶体结构。受 GFP 的启发，科学家们相继在珊瑚、海葵、水螅、甲壳类动物甚至低等脊索动物中均发现了 GFP 样蛋白。2008 年诺贝尔化学奖授予了下村修、马丁·查尔菲和钱永健 3 位科学家，以表彰他们在 GFP 的发现、表达及应用方面作出的杰出贡献。

野生型的荧光蛋白发光强度低、折叠易受温度影响、荧光的产生具有滞后性、具有细胞毒性等缺点，因此，在 GFP 发现以来的半个多世纪中，科学家对荧光蛋白进行了改造，陆续衍生出诸多变体，如增强型绿色荧光蛋白、蓝色荧光蛋白、青色荧光蛋白、黄色荧光蛋白等多种具有不同光谱特性的荧光蛋白，可供科研工作者选择。

GFP 的 cDNA 全长 962bp，含有 238 个氨基酸残基，分子量约为 27kDa。GFP 的晶体结构显示，蛋白质中央呈圆柱形的水桶样结构，长 420nm，宽 240nm，由 11 个围绕中心 α 螺旋的反平行 β 折叠组成，桶的顶部由 3 个短的垂直片段覆盖，底部由一个短的垂直片段覆盖，对荧光活性起决定作用的生色团则位于桶的大空腔内。研究表明，GFP 荧光产生的前提是桶状结构的完整性，若去除 N 端的 6 个氨基酸或 C 端的 9 个氨基酸，GFP 均会失去荧光。原因是 GFP 生色团的形成效率较低，而且形成过程受外界环境影响较大。其生色团是通过分子内自催化环化所产生的对羟基苯亚甲基咪唑酮；它形成于蛋白质序列中位于 65～67 位的残基（丝氨酸-酪氨酸-甘氨酸，Ser-Tyr-Gly），如图 6-3-1 所示，GFP 折叠成近似天然构象是形成生色团的前提。一级结构中的三肽处于未折叠或变性状态时，将不会形成生色团；当氧分子存在时，残基 66 的 α2β 键脱氢，形成与咪唑酮相连的双键，生色团最终才具有了可发出荧光的性质。

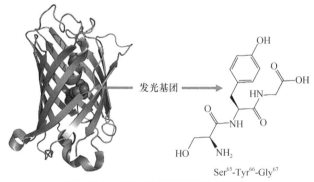

图 6-3-1　GFP 发光基团结构示意图

因 GFP 等荧光蛋白具有易于检测、稳定性强、无细胞毒性、易于构建表达载体、可进行活细胞实时观测、易于获得突变体等诸多优点，所以在医学和生物学上的应用非常广泛，常用于观察目的基因的表达与调控、蛋白质合成过程监测、目的蛋白迁移和定位、细胞或生命体发育过程观测、药物筛选等活动。

二、蛋白质电泳常见问题分析及解决方案

在平时的科学研究中，人们在蛋白质电泳时经常会遇到很多问题，下面就 SDS-PAGE 常见的问题提出一些意见和建议。

1. 凝胶的问题　虽然 SDS-PAGE 是一项成熟和完善的实验技术，但由于制胶过程中仍会存在诸多问题需要特别注意或进一步改进，具体情况分析及解决对策如图 6-3-2 所示。

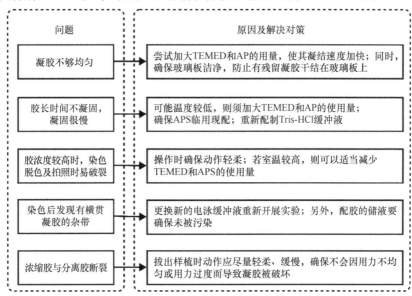

图 6-3-2　不同凝胶情况分析及解决对策

2. 电泳条带问题　电泳结束后，用考马斯亮蓝染色液染色后分析蛋白质条带时会发现许多有趣的现象，根据条带展现的情况不同进行分类，分析具体的原因及解决对策，具体见图 6-3-3。

3. 电泳时电压和电流的设定　大家熟知的欧姆定律为电压（U）=电流（I）×电阻（R），在这里，我们将凝胶看成 R，U/I 由电源参数调整。电泳时，如果以恒流的方式进行，则 I 是恒定的，U 随 R 的变化而变化；若以恒压的方式进行电泳，则 U 是恒定的，I 随 R 的变大而变小。在标准的 SDS-PAGE 系统中，凝胶的电阻会随电泳的进程逐渐增加。若此时电流是恒定的，那么电压将随着电阻的增大而增大。电泳时，电泳设备可以并联或串联使用，应根据实验的具体要求，参考图 6-3-4 选择最佳的电泳条件。

4. 凝胶的制备　表 6-3-1 是配制不同浓度分离胶所需各组分具体体积，可以根据实际情况选择配制合适浓度的分离胶开展实验。

表 6-3-2 是配制 5%浓缩胶不同体积时所需的各组分具体体积，在实际应用中选择合适的体积进行配制。

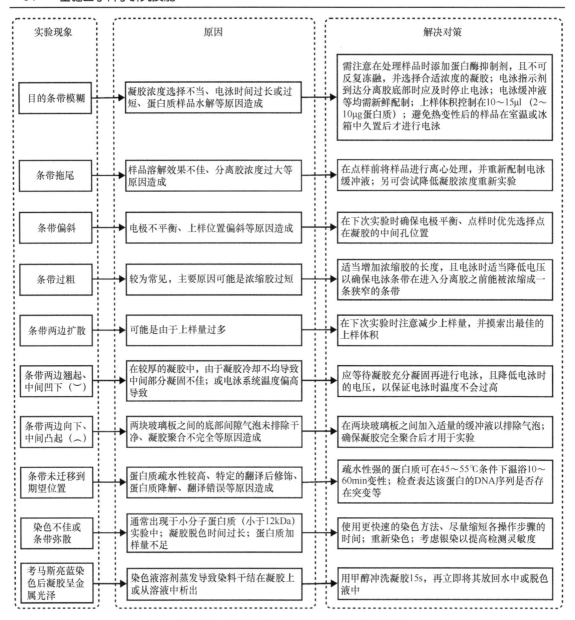

图 6-3-3　不同实验结果原因分析及解决对策

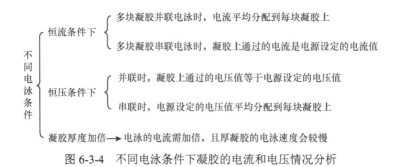

图 6-3-4　不同电泳条件下凝胶的电流和电压情况分析

表 6-3-1　不同浓度分离胶制备方法（以配制总体积为 10ml 为例）

组分	浓度				
	6%	8%	10%	12%	15%
水	5.3	4.6	4.0	3.3	2.3
丙烯酰胺（30%）	2.0	2.7	3.3	4.0	5.0
Tris（1.5mol/L，pH 8.8）	2.5	2.5	2.5	2.5	2.5
SDS（10%）	0.1	0.1	0.1	0.1	0.1
AP（10%）	0.1	0.1	0.1	0.1	0.1
TEMED	0.008	0.006	0.004	0.004	0.004

表 6-3-2　配制不同体积的 5%浓缩胶制备方法

组分	体积（ml）							
	1	2	3	4	5	6	8	10
水	0.68	1.40	2.10	2.70	3.40	4.10	5.50	6.80
丙烯酰胺（30%）	0.17	0.33	0.50	0.67	0.83	1.00	1.30	1.70
Tris（1.5mol/L，pH 6.8）	0.13	0.25	0.38	0.50	0.63	0.75	1.00	1.25
SDS（10%）	0.01	0.02	0.03	0.04	0.05	0.06	0.08	0.10
AP（10%）	0.01	0.02	0.03	0.04	0.05	0.06	0.08	0.10
TEMED	0.001	0.002	0.003	0.004	0.005	0.006	0.008	0.01

（方　瑜　王　迪）

第七章　蛋白质分析常用方法

如前文所述,科学家已熟练掌握设计和改造蛋白质的各种技术手段。蛋白质对生命体至关重要,其重要性体现在组成生命体结构、参与生命活动各个环节、维持机体健康等。蛋白质的功能各异,可以作为一种药物进行生产和应用,如胰岛素和生长激素;也可以作为工业酶应用于造纸业和化工行业洗涤剂的制造;还可以作为各种分子生物学实验的工具使用,广泛应用于生命科学研究领域。

蛋白质本质上是一种氨基酸多肽链,多肽链必须折叠成特定的三维结构,蛋白质才能发挥特定的功能。编码蛋白质的 DNA 序列决定了多肽链的氨基酸序列。此外,基于不同的氨基酸序列组成,不同的蛋白质拥有不同的化学性质,如净电荷、疏水性和分子量等。

通过对未知功能或新发现的蛋白质分子进行初步分析,可以对蛋白质分子的结构有一个初步的认识,这对于进一步研究蛋白质分子的生物学功能有积极的促进作用。蛋白质必须经过定量、分析和提纯才能应用于科学研究。常用比色法测量样品中的蛋白质浓度;根据蛋白质分子量的不同,可以利用聚丙烯酰胺凝胶电泳、二维电泳等技术分析分离不同的蛋白质;根据不同蛋白质拥有的理化特性不同,可以使用凝胶过滤层析、离子交换层析、亲和层析、高效液相色谱等方法从混合物中分离纯化目的蛋白;通过特异性抗体进行免疫印迹法(Western blotting,WB)可以检测目的蛋白是否表达以及分析目的蛋白表达量的多少;应用生物信息学对 DNA 和蛋白质进行分析也是研究蛋白质的一种重要方法。

第六章已经介绍了利用 SDS-PAGE 来分析蛋白质在原核细胞中的表达情况,本章重点介绍利用 SDS-PAGE 在真核细胞中检测蛋白质表达情况、利用分子筛层析分离纯化不同分子量的蛋白质以及利用 WB 来检测特定蛋白质的表达情况。

第一节　聚丙烯酰胺凝胶电泳分离鱼类蛋白质

原核细胞和真核细胞中均含有许多不同大小和电荷的蛋白质,这些蛋白质可以用电泳检测和分离。一般来说,蛋白质比 DNA 片段小得多,需要更紧密的基质来分离蛋白质。因此,常用琼脂糖凝胶分离 DNA,而用聚丙烯酰胺凝胶分离蛋白质,这个过程就被称为聚丙烯酰胺凝胶电泳。

在聚丙烯酰胺凝胶电泳中,样品一般是较为复杂的蛋白质混合物,可以研究蛋白质的分子量及亚单位组成等。因不同蛋白质携带不同的电荷,且不同蛋白质的分子量也不同,三维和四维结构更不相同,这使得电泳时必须考虑到蛋白质的电荷、大小、形状等因素,并选择合适的凝胶孔径进行电泳。

凝胶中丙烯酰胺的比例取决于目的蛋白的大小。小分子量蛋白质在高比例的凝胶(如 15%)上的分离效果较好,而大分子量蛋白质在低比例的凝胶(如 7.5%)上的分辨率较好。如果一个样品中的蛋白质分子量范围较广,则可以选择梯度凝胶(丙烯酰胺百分比梯度)进行样品的分离工作。

一、实 验 目 的

1. 利用 SDS-PAGE 技术,比较几种常见的鱼类肌肉细胞的蛋白质。
2. 利用标准分子量蛋白质生成标准曲线,并测定凝胶中蛋白质的质量,比较蛋白质之间的差异。
3. 生成系统发育进化树,来推断和展示几种实验用鱼之间的进化关系。

二、实验原理

　　蛋白质与电泳上样缓冲液混合后,能使蛋白质发生变性。在 SDS、还原剂存在下对蛋白质样品进行加热,蛋白质消除了原有电荷和结构的影响而形成线性的、带负电荷的多肽链,蛋白质变性更完全,进行单向凝胶电泳时,蛋白质分子因大小不同,在凝胶中的迁移率不同而得到分离。一般使用溴酚蓝作为上样指示剂,电泳时,当蓝色的溴酚蓝染料到达凝胶底部时,即可关闭电源以结束电泳。电泳结束后,利用考马斯亮蓝染料可以与蛋白质结合的特性对凝胶进行染色,观察并分析凝胶上被染色的各个蛋白质条带,并构建一个系统发育进化树来推断各种鱼类之间的关系。

三、实验准备

　　1. 仪器设备　凝胶成像仪,垂直电泳设备,染色脱色摇床,水浴锅(提前预热至95℃),离心机,制冰机(提前开启制冰),移液器。
　　2. 实验材料　若干种常见鱼类。
　　3. 试剂　10% SDS-PAGE 分离胶,标准分子量蛋白质,5×蛋白质电泳上样缓冲液,1×蛋白质电泳缓冲液,考马斯亮蓝 R-250 染色液,考马斯亮蓝染色脱色液。
　　4. 耗材　1.5ml 离心管,加样枪头。
　　5. 其他　记号笔,染胶盒,废液缸和固废缸。

四、实验流程

　　利用鱼肉样品进行蛋白质的变性聚丙烯酰胺凝胶电泳流程详见图 7-1-1。

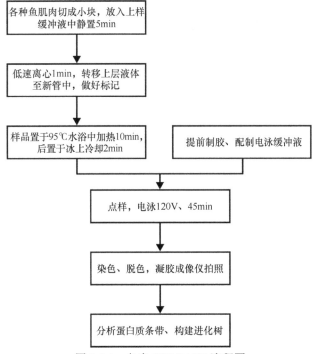

图 7-1-1　鱼肉 SDS-PAGE 流程图

五、实验步骤

　　1. 选取青鱼、草鱼、鳙鱼、鲫鱼、鲈鱼、鲳鱼、秋刀鱼七种常见鱼类的肌肉组织为实验材料,各种鱼类肌肉切成小块（0.25cm×0.25cm×0.25cm），放入做好标记的 1.5ml 离心管中。注意组织块的大小尽量保证在规定的范围内，以确保组织中的蛋白质数量不会过多，以免分析凝胶条带时有所影响。

2. 往上述离心管中添加 250μl 的蛋白质电泳上样缓冲液，盖好管盖，轻弹 15 次左右，使样品和缓冲液充分接触，室温静置 5min。

3. 低速离心 1min 后，转移离心管内的上层液体至干净的、已做好标记的离心管中（注意不要转移肌肉组织），95℃加热 10min 后置于冰上冷却 2min。

4. 蛋白质样品制备时，准备好聚丙烯酰胺凝胶和 1×蛋白质电泳缓冲液，将凝胶组装到电泳槽中，加入适量缓冲液，轻轻移去样梳，即可进行点样。一般标准分子量蛋白点样 5μl（另加入 15μl 蛋白质电泳上样缓冲液以保证所有点样孔上样量一致），蛋白质样品点样 20μl，多余空白孔直接加入 20μl 蛋白质电泳上样缓冲液。记录点样顺序，随后设置电泳条件为恒压 120V、电泳 45min。

5. 电泳结束后，用考马斯亮蓝染色液进行常规的染色和脱色处理，置于凝胶成像仪中观察，并对实验结果进行拍照留存，后续用于分析蛋白质条带。

6. 结果分析

（1）绘制标准曲线：测量标准分子量蛋白质的每一条带从点样孔出发的迁移距离，计算相对迁移率（相对迁移率＝样品迁移距离/染料迁移距离）并在表 7-1-1 中做好记录，随后以迁移距离或相对迁移率为横坐标，以蛋白质分子量的对数为纵坐标绘制标准曲线。

表 7-1-1　标准分子量蛋白质条带迁移距离

标准分子量蛋白质条带（kDa）	蛋白质分子量的对数（纵坐标）	迁移距离（mm）	相对迁移率（R_m）

......

（2）测量鱼蛋白的迁移距离：为了能较准确地测定鱼类蛋白质的分子量大小，有选择地对分子量在 10～50kDa 区间的条带进行分析，测量较清晰的条带从点样孔出发的迁移距离，做好数据记录，填入表 7-1-2 中，随后使用标准曲线确定该区间各条带的大小。为了进一步分析样本之间的关系，在表中详细记录不同鱼的条带分布情况。

表 7-1-2　不同鱼的蛋白质条带统计

迁移距离（mm）	蛋白质分子量(kDa)	青鱼	草鱼	鳙鱼	鲫鱼	鲈鱼	鲳鱼	秋刀鱼

......

（3）汇总每种鱼类共同的蛋白质条带数量，填入表 7-1-3 中。从进化角度分析，共同的特征是确定个体间是否存在亲缘关系的重要条件，如果两个物种之间存在比第三个物种更多的共同特征，则认为前两者的亲缘关系比后者更密切。比较每种鱼的蛋白质条带，记录共同特征条带的数量。

表 7-1-3　七种鱼共同特征分析

鱼类	青鱼	草鱼	鳙鱼	鲫鱼	鲈鱼	鲳鱼	秋刀鱼
青鱼							
草鱼							
鳙鱼							

续表

鱼类	青鱼	草鱼	鳙鱼	鲫鱼	鲈鱼	鲳鱼	秋刀鱼
鲫鱼							
鲈鱼							
鲳鱼							
秋刀鱼							

（4）构建分支图：首先画出进化树的主干线，然后找出共同条带最少的一种鱼，在靠近底部的树干上画一条分支，并标记名称；其次，找出有最多共同条带的两种鱼，在树干的顶部画一个分支，并标记名称；再次，确定下一个相似的鱼，并在靠近第二步的分支下方画一分支，做好标记；重复上述步骤，直至将所有鱼类画到进化树上，即完成了构建工作。

（5）可以利用生物信息学进一步验证上述分析结果是否准确。

六、思 考 题

1. 在鱼类肌肉组织中添加蛋白质电泳上样缓冲液的目的是什么？
2. 鱼类肌肉蛋白质的大小是多少？
3. 样品为什么要经过加热处理？
4. 蛋白质迁移率与哪些因素有关？
5. 蛋白质图谱能确定生物之间的亲缘关系吗？由实验结果可以得知，哪两种鱼类拥有最相似的蛋白质条带？
6. 为什么用 SDS-PAGE 而不是琼脂糖凝胶来分离和分析蛋白质？
7. 为什么用道尔顿（Dalton）而不是氨基酸的数量来测量蛋白质？

（方　瑜　王　迪）

第二节　免疫印迹法

免疫印迹法（WB），是基础研究中常用的一种实验方法，其基本原理是将蛋白质样品通过 SDS-PAGE 对不同大小的蛋白质进行分离，随后将凝胶上的蛋白质转移至膜上，并以膜上的蛋白质为抗原，添加相应的抗体（俗称一抗）进行免疫反应，在此基础上再与酶或同位素标记的第二抗体（俗称二抗）进行反应，最后经底物显色或放射自显影来检测目的基因是否表达以及表达量是否丰富，具体实验原理详见图 7-2-1。该技术现已广泛应用于蛋白质表达的检测、抗体活性的检测以及疾病早期诊断等多个方面。

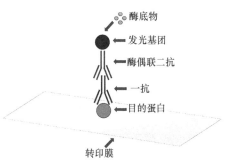

图 7-2-1　免疫印迹法实验原理

本节以过表达 GFP 的海拉（HeLa）细胞为例，通过 WB 验证 GFP 的表达。

一、实 验 目 的

1. 学习和掌握 WB 的基本原理及操作方法。
2. 以过表达 GFP 的 HeLa 细胞为材料，通过 WB 验证 GFP 的表达。

二、实验原理

WB 关键的一步是将蛋白质条带从凝胶中成功转移至硝酸纤维素（nitrocellulose，NC）膜或聚偏二氟乙烯（polyvinylidenefluoride，PVDF）膜上，而合适的电转条件可以快速有效地实现这一转移过程。利用多孔的塑料夹子将凝胶、转印膜、滤纸和海绵制作成"三明治"造型并通电，可以使蛋白质条带在电场力的作用下从凝胶中转移至膜上。转移后的含有蛋白质条带的膜便被称为印迹。首先用封闭液（5%脱脂奶粉）对印迹进行处理以使膜上多余的疏水结合位点完全被脱脂奶粉中的蛋白质所结合。随后将印迹浸泡在需检测的蛋白质抗体（通常称为一抗）溶液中孵育处理，形成特异性的抗原-抗体复合物。接着用洗涤缓冲液洗去膜上未结合的一抗，再用带有辣根过氧化物酶（horseradish peroxidase，HRP）耦联的一抗的抗体（通常称为二抗）进一步处理印迹，使二抗与一抗结合形成抗体复合物。再同样用洗涤缓冲液洗去膜上未结合的二抗，最后添加底物过氧化氢催化发光，产生可见的褐色条带，指示出目的蛋白的位置。

三、实验准备

1. 仪器设备　离心机，水浴锅（提前预热至95℃），摇床，电泳和转膜设备，移液器，化学发光成像仪。

2. 实验材料　转染含 GFP 基因的 HeLa 细胞（48h 后收集）。

3. 试剂　细胞裂解液（含蛋白酶抑制剂），1×电转缓冲液，1×蛋白质电泳缓冲液，5%脱脂奶粉，洗涤缓冲液，鼠抗 GFP 抗体（一抗），HRP 标记的羊抗鼠 IgG 抗体（二抗），电致化学发光（ECL）液，丽春红染色液。

4. 耗材　1.5ml 离心管，PVDF 膜，滤纸，加样枪头。

5. 其他　CO_2 培养箱，封闭用小盒，海绵，剪刀，镊子，废液缸和固废缸等。

四、实验流程

免疫印迹法实验流程详见图 7-2-2。

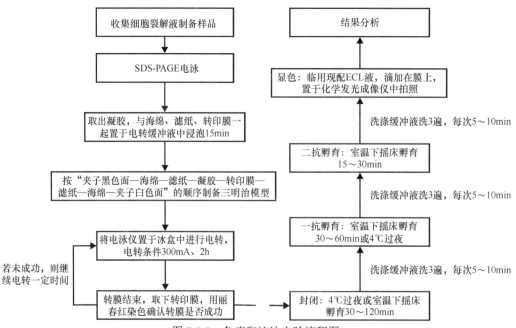

图 7-2-2　免疫印迹法实验流程图

五、实　验　步　骤

1. 样品制备　从 CO_2 培养箱中取出提前转染 GFP 真核质粒的 HeLa 细胞，用移液器向培养皿中滴加 100～200μl 细胞裂解液（需提前添加蛋白酶抑制剂）裂解细胞，冰上静置 5min。随后将细胞裂解液用移液器转移至 1.5ml 离心管中，加入等体积的蛋白质电泳上样缓冲液，95℃水浴加热 10min 后置于冰上冷却 2min。

2. 电泳及准备　蛋白电泳过程参考本书第六章第二节。电泳结束后从玻璃板中取出凝胶，用刮刀除去浓缩胶后将胶置于电转缓冲液中浸泡 15min，同时需要浸泡的还有海绵、滤纸、转印膜。

3. 制备三明治模型　在托盘中按如下顺序放置各材料：夹子黑色面—海绵—滤纸—凝胶—转印膜—滤纸—海绵—夹子白色面，注意三明治模型的制备应在电转缓冲液中进行。赶尽每层接触面的气泡后夹紧夹子，放入转膜槽中，注意夹子白色面紧贴转膜槽白色面，以保证正负极方向正确。具体请参见图 7-2-3。

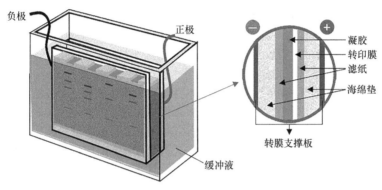

图 7-2-3　三明治模型制作方法

4. 电转　将转膜槽放入电泳仪后，加满电转缓冲液，装好电极，设定电转条件为 300mA、2h。电转过程容易发热，因此可将电泳仪置于冰盒中进行电转。

5. 确认转膜是否成功　电转结束后，取下转印膜，清洗 2～3 遍，随后用丽春红染色液进行 5min 预染，观察蛋白质条带是否成功从凝胶中转移至 NC 膜上。同时用剪刀在膜上剪一个角作为标记或在膜的正面用记号笔做上标记。现在常用的标准分子量蛋白质均为彩色的条带，所以，当观察到彩色的蛋白质条带完全转移至膜上时，即可确认电转成功，而不必再用丽春红染液进行预染观察。

6. 封闭　将转印膜浸泡在新鲜配制的封闭液中，置于 4℃冰箱过夜或室温摇床上缓慢晃动封闭 30～120min。

7. 一抗孵育　弃去封闭液，加入合适体积的一抗，室温摇床上缓慢晃动孵育 30～60min 或 4℃过夜；随后弃去一抗（或回收以备下次实验用），用洗涤缓冲液洗涤 3 遍，每次 5～10min。

8. 二抗孵育　加入合适体积的二抗，室温摇床上缓慢晃动孵育 15～30min；弃去二抗，用洗涤缓冲液洗涤 3 遍，每次 5～10min。

9. 显色　最后弃去洗涤缓冲液，加入现配的合适体积的 ECL 液，放入化学发光成像仪中静置 1min，拍照留存实验结果。

10. 结果分析　分析实验结果并撰写实验报告。

六、思　考　题

1. 为什么蛋白质可以由凝胶上转移至 NC 膜和 PVDF 膜上？
2. 为什么在制作电转三明治时需要赶尽每层接触面的气泡？

3. 在电转过程中，还需要注意哪些问题？

4. 分别解释一抗和二抗的作用。

5. 本实验操作过程中需要注意哪些步骤？

（方　瑜　王　迪）

第三节　分子筛层析

层析（chromatography）技术又称色谱法或层析法，其原理是混合物中各组分的物理、化学性质及生物学特性之间存在一定差异，可以利用物质在流动相和固定相之间的分配系数（也称分配常数）不同对各组分进行分离。层析技术具有分离效率高的优点，且因其能分离各种性质类似的物质而应用广泛。根据层析原理不同，可分为吸附层析、分配层析、离子交换层析、凝胶层析、亲和层析等。更详细的蛋白质层析技术参见本书下篇的第十六章内容，此处重点介绍凝胶层析，即分子筛层析。

分子筛层析又被称为凝胶过滤色谱、凝胶过滤层析等，是 20 世纪 60 年代发展起来的一种分离方法，其操作简便、回收率高，因此应用范围很广，常用于核酸、蛋白质、多糖的分离纯化。

分子筛层析是以被分离物质的分子量存在差异为前提的一种分离技术。层析柱中填充许多含微小网孔且不携带电荷的多孔凝胶颗粒，凝胶颗粒本身是一种惰性物质，不与溶质或蛋白质样品发生化学反应。当蛋白质样品从层析柱上端加入时，样品将随洗脱液的流动而移动。此时样品一般作两种运动：一是随洗脱液垂直向下移动，如大分子蛋白质，由于其不能进入凝胶中的孔隙而只在凝胶颗粒外围穿梭向下移动，最终导致其流程较短而最先离开层析柱；二是做不定向的扩散运动，如小分子蛋白质可以随洗脱液进入凝胶颗粒中的网状孔隙，且进入凝胶后停留的时间也不同，分子量越小、流程越长、通过层析柱的速度也越慢、离开柱子的时间就越晚。最终完成不同分子量的蛋白质混合物的分离工作。具体原理参见图 7-3-1。

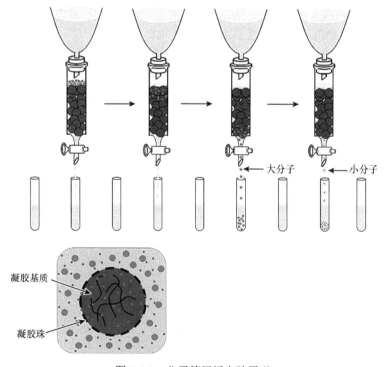

图 7-3-1　分子筛层析实验原理

通常采用化学交联的聚合物分子制备凝胶基质，聚合物分子交联程度决定凝胶颗粒的孔径。高度交联的基质可用来分离蛋白质和其他分子量更小的分子，或用以除去低分子量缓冲液成分和盐；而较大孔径的凝胶可用于蛋白质分子之间的分离。需根据目的蛋白的分子量、杂蛋白的分子量和实验目的来选择合适孔径的凝胶进行实验。常用的色谱基质有交联葡聚糖凝胶、琼脂糖凝胶、聚丙烯酰胺凝胶、琼脂糖-葡聚糖复合凝胶等。

其中交联葡聚糖凝胶在目前应用较广，是一种以次环氧氯丙烷作为交联剂、由直链葡聚糖交联聚合而成的聚合物，商品名为 Sephadex。凝胶颗粒中网孔的大小可通过调节葡聚糖和交联剂的比例来进行调整，一般交联度越大，网孔结构越紧密。葡聚糖凝胶不溶于水，但吸水后可膨胀变大，且吸水量与交联度成反比，即交联度越大、吸水量越小，且机械强度越大。不同型号的凝胶用"G"表示，如表 7-3-1 所示，"G"后面的数字代表了每 10g 干胶的吸水量，G 越大，表示凝胶网孔越大。

聚丙烯酰胺凝胶以 N, N'-亚甲基双丙烯酰胺为交联剂，将丙烯酰胺单体聚合成聚丙烯酰胺凝胶，商品名为 Bio-Gel P，P 后的数字乘以 1000 得到的数值即表示分子量的排阻极限。

琼脂糖凝胶是从琼脂中分离出来的天然凝胶，由 D-半乳糖和 3, 6-脱水-L-半乳糖交替结合而成，商品名为 Sepharose（或 Sagavac、Bilgel）。其优点是凝胶不携带电荷，吸附能力较小，主要用于分离分子量在 40 万以上的生物大分子，如核酸、病毒等。

琼脂糖-葡聚糖复合凝胶商品名为 Superdex，是在交联剂作用下，将葡聚糖凝胶交联到琼脂糖上，因此具有两者的优点。

在具体实验中，应根据需要来选择凝胶介质，具体可参考表 7-3-1。

表 7-3-1 常用凝胶过滤色谱介质的分离范围

凝胶介质	蛋白质分离范围（10^3）	凝胶介质	蛋白质分离范围（10^3）
Sephadex G-25	1~5	Sepharose 2B	70~40 000
Sephadex G-50	1.5~30	Bio-Gel P-4	0.5~4
Sephadex G-100	4~150	Bio-Gel P-10	5~17
Sephadex G-200	5~600	Bio-Gel P-60	30~70
Sepharose 6B	10~4000	Bio-Gel P-150	50~150
Sepharose 4B	60~20 000	Bio-Gel P-300	100~400

一、实 验 目 的

1. 学习分子筛层析分离纯化蛋白质的原理。
2. 了解常用的凝胶介质及其蛋白质分离范围。
3. 掌握分子筛层析的具体实验操作。

二、实 验 原 理

层析柱内的多孔树脂珠组成层析柱的柱床。将待分离的样品滴加在柱床上，通过缓冲液洗脱，样品中不同大小的蛋白质或其他物质慢慢进入树脂珠中的孔隙或直接从珠子表面流过。随着移动距离的增加，分子间的距离慢慢加大，从而可以将不同分子量的物质成功分离并回收。

三、实 验 准 备

1. 仪器设备 移液器。
2. 实验材料 蛋白质混合样品。

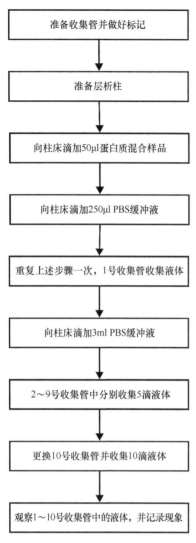

图 7-3-2　分子筛层析实验流程图

流程图内容：
准备收集管并做好标记
→ 准备层析柱
→ 向柱床滴加50μl蛋白质混合样品
→ 向柱床滴加250μl PBS缓冲液
→ 重复上述步骤一次，1号收集管收集液体
→ 向柱床滴加3ml PBS缓冲液
→ 2～9号收集管中分别收集5滴液体
→ 更换10号收集管并收集10滴液体
→ 观察1～10号收集管中的液体，并记录现象

3. 试剂　磷酸盐缓冲液（PBS）。

4. 耗材　层析柱，3ml 巴氏滴管，5ml 收集管，加样枪头。

5. 其他　试管架，记号笔，废液管，废液缸和固废缸等。

四、实验流程

分子筛层析实验流程详见图 7-3-2。

五、实验步骤

1. 将 12 支收集管做好标记，分别标记为：1～10、废液管、PBS。

2. 将层析柱顶部和底部的两个盖子都打开，放在试管架上，并用废液管收集柱子内的缓冲液。注意观察，当柱子内的液体流尽时，重新将底部的盖子盖上。

3. 准备好 1 号收集管，将柱子置于其上，打开柱子底部的盖子后，向柱床轻轻滴加 50μl 蛋白质混合样品。注意滴加样品时要尽量靠近柱床但不可直接接触柱床，以减少对柱床的冲击，保证分离效果。

4. 往柱床上滴加 250μl PBS，注意缓冲液需在靠近柱床的位置沿着层析柱壁的一侧缓慢滴入，以尽量减少对柱床的冲击。此时仍然由 1 号收集管收集流出的液体。

5. 再次向柱床上滴加 250μl PBS，注意事项同步骤4。

6. 更换 2 号收集管置于层析柱下方，此时向柱床上一次性滴加 3ml PBS。随后在 2～9 号收集管中分别收集 5 滴缓冲液。

7. 更换 10 号收集管置于层析柱下方，收集 10 滴缓冲液后将层析柱的盖子盖上。

8. 观察收集到的 1～10 号收集管中的液体，对比并记录每个管子颜色、浓度等。如需进行其他实验，亦可将收集管用封口膜密封处理后置于 4℃冰箱中暂存。

六、思　考　题

1. 若本实验中的蛋白质混合物是血红蛋白和维生素 B_{12}，请问两者能否分离成功？为什么？

2. 若本实验中的蛋白质混合物是绿色荧光蛋白和血红蛋白，请问两者能否分离成功？为什么？

（方　瑜　王　迪）

第四节　拓 展 阅 读

一、蛋白质组研究简介

蛋白质的合成受到多种因素的调控，简单来说，从 DNA 到 mRNA 再到蛋白质，存在转录水平调控、翻译水平调控和翻译后水平调控。组织或细胞种类不同，细胞发育的阶段不同，蛋白质的构成也不同，其合成和表达的蛋白质种类和数量存在较大差异，而同种蛋白质的特征也不尽相同。这是一个动态的过程。蛋白质的翻译后修饰、亚细胞定位及迁移、蛋白质-蛋白质相互作用等的复杂性远远超过 mRNA 的表达水平。因此，蛋白质组的概念于 1994 年应运而生，它由蛋白质和基因组两个词组合而成，指的是由一个基因组或一个细胞、组织表达的所有蛋白质，其本质上是指在大规模水平上研究蛋白质的特征，包括蛋白质的表达水平、翻译后的修饰、蛋白质与蛋白质相互作用等，由此获得蛋白质水平上的关于疾病发生、细胞代谢等过程的整体而全面的认识。蛋白质在机体中具有各项生理功能，对蛋白质结构和功能进行研究可以直接揭示生命现象的机制，因此，蛋白质组的研究在阐明生命活动基本规律、解释众多疾病机制及攻克医学难题中均扮演着重要的角色。可以说，蛋白质组研究的出现是生命科学研究领域进入后基因组时代的标志性事件，也是后基因组时代科学研究的重要内容之一。比较蛋白质组学则是对蛋白质组间的差异蛋白进行研究的活动。

　　传统的对单个蛋白质进行研究的方式已经无法满足目前科学研究的要求。国际上对蛋白质组的研究主要有两种策略，简称"竭泽法"和"功能法"。顾名思义，"竭泽法"是通过高通量的蛋白质组研究技术分析生物体内尽可能多乃至接近全部的蛋白质，该方法从规模和系统的角度考虑蛋白质组学，与蛋白质组学的本意相契合，但由于蛋白质表达随时间和空间的变化而变化，因此，要分析生物体内所有蛋白质是一个很难实现的目标；"功能法"则是研究不同时期细胞中蛋白质的组成及其变化，该方法从研究生命现象的角度出发揭示蛋白质在不同环境下的差异表达以发现存在差异的蛋白质并进行重点的功能研究。

　　蛋白质研究因其特殊性，其研究技术远比基因技术复杂，但因蛋白质组研究的重要性，其技术发展仍然十分迅速，理论基础及技术方法都在不断完善。目前研究蛋白质组学的主要方法有蛋白质芯片及质谱法。蛋白质芯片是将大量不同的蛋白质有序地排列、固定于固相载体表面，形成微阵列。利用蛋白质分子间特异性结合的原理，实现对生物蛋白质分子精准、快速、高通量的检测。主要类型有夹心法芯片、标记法芯片、定量芯片和半定量芯片。质谱是利用电场和磁场将运动的离子按照质荷比分离后进行检测的方法，测出离子准确质量并确定离子的化合物组成，即通过对样品离子质荷比的分析实现对样品进行定性和定量的一种方法。主要类型有二维电泳＋质谱、表面增强激光解吸电离飞行时间质谱、同位素标记相对和绝对定量。

　　比较蛋白质组学系统研究方法包括蛋白质的提取、分离及样品的分析与验证等环节，其基本技术路线包括生物学问题的提出、实验模型的设计、实验组和对照组样品的制备、蛋白质样品的等电点聚焦电泳和聚丙烯酰胺凝胶电泳分离、图像扫描和初步分析、待探知蛋白点的切取、胰蛋白酶对脱色后蛋白质进行消化、质谱的多肽指纹图及微测序分析、质谱结果的生物信息学分析和比对、新蛋白质的发现、进一步验证实验。而进一步验证新发现的蛋白质可以采用 WB、荧光实时定量 PCR、基因敲除、磁共振、酶活检验、DNA 芯片技术、转基因等技术手段。

　　可以说，二维电泳+质谱分析技术是当前蛋白质组研究的核心技术之一。其中样品制备对于获得可靠的二维电泳结果至关重要。一向垂直电泳进行等电聚焦，蛋白质按等电点（电荷）进行分离，随后胶在 SDS 缓冲液中平衡；二向 SDS-PAGE 电泳使用非连续梯度胶，蛋白质按分子量（质量）进行分离，随后对胶进行染色脱色并利用凝胶成像系统对条带进行分析。选取差异表达的蛋白质点，经过脱色处理后用胰蛋白酶进行特异性酶切，最后进行质谱分析得到相关肽指纹图谱。

　　生物质谱分析返回的数据是分子量，可以通过和已知的蛋白质数据库比对进行蛋白质的鉴定；N 端测序得到的多肽的序列信息，可以对未知蛋白测序从而获得蛋白质的氨基酸序列。比较蛋白质组学的主要手段是生物质谱分析，其优点是价格便宜、分析速度快。常用蛋白质及氨基酸序列分析的软件及数据库可参考表 5-3-6。

　　近年来，蛋白质组研究已被广泛应用于生命科学研究的各个领域，覆盖多种研究对象，涉及信号转导、细胞分化、蛋白质折叠等各种重要的生物学现象，对癌症治疗药物的靶点探究和疾病分子标记的探寻等研究上具有广阔的应用前景。并且，蛋白质组学与基因组学、生物信息学等其他学科的融合交叉也日益突出，呈现出系统生物学研究新模式，或将成为今后科学研究发展的新方向和新途径。

二、免疫印迹实验注意事项及解决方案

1. 免疫印迹实验常见问题及解决对策 免疫印迹实验中经常会出现很多问题，遇到各种问题时需要仔细思考问题出现的原因，反思实验过程中的操作是否存在问题，以期在下次实验时对实验操作及实验方法有所改进，从而顺利完成实验，获取最佳的实验结果。现将常见问题及解决对策分析如图 7-4-1 所示。

2. 大分子量蛋白质转移的注意事项 为了确保高效转移大分子量蛋白质，除了要选用合适的低浓度胶以外，还应从以下几方面着手，保证转移率，以提高实验成功率。

（1）使用含 20%甲醇的电转缓冲液，以增加蛋白质和转印膜之间的结合能力。

（2）为了增加转移效率，配制的电转缓冲液应含 0.1%的 SDS。

（3）选用优质的转印膜，或使用小孔径的 NC 膜（0.2μm）。

（4）提高转膜时的电压或电流，并延长转移时间。

（5）控制转膜温度，将转膜槽置于冰盒中进行实验，避免转膜过程中出现发热现象，提高转膜的效率。

3. 常用的蛋白质电转方法 除了之前介绍的垂直湿式转移法外，现在常用的还有一种水平半干式转移法。操作时需将凝胶与缓冲液浸泡过的膜、滤纸三者在半干转电泳槽中制作成"三明治"形状，且凝胶靠下接近电泳槽负极、膜靠上接近电泳槽正极，盖上阳极板，设定合适的转膜电流，通电 10～30min 即可完成蛋白质条带的转移。注意制作"三明治"模型时，凝胶、滤纸、膜三者之间同样不能有气泡残留，否则会导致转膜不完全形成"秃斑"。

4. 可用于免疫印迹法的膜 固定化膜的种类比较多，不同的膜与蛋白质结合的效率不同，对免疫印迹法分析的灵敏度和背景信号影响也不同。一般常用的膜有 PVDF 膜、NC 膜和尼龙（聚酰胺纤维）膜，整体而言，PVDF 膜的价格较高，可重复使用，结合能力也较强，因此灵敏度和分辨率都较高，且蛋白质转移到 PVDF 膜后可以直接进行蛋白质微量序列分析；NC 膜的蛋白吸附容量高，亲水性较好，价格较为便宜，应用也较广，但结合牢固性较 PVDF 膜差，韧性也不如 PVDF 膜，不能重复使用；尼龙膜更结实，能通过静电相互作用与蛋白质紧密结合，优点是可以使用不同抗体进行多轮检测、价格实惠，缺点是难以封闭膜上所有未结合的位点从而导致非特异性背景较高。因此，实验时需要依照实际情况，从膜的灵敏度、膜与目的蛋白的结合能力、实验室预算等多方面来考虑选择哪种膜进行实验（表 7-4-1）。

表 7-4-1 PVDF 膜、NC 膜和尼龙膜的优缺点比较

比较项目	PVDF 膜	NC 膜	尼龙膜
灵敏度	较高	较高	较高
分辨率	较高	较高	较高
背景	可能会有荧光背景（背景高可参考图 7-4-1 解决）	较低	较高
价格	较高	较低	较低
蛋白质结合能力	较强	相对较弱	最强
材质质地	机械强度较高	干燥状态下较脆	软且结实
操作程序	提前用 100%甲醇活化膜上的正电基团，使其更易与带负电荷的蛋白质结合	操作简便，仅需缓冲液浸润	操作同 NC 膜
检测方式	适用多种显色方法进行检测，但不适合荧光	适用多种显色方法进行检测	不能用阴离子染料

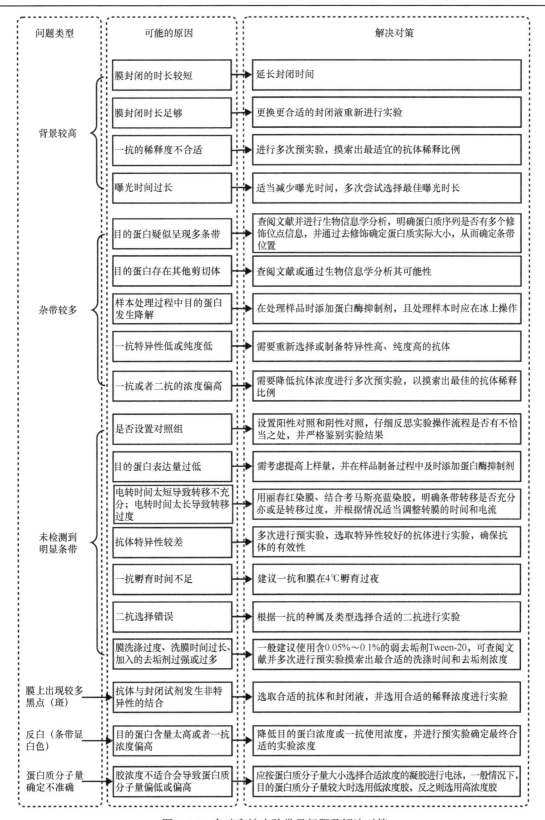

图 7-4-1　免疫印迹实验常见问题及解决对策

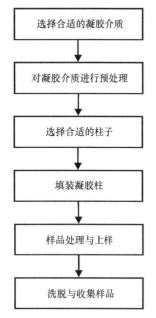

图 7-4-2　手动填装色谱柱简易流程

三、手动填装色谱柱方案及常见问题分析

1. 手动填装色谱柱用于分子筛层析实验的方案设计　目前市售的色谱柱多种多样，基本可以满足科研工作者的需求，但有些特殊情况下仍需要手动填装色谱柱用于分离某些未知蛋白，下面介绍一下手动填装色谱柱用于分子筛层析实验的方案设计，简易流程参见图 7-4-2。

（1）选择合适的凝胶介质：根据待分离的目的蛋白和杂蛋白的分子量选择具有相应分离范围的凝胶，同时还需考虑的其他因素有分辨率和稳定性等。若是要将目的蛋白和小分子物质分开，可根据两者分配系数的差异，选用 Sephadex G-25 和 G-50；对小分子肽和低分子量物质进行脱盐，则可以选用 Sephadex G-10、G-15 以及 Bio-Gel P-2 或 P-4；对于分子量接近的蛋白质，则一般选用排阻限度略大于样品中最高分子量物质的凝胶。

（2）对凝胶介质进行预处理：凝胶在使用前应用水充分溶胀（胶∶水=1∶10），但自然溶胀的耗时较长，因此可采用加热的方法使溶胀加速，具体操作是将凝胶升温煮沸，1～2h 即可达到溶胀。在烧杯中将干燥凝胶加水或缓冲液搅拌、静置，随后弃去上层混悬液以除去凝胶碎块，重复数次，直到上清清澈为止。

（3）选择合适的柱子：色谱柱的体积和高径比与分离效果密切相关，凝胶柱床的体积、柱长和柱的直径以及柱比的选择必须根据样品的数量、性质和分离目的进行确定。脱盐（组分分离）时，大多采用 2～30cm 长的色谱柱，柱床体积为样品溶液体积的 5 倍以上，柱比一般在 5～10 之间，可有效地将低分子量物质从目的蛋白中分离出去；而分级分离一般需要 100cm 左右的色谱柱，且柱床体积必须大于样品体积 25 倍以上，柱比在 20～100 之间，才能保证相似分子量的蛋白质之间的分离效果。

（4）填装凝胶柱：凝胶色谱柱与其他色谱方法不同，溶质分子与固定相之间没有力的作用，样品组分的分离完全依赖于他们各自的流速差异。装柱时关闭柱子下口，在柱内加入约 1/3 柱床体积的水或缓冲液，然后沿着柱子一侧将缓冲液中的凝胶搅拌均匀，缓慢并连续地一次性注入柱内。待凝胶沉积约 5cm 时，打开柱子下口，控制流速在 1ml/min。

（5）样品处理与上样：上样前，蛋白质样品要经滤膜过滤或离心处理以去除可能堵塞色谱柱的杂质。根据样品性质选择合适的缓冲液进行实验。为了达到良好的分析效果，上样量必须保持在较小的体积，一般为柱床体积的 1%～5%。上样前可以将蛋白质样品进行浓缩，控制样品浓度不大于 4%（样品浓度与分配系数无关），但需要注意的是，较大分子量的物质，溶液黏度会随浓度增加而增大，使分子运动受限，影响流速。

（6）洗脱与收集样品：层析时的缓冲液采用单一缓冲液或含盐缓冲液作为洗脱液即可，主要考虑两个方面的原因：蛋白质的溶解性和稳定性。缓冲液应确保蛋白质样品在其中不会变性或沉淀，pH 应控制在样品较稳定、溶解性较好的范围之内，同时缓冲液中要含有一定的盐（NaCl），对蛋白质起稳定和保护作用。洗脱过程中始终保持一定的操作压，流速不可过高，保持在 0.5～3.0ml/min 即可。

2. 分子筛层析常见问题分析　针对分子筛实验常见情况和问题，总结出相应的解决对策，具体如图 7-4-3 所示。

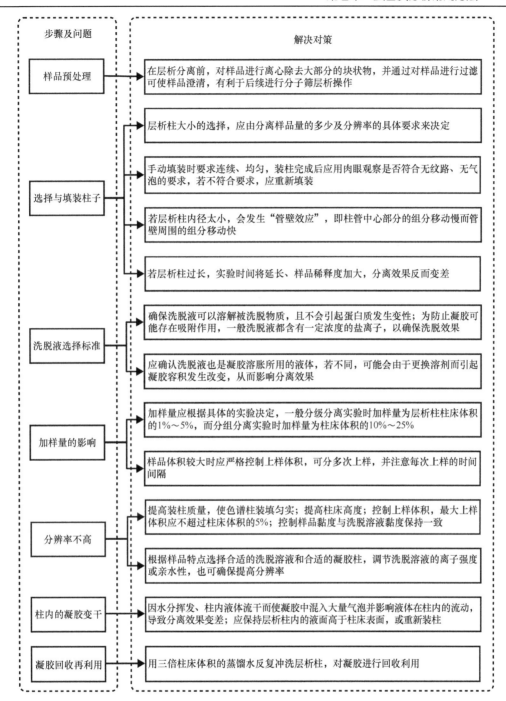

图 7-4-3　分子筛层析常见问题及解决对策

（方　瑜　王　迪）

第八章　细胞培养的基本技术

细胞培养技术始于 19 世纪末，至今已有 100 多年的历史，随着技术的进步，其发展经历了单一的组织培养、细胞系建立、细胞系功能探索三个具有明显特征的时期。

细胞培养技术指的是体外培养技术，泛指将动物或人的细胞或组织、器官离体进行体外培养的过程，主要可以分为器官培养、组织培养和细胞培养三大类。其中细胞传代培养在科学研究及教学中应用最为广泛。

我国最早在 20 世纪 30 年代体外培养技术传入国内时，便开展了对植物胚芽的培养，但动物组织体外培养技术基本上是从 50 年代开始的。70 年代以来，我国组织培养技术发展迅猛。特别是近 30 年来，随着我国基础研究领域技术水平不断进步，我国细胞培养技术已得到长足发展，细胞培养用品、培养基、血清、各种试剂等均有成熟的商品销售。

细胞培养技术在目前科学研究领域中的应用极其广泛，它具有可以长时间观察、便于记录、细胞种类丰富、易于培养和实验等优点。

细胞体外传代培养主要依靠细胞的生长和增殖。首先，选择合适的培养基是细胞体外培养的首要条件，因为培养基可以给细胞提供体外生长所需的基础营养物质，并维持细胞生长的微环境，应根据不同的细胞需求，选择不同的培养基进行培养。其次，因为体外培养脱离了体内环境，而血清中含有细胞生长必不可少的生长因子，所以必须在培养基中添加适量的血清作为哺乳动物细胞培养的必要条件。再次，为了保证哺乳动物细胞生长良好，还需要模拟体内的恒温环境，并保证氧气与二氧化碳的浓度在一定的范围内，故细胞培养一般置于 37℃、5% CO_2 浓度的恒温培养箱中进行培养。因此，要给予细胞适宜的生长条件，包括合适的温度、湿度、CO_2 浓度、培养基及血清浓度，特殊情况下还要添加一些细胞因子以帮助细胞在体外可以正常生长和增殖。总而言之，即在体外模拟出生物体内在环境，以确保细胞在体外培养时可以正常传代，从而达到用于科学研究和教学的目的。

因为体外培养的细胞缺乏免疫系统的保障，所以培养过程中容易导致污染，因此掌握无菌操作是细胞培养成功的初始条件。操作者必须严格按照操作规范进行每一项环节的工作，要求操作前将培养器皿、耗材、实验试剂、细胞房及生物安全柜均做消毒杀菌处理，操作过程中保证操作空间与外界隔离，以避免微生物侵入，以此确保在细胞培养的任一环节都是无菌操作。具体的操作要求有以下几点：

1. 细胞房和生物安全柜使用前后需紫外线消毒，每次 30min；消毒完毕，须通风 10min 左右再使用。

2. 提前准备好无菌培养器皿及实验耗材，提前放入生物安全柜中，使用紫外线杀菌，但不可堆叠过多物品，以免影响杀菌效果；PBS 等试剂则须经高压蒸汽灭菌处理后使用（121℃维持 20min）；培养基若采购的是干粉类，则先使用双蒸水溶解，随后用抽滤的方式过滤除菌，若采购的是液体类的培养基，则可以直接使用。

3. 进行细胞培养前，操作者要穿好无菌服，戴好口罩、帽子和手套，并用 75%乙醇擦拭双手及生物安全柜实验台面。

4. 培养基、PBS 等试剂在水浴加热后须用 75%乙醇擦拭外表面后再放入生物安全柜中，且注意擦拭时要自上而下、从左至右，确保瓶身表面都被擦拭到。

5. 在生物安全柜中操作时，玻璃移门高度不可太高，取放物品时也不可放置在安全柜的进风格栅处，以免增加污染的概率。

6. 在生物安全柜中进行细胞培养时，首先须点燃酒精灯，在火焰附近进行相关操作，但要特别注意应安全使用酒精灯。台面上的物品置于酒精灯两侧，要合理摆放，一般左手使用的物品放置在左侧，右手使用的物品放置在右侧。

7. 培养液、PBS 等试剂临用时再打开瓶盖，手尽量不要触碰瓶口或经过瓶口上方，吸管吸取液体时也避免接触到瓶口。且吸取不同的液体时需要更换吸管，不可混用，以防增加污染概率。

8. 为避免不同细胞间的交叉污染，在每次实验时最好只处理一种细胞。确实需要连续培养两种细胞时，应用 75%乙醇对生物安全柜操作台面及里面的物品进行擦拭并在操作台通风 10min 后再进行另一种细胞的培养操作。

9. 另外，还需定期检查 CO_2 钢瓶内的气体压力，培养箱的 CO_2 浓度、温度，确保培养箱水盘中的水充足且无污染。

学生实验中，因学生人数多、操作不规范等因素，容易导致污染的发生，为了预防污染，一般在培养基里加入适量浓度的双抗；但细胞一旦发生污染，还是应舍弃被污染细胞，并将环境彻底消毒后重新培养新的细胞。图 8-0-1 列举了细胞培养时可能发生的污染类型，并提出了对应的解决方法。

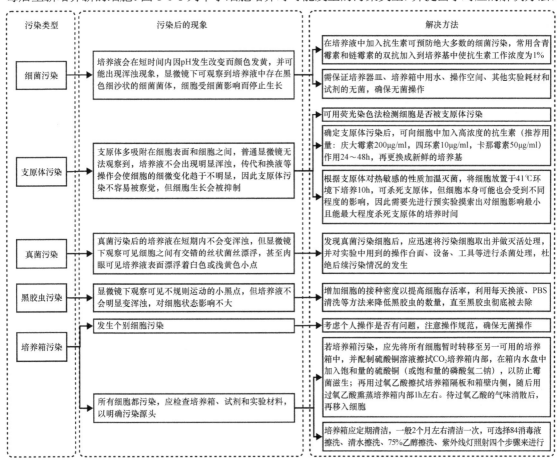

图 8-0-1　细胞培养中可能出现的污染类型及解决方法

第一节　原代细胞分离培养

首先来了解几个概念：组织培养的一般操作是将组织从人或动物体内取出后处理成 $1mm^3$ 左右

的块状大小或 0.2mm 厚度的组织切片进行培养，主要是在保证无菌的条件下、通过模拟体内的生理环境，使其能够存活和生长并保持原有结构和功能的方法。器官培养的一般操作是将器官离体进行培养，使其在体外能够存活并保持特定功能的方法，其培养条件及要求与组织培养类似。细胞培养则是指在模拟体内环境条件下于体外培养单个细胞或单一细胞群，使其能在合适条件下保持生长并维持细胞特性，一般包括原代细胞培养、二倍体细胞株和传代细胞系培养。

原代培养也称初代培养，是指从动物体内取出组织器官、外周血、胚胎或细胞在体外接种培养到第一次传代阶段，一般持续 1~4 周时间。这一阶段的细胞移动活跃，可观察到细胞分裂现象，但细胞生长缓慢，一般繁殖十代左右即停止生长。原代细胞与细胞系的比较如表 8-1-1 所示。由表可知，原代细胞能更准确地表现出所来源组织细胞的生物学特点，因此，可以利用原代细胞建立更便捷的细胞疾病模型，研究结果与体内生理功能更接近，可以在一定程度上替代动物实验，更适合应用于新药研发、细胞分化、疾病发生机制等研究中。

表 8-1-1 原代细胞与细胞系的区别

特性	原代细胞	细胞株	细胞系
增殖能力	较弱	介于原代细胞和细胞系两者之间	强
繁殖代数	一般只能传 10 代以内	极少数的原代细胞从 10 代繁殖到 40~50 代，这种细胞就称为细胞株	无限增殖，50 代左右
遗传物质	未发生改变	介于原代细胞和细胞系两者之间	发生变化，且有癌变的特点出现
临床特征	生物学特性最接近临床样本	介于原代细胞和细胞系两者之间	生物学特性偏离临床样本
培养难度	操作复杂，培养难度大、成本高	介于原代细胞和细胞系两者之间	种类多、价格低廉、操作简单

一、实 验 目 的

1. 掌握无菌操作注意事项，掌握细胞培养基本操作。

2. 以小鼠胚胎成纤维细胞（mouse embryo fibroblast，MEF）分离培养为例，学习原代细胞分离培养的常规操作。

二、实 验 原 理

原代细胞培养基本操作分为取材、分离、消化、培养四个环节。首先需要将组织从生物体中取出，经机械和胰蛋白酶或胶原酶处理，将组织分散成单细胞，再给予合适的温度、湿度环境及适合的培养基以模拟在体内的生理环境进行培养，当细胞生长到一定程度后可以进行细胞传代培养。

三、实 验 准 备

1. 仪器设备 生物安全柜（提前灭菌备用），CO_2 培养箱，恒温水浴锅（提前预热至 37℃），电动移液器或移液器，离心机，倒置显微镜，全自动高压蒸汽灭菌锅。

2. 实验材料 孕鼠（取第 13 天的小鼠胚胎）。

3. 试剂 杜尔贝科改良伊格尔培养基（DMEM），胎牛血清，双抗，0.05%胰蛋白酶（含 0.02% EDTA），PBS，75%乙醇。

4. 耗材 无菌巴氏吸管，加样枪头，培养皿，50ml、15ml 和 1.5ml 离心管。

5. 其他 手术器械（弯剪、直剪、直镊、手术刀片、平皿、200 目尼龙滤网等置于铝盒中提前灭菌并烘干备用），记号笔，废液缸及固废缸等。

四、实 验 流 程

小鼠胚胎成纤维细胞分离培养流程详见图 8-1-1。

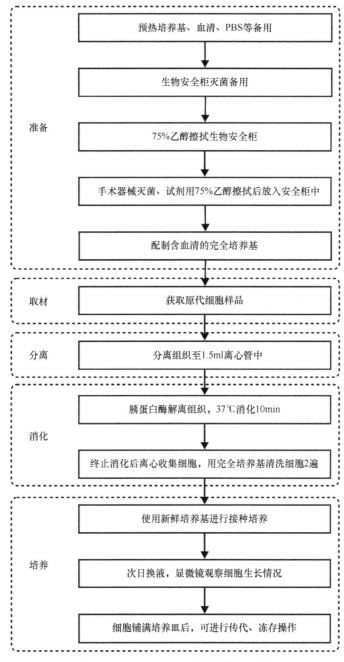

图 8-1-1　小鼠 MEF 分离培养流程图

五、实 验 步 骤

1. 提前 0.5～1h 预热细胞培养所需试剂：将胎牛血清、DMEM、PBS 和 0.05%胰蛋白酶（含 0.02% EDTA）放入 37℃水浴锅内预热备用。

2. 提前打开生物安全柜紫外线灯进行柜内的照射灭菌，30min 后关闭紫外线灯、打开通风系统备用（注意通风至少 10min 才可使用）。

3. 实验开始前用 75%乙醇擦拭经过紫外线照射的生物安全柜工作台面和戴好一次性乳胶手套的双手。

4. 将提前灭菌并烘干的器械用 75%乙醇喷洒后放入生物安全柜工作台面上，确保有足够操作空间的同时减少不必要的污染；取出预热好的试剂，用酒精棉球擦拭后放入柜内。

5. 在安全柜中配制完全培养基　在 50 ml 离心管中配制完全培养基，完全培养基中各成分的比例是 DMEM∶胎牛血清∶双抗=89∶10∶1。

6. 获取样品　将孕鼠颈椎脱臼处死后放在 75%乙醇中浸泡 5s，随后快速用无菌镊子将之取出并放在盛有无菌 PBS 的平皿中（缓冲体系）。之后再用镊子将小鼠从 PBS 中取出并放在干净的平皿盖上，用无菌剪刀沿腹中线位置剪开皮肤，暴露其腹腔脏器，可发现充满胚胎的双角子宫位于后腹腔位置。

7. 分离组织　用镊子夹住子宫，取出后放入无菌 PBS 中清洗表面的血迹，洗净后将小鼠胚胎从子宫中分离出来，并将胚胎与胎膜和胎盘剥离干净，移入一个新的培养皿中，随后转移至 1.5ml 离心管中，用弯头剪刀将胚胎剪碎。

8. 解离组织　向上述步骤中的离心管中加入 1ml 胰蛋白酶，混匀并将之转移到 15ml 的离心管中，再向离心管中加入胰蛋白酶至 4ml，放入 37℃水浴锅中消化 10min，在此期间要不停地摇晃。消化时间到，向离心管中加入 4ml 培养基中和，用 200 目尼龙网过滤细胞悬液后以 1000r/min 速度离心 10min，去掉上清收集沉淀的细胞，再用适量的完全培养基将细胞清洗 2 遍。

9. 接种培养　最后向上述离心管中加入 10ml 新鲜的培养基，将沉淀的细胞轻轻吹打均匀，并转移至 100mm 的平皿中，随后将平皿放入 37℃、含 5%浓度的 CO_2 培养箱中培养，第二天换液并用倒置显微镜观察细胞生长情况。待细胞铺满培养皿底部后，可以进行传代操作；由于 MEF 传代数有限，待生长至 80%～90%的汇合率时，可以进行细胞冻存操作，后期根据需要进行细胞复苏并用于实验。

六、思 考 题

1. 原代细胞分离培养需要注意哪些问题？
2. 哪些步骤容易引起污染？

（方　瑜　王　迪）

第二节　细胞传代培养

常用于学生实验的贴壁细胞系有 293 细胞（人胚肾细胞系）、293T 细胞和 HeLa 细胞系（人宫颈癌细胞系）三种。293 细胞来源于肾，以人腺病毒 5（Ad5）DNA 进行转化，是剪切过的 Ad5 转染的人胚肾细胞形成的永生化细胞。因 293 细胞包含并表达转染的 Ad5 基因，需在 2 级生物安全柜中操作，常用培养基为 DMEM+10%新生牛血清。293T 来源同 293，为 293 细胞株插入 SV40T-抗原的温度敏感基因后产生的高转染效率的衍生株，常用培养基为高糖 DMEM+10%胎牛血清。HeLa 细胞是第一个来自人的组织并且连续培养维持非整倍体上皮样的细胞系，是 1951 年从 31 岁黑人女性的宫颈癌中获取的，后经原始组织切片样品的重新观察，将其诊断为腺癌。已知该细胞系含有人乳头状瘤病毒 18 序列，需在 2 级生物安全柜中操作，常用培养基为高糖 DMEM+10%胎牛血清。

一、实 验 目 的

以 HeLa 细胞系为例，学习并掌握贴壁细胞传代培养的基本操作及注意事项。

二、实 验 原 理

细胞在培养皿中形成单层汇合状态后，由于密度大、生长空间不足，会引起营养缺乏，此时细胞生长状态会变差，细胞会衰老、死亡。此时就需要对细胞进行传代操作。一般而言，当培养皿中的细胞覆盖率达到80%～90%时，需要进行细胞传代操作。具体做法是先将原有细胞清洗、消化、吹散形成细胞悬液，随后以1∶3左右的比例稀释后转移到新的培养皿中进行培养，这个过程就是细胞传代培养。

三、实 验 准 备

1. **仪器设备** 生物安全柜，CO_2 培养箱，恒温水浴锅（提前预热至37℃），电动移液器或移液器。
2. **实验材料** HeLa 细胞。
3. **试剂** DMEM，胎牛血清，双抗，0.25% 胰蛋白酶，PBS，75% 乙醇。
4. **耗材** 无菌巴氏吸管，加样枪头，培养皿。
5. **其他** 显微镜，记号笔，废液缸及固废缸等。

四、实 验 流 程

细胞传代操作流程详见图8-2-1。

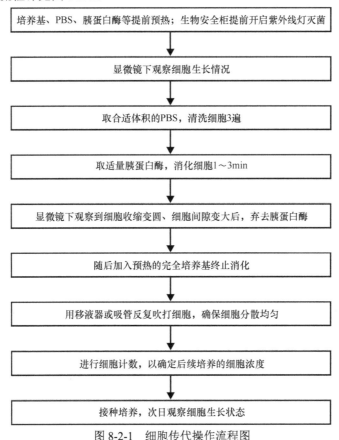

图 8-2-1 细胞传代操作流程图

五、实 验 步 骤

1. **准备工作** 提前准备培养所需试剂并置于37℃水浴锅中预热，培养基为含有10%胎牛血清、添加 1%双抗的 DMEM，0.25%的胰蛋白酶，PBS。

2. 观察 取一平皿细胞，倒置显微镜下观察其生长情况。若细胞已铺满培养皿底部 80%左右的面积，则可以进行传代操作。

3. 清洗 先轻微晃动细胞皿，用电动移液器弃去培养液，使老化、死亡等贴壁情况不好的细胞随培养液弃去；吸取合适体积的 1×PBS 洗涤细胞 3 遍左右，动作要轻柔，防止吹起过多细胞；一般对 100mm 平皿而言，每次洗涤取 5～10ml PBS 即可。

4. 消化 弃去最后一遍 PBS，用移液器吸取 0.5ml 左右的 0.25%胰蛋白酶加入到平皿中，并轻轻摇动培养皿使液面覆盖整个平皿底部的细胞为止，静置消化 1～3min 左右，具体时间视细胞种类不同而不同。同时，可以在显微镜下观察细胞在消化过程中发生的变化。

5. 重悬细胞 一般而言，当发现大多数细胞皱缩变圆、细胞间隙也逐渐增大时，应立即终止消化，此时应立即弃去胰蛋白酶，加入提前预热好的新鲜培养基终止消化，并用无菌吸管自上而下反复吹打使全部细胞都从皿壁上吹打下来，再对细胞悬液进行反复吹打，注意此过程动作要尽量轻柔，以减少气泡的产生，避免细胞的机械损伤。

6. 细胞计数 用计数板对细胞悬液进行计数，随后用新鲜培养基将细胞稀释至适当的浓度以便后续进行培养。

7. 接种培养 将稀释后的细胞悬液接种到新的培养皿中，放入 37℃的含 5% CO_2 的细胞培养箱中培养。一般情况下，传代后的细胞在培养 2h 左右就有一部分可以贴壁，过夜后就可完全贴壁生长。若细胞状态良好，则培养 2～4 天即可长满整个细胞皿，此时就需要再次进行传代培养。因此，可以选择在第二天观察传代细胞的生长情况。

8. 注意事项

（1）新手在细胞培养时最好选择大的器皿，因为过小的器皿不利于细胞汲取养分，也不利于细胞均匀分布。

（2）细胞培养时需要保证培养基的新鲜度，以少量多次配制为原则出发，避免造成污染和浪费。

（3）每次传代培养时需要注意胰蛋白酶消化的时间，避免消化时间过长导致后期细胞贴壁效果不佳。

（4）要每日观察细胞的生长状态，控制好细胞传代的时间，在细胞还未完全铺满、细胞间还留有空隙时传代最为合适。

六、思 考 题

1. 消化细胞时，如何避免过度消化？
2. 你认为细胞传代过程中还需要注意哪些问题？
3. 如果培养的是悬浮细胞，传代时需要注意哪些问题？

（方 瑜 王 迪）

第三节 细 胞 冻 存

在实际的教学科研工作中，我们会将购买来的细胞传至 3 代左右再将一部分细胞冻存起来作为后期的种子细胞使用，这一方面可以保持传代细胞的某些性质相对稳定，另一方面也避免了长期传代过程中支原体等微生物的污染。可以说，细胞冻存是细胞保种的主要方法之一。如果细胞来源很稀有，则更有必要对细胞进行冻存以保存细胞。

对细胞进行冻存主要基于以下几方面的考虑：

1. 随着细胞传代次数的增多，细胞系会逐渐衰老甚至出现消亡；细胞的生长特性会发生改变，基因会发生改变。

2. 微生物导致的污染或其他细胞系引起的交叉污染。

3. 培养过程中发生其他意外情况，如细胞培养箱故障、培养试剂不合适等导致细胞生长状态不佳甚至死亡。

4. 当一个阶段的研究工作告一段落时，亦需要将细胞进行冻存以节约人力和物力。

为保证细胞在冻存后的解冻操作中能有较高的复苏存活率，一般需要遵守以下几条原则：

1. 采用"慢速冷冻"的方法让水离开细胞，以减少细胞内大冰晶的形成；这个速度不宜过快，否则将促进冰晶的产生。具体操作是当温度在-25℃以上时，标准冷冻速度为-2～-1℃/min；当温度低于-25℃时冷冻速度为-10～-5℃/min；到-80℃后可直接转移至-196℃的液氮中储存。

2. 使用亲水性冷冻保护剂与水结合，一般常规使用二甲基亚砜（dimethyl sulfoxide，DMSO）和丙三醇作为冷冻保护剂。DMSO 能更好地提高细胞的通透性，常用冻存液的配制中 DMSO 的浓度为 10%。因为 DMSO 对细胞存在一定的毒性，一般在解冻后会将细胞离心培养以去除 DMSO 的影响，或不离心直接培养，待细胞贴壁后及时更换培养液即可。

3. 为了减少细胞内高盐浓度对蛋白质变性的影响，应将细胞冻存在尽可能低的温度。一般来说，细胞冻存在-80℃冰箱中可以保存一年，在液氮中保存的时间则较长，理论上是可以无期限的。

4. 细胞浓度与细胞冻存后复苏的存活率有一定的关系，一般而言，细胞浓度较高时，细胞较容易在冻存中存活下来。另外，提高冻存液中血清的浓度也有助于冻存细胞的存活率。

一、实 验 目 的

1. 学习细胞冻存的原理。
2. 以 HeLa 细胞为例，掌握细胞冻存基本操作方法及注意事项。

二、实 验 原 理

细胞冻存的首要原则是保证复苏存活率，这就需要尽量减少细胞内冰晶的形成，并减少细胞内水结冰时形成高浓度电解质对细胞造成的冷冻损伤。当细胞冷却到零度以下时，细胞内会形成冰晶，而冰晶容易造成细胞膜、细胞器的损伤和破裂，因此细胞的状态会变差、细胞存活率会下降。如何在冻存过程中减少冰晶的产生是细胞冻存操作的关键步骤。因为冻存液中的低温保护剂 DMSO 能提高细胞膜对水的通透性，程序降温盒能保证冷冻过程冻存管的温度缓慢下降，此过程中细胞内的水分逐步渗出到细胞外，减少细胞内冰晶的形成，从而减少细胞损伤。

三、实 验 准 备

1. **仪器设备**　生物安全柜，CO_2 培养箱，恒温水浴锅（提前预热至 37℃），电动移液器或移液器，程序降温盒，-80℃冰箱，液氮罐。

2. **实验材料**　HeLa 细胞。

3. **试剂**　DMEM，胎牛血清，双抗，胰蛋白酶，PBS，DMSO。

4. **耗材**　15ml 离心管，1.5ml 冻存管，巴氏吸管，加样枪头。

5. **其他**　血细胞计数板，废液缸和固废缸等。

四、实 验 流 程

细胞冻存实验操作流程详见图 8-3-1。

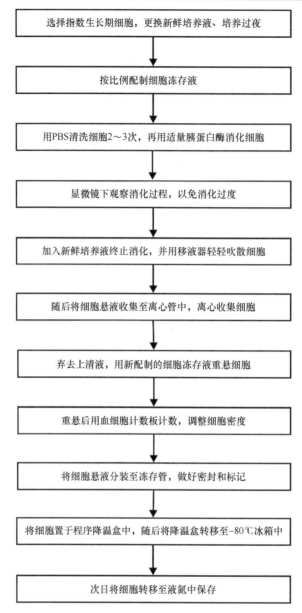

图 8-3-1　细胞冻存操作流程图

五、实 验 步 骤

1. 选择细胞　提前一天用倒置显微镜观察细胞，选择指数生长期的细胞用于本次冻存实验，并换液培养过夜。

2. 配制细胞冻存液　在生物安全柜中按培养液∶胎牛血清∶DMSO= 7∶2∶1 的比例配制细胞冻存液，备用。

3. 清洗消化　次日，取出细胞，去除培养基后用无菌 PBS 轻轻洗涤细胞 2～3 次，以去除残留的血清，然后用适量的胰蛋白酶消化细胞。待细胞刚刚开始可以被移液器轻轻吹打下来即可去除胰蛋白酶，并加入适量培养液终止消化，随后把细胞轻轻吹打下来，并轻柔吹散和重悬。

4. 收集细胞　细胞悬液转移至 15ml 离心管中，1000r/min 离心 5min，随后弃去上清液。

5. 重悬细胞　向上述离心管中加入适量配制好的细胞冻存液，轻轻吹打重悬细胞，并用血细胞计数板计数，调整细胞密度为 $5×10^6～1×10^7$ 个/ml。

6. 分装 将细胞悬液分装于无菌的细胞冻存管，用封口膜将管盖密封，随后做好标记，一般需标明细胞种类、细胞代数、冻存日期、操作者姓名等信息。

7. 冻存 程序降温盒中空部分预先加满异丙醇，随后将细胞冻存管放入降温盒中。待所有小组的细胞冻存管均放入程序降温盒中后即可转移至-80℃冰箱内，24h 后将细胞冻存管从程序降温盒中转移至液氮中保存。需要注意的是，液氮容易挥发，因此液氮罐最好有专人负责看管，需要定期检查、随时补充以避免挥发干净而导致细胞死亡的情况发生。

8. 注意事项 打开液氮罐放入冻存管时需戴防护眼镜及厚手套，防止冻伤。

六、思 考 题

1. 细胞冻存前有哪些具体的要求？
2. 细胞冻存时哪些操作是需要注意的？

（方 瑜 王 迪）

第四节 细 胞 复 苏

细胞复苏的总体原则是快速解冻、以减少细胞内剩余冰体融化时重新形成冰晶及电解质势能差，以免细胞在解冻过程中再次受到损伤。解冻后的细胞要以一个较高的细胞浓度进行接种培养，以确保复苏有较高的成活率。

一、实 验 目 的

1. 学习细胞复苏的原理。
2. 以 HeLa 细胞为例，掌握细胞复苏的基本操作方法及注意事项。

二、实 验 原 理

细胞复苏是将冻存的细胞重新活化使其重新生长并可以传代培养并进一步用于其他实验的过程。细胞复苏时讲究快速融化的操作，因为这样可以保证细胞外的冰晶在很短时间内融化，以避免缓慢融化使水分重新渗入细胞内形成胞内结晶对细胞再次造成损伤。因此，在细胞冻存和复苏两个操作中，我们需要遵循"慢冻快融"的原则，以最大限度地保证细胞活性，从而保证细胞复苏的成功率。

三、实 验 准 备

1. **仪器设备** 生物安全柜，CO_2 培养箱，恒温水浴锅，-80℃冰箱，电动移液器或移液器。
2. **实验材料** 冻存的 HeLa 细胞。
3. **试剂** DMEM（加含 10%胎牛血清和 1%双抗）。
4. **耗材** 巴氏吸管，加样枪头，15ml 离心管，培养皿，酒精棉球。
5. **其他** 血细胞计数板，废液缸和固废缸。

四、实 验 流 程

细胞复苏实验操作流程详见图 8-4-1。

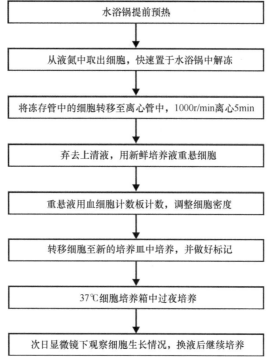

图 8-4-1 细胞复苏操作流程图

五、实 验 步 骤

1. 准备工作 提前打开水浴锅加热至 37℃，预热培养基。

2. 细胞解冻 从液氮中取出传代 2～3 代的 HeLa 细胞冻存管，迅速置于提前预热好的 37℃水浴锅内，轻轻晃动冻存管（1min 左右）使其尽快融化。

3. 收集细胞 从 37℃水浴中取出冻存管，用酒精棉球擦拭冻存管外表面，立即移入生物安全柜中操作。打开冻存管盖，将细胞悬液从冻存管中转移至 15ml 离心管中，加入约 10ml 预热的完全培养基，轻轻混匀；1000r/min 离心 5min。

4. 重悬细胞 取出离心管，肉眼可见细胞沉积于试管底部后，小心弃去上清，加入适量预热的完全培养基，轻轻将细胞重悬，吹匀后用血细胞计数板计数，调整细胞密度。注意吹打重悬细胞时要尽量避免产生过多的气泡。

5. 接种培养 将调整好浓度的细胞悬液转移至新的培养器皿中，培养皿上标记好细胞名称、代数、日期、培养基、操作者姓名等信息，并放入 37℃的 5% CO_2 培养箱中静置培养。

6. 观察 次日观察细胞生长情况，若有半数以上的细胞正常贴壁，则表示大部分细胞状态良好，可以换液继续培养。2～3 天后若细胞生长情况良好，则可以再次传代培养。

7. 注意事项

（1）应在 1～2min 之内使冻存管内的细胞完全融化，因为复苏速度太慢容易产生大量冰晶，加重细胞损伤。

（2）注意解冻时冻存管的管口要高于水浴锅液面，以避免水进入冻存管导致细胞污染。

（3）从液氮罐中取出冻存管时须戴防护眼镜及厚手套，防止冻伤。另外，复苏过程中冻存管内温度上升过快容易导致爆炸，也应引起重视并做好个人防护工作。

（4）离心可能对某些细胞造成损伤，因此可以选择不离心，而是直接将冻存管中的冻存细胞融化后转移至新的培养皿中，随后加入完全培养基 10ml 左右以稀释 DMSO 的浓度，培养过夜后换液即可。

六、思 考 题

1. 细胞复苏时应该注意哪些方面?
2. 如何保证细胞复苏后成活率较高?

（方　瑜　王　迪）

第五节　拓 展 阅 读

一、原代培养分离细胞的常规方法

分离组织并进行原代培养,是获取原代细胞的第一步,不同种类的细胞需采用不同的技术方法进行分离,下面介绍原代培养分离细胞的常规方法。

常用单纯机械法对较软的组织进行解离,用酶处理较大的组织以进行解离。如果获取的组织很小,则适用于原代外植法。一些较硬的组织,如果产物的多少不是首先考虑的因素,或从纤维间质组织分离松散黏附的细胞,也可用机械法分离。

原代外植技术是将组织包埋于血浆或淋巴液中,再与异源血清或胚胎提取物混合,置于盖玻片上,再将盖玻片反面置于凹载玻片上。因为血浆凝固后可以将组织固定在原位,故可通过常规显微镜进行观察。血浆凝固产生的异源血清、胚胎提取物及血浆可以为其提供营养及生长因子,并可刺激细胞向组织外迁移。该技术特别适用于少量组织的培养,但部分组织缺乏黏附性,且向外迁移的细胞具有选择性。

为了避免细胞因迁移率低造成获取细胞量少的问题,可以利用机械法和酶法对组织进行解离,以期在较短的时间内获得大量具有组织代表性的细胞。胚胎组织更容易分离获得较多有增殖能力的细胞,随着细胞开始分化和纤维结缔组织及细胞外基质增多,获得未分化增殖细胞的数量也逐渐减少。

常用的机械解离组织以获取细胞的方法有以下几种:切碎组织,使细胞溢出;通过筛网过滤,使组织通过筛网;将组织吸入注射器中,并用一个大孔径的针头将液体快速打出;用大孔径的吸管吸取组织块反复吹打。机械法适用于较软的组织,如脾、脑、部分软质肿瘤等。虽然机械法可以在较短时间内获取到大量细胞,但由于机械力对细胞的损伤,细胞的存活率较低,若想获得与酶消化同样多的活细胞,则需消耗更多的组织。

对于酶法消化组织,因 37℃条件下胰蛋白酶消化处理的时间越长,对细胞的损伤越大。可采用 4℃胰蛋白酶孵育 6~18h（根据组织不同,处理时长也不同）后再 37℃孵育 20~30min 的操作对组织进行处理,可以减小对细胞的损伤,较大程度地提高细胞的存活率。由于细胞外基质常含有胶原,尤其是结缔组织和肌肉组织更适合选择胶原酶进行消化。目前商品化的酶除了胰蛋白酶和胶原酶外,常用的还有裂解酶、链霉蛋白酶、透明质酸酶和 DNA 酶,它们经常单独使用或联合使用,以期获得数量较多的细胞。

另外,对于科研工作者而言,做好原始记录是一件极其重要的事情,主要涉及动物品系、性别、年龄、组织来源、病理特征、细胞分离方法以及原代培养所用的相关试剂和过程,并确保所有记录清晰、明确,方便后期查询信息。

二、悬浮细胞培养方案

本章前述章节主要以贴壁细胞为例,介绍细胞培养中涉及传代、冻存和复苏等操作的具体实验步骤,此处补充介绍悬浮细胞培养的相关注意事项。表 8-5-1 列举了贴壁细胞和悬浮细胞间的区别。

表 8-5-1　贴壁细胞与悬浮细胞的区别

细胞类型	贴壁细胞	悬浮细胞
培养物要求	培养基中须加血清	可不加血清
生长特性	细胞间存在接触抑制	均质细胞悬液
用途	连续产物收获	适用于工业上大批生产
培养方式	方瓶或孔板	各种摇瓶和反应器
传代方法	胰蛋白酶处理后进行传代	直接吹打或稀释后传代
显微镜观察	细胞呈上皮样或成纤维样，晃动培养液时细胞不动	细胞呈圆形漂浮在培养液中，会跟随培养液晃动

悬浮细胞是以悬浮状态连续生长的细胞，如淋巴细胞、白血病细胞和鼠腹水瘤细胞，像小鼠骨髓瘤细胞 SP2/0 就是常见的悬浮培养的细胞。一般情况下，悬浮细胞不贴壁生长，因此，传代时不需要用胰蛋白酶进行消化处理，使得传代过程更快、对细胞的创伤更小、扩培更容易。

悬浮细胞传代培养时，首先需要先观察细胞有无污染迹象、生长状态是否良好。显微镜下观察，若发现细胞皱缩、外形不规则或颗粒化，则表明细胞生长状态欠佳，不适合继续传代开展后续实验；若发现细胞干净、透明，静置培养时可见小细胞团，则表明细胞生长状态良好，可以用于传代。应确保悬浮细胞在达到饱和密度前进行传代操作。细胞适宜的密度一般在 $3×10^5$～$2×10^6$ 个/ml。从悬浮细胞培养物中吸取适量样品进行细胞计数，确定细胞密度。大多数悬浮生长的细胞在标准培养条件下浓度以不超过 $1×10^6$ 个/ml 为宜。随后将细胞悬液收集、1000r/min 离心 5～10min 收集细胞。加入合适体积的新鲜培养液，并上下吹打使小细胞团分散成单个细胞。接种适量的细胞悬液至新培养瓶中，添加合适体积的新鲜培养基，使细胞浓度较低，确保细胞有足够的营养支持其对数生长。但细胞密度也不是越低越好，因为细胞密度过低时会出现生长停滞、生长缓慢等情况。由于不同细胞的饱和密度不同，细胞生长速度也不同，所以细胞传代的间隔应视具体情况决定。对于生长缓慢的细胞（倍增时间 36～48h），传代后的终浓度至少应达到 $1×10^5$ 个/ml，对于生长速率较快的细胞（倍增时间 12～24h），传代后的终浓度至少应达到 $2×10^4$ 个/ml。

三、细胞计数法

细胞计数法是指计算细胞悬液中细胞数量的一种方法，在细胞传代、铺板、冻存和复苏等常规操作中都会用到细胞计数来确定细胞悬液中的细胞数量。因此，有必要了解和掌握细胞计数的常规方法，一般教学中常用血细胞计数板进行计数操作。其原理是当细胞悬液中细胞呈均匀分布时，通过测定一定体积细胞悬液中的细胞数目来计算出单位体积的细胞悬液中细胞的数目。

通过图 8-5-1，我们可以了解血细胞计数板的原理和计数方法。

具体操作如下：

1. 准备工作　提前准备好细胞，预热 0.25% 胰蛋白酶和 0.02%EDTA 混合消化液、PBS 和完全培养基，0.4% 锥虫蓝（trypan blue，又称台盼蓝）溶液（用 PBS 配制），细胞计数板（含 400 个计数小方格）和盖玻片，移液器和无菌吸头等。

2. 制备细胞悬液　对于贴壁细胞来说，细胞计数的第一步是将培养好的细胞制备成细胞悬液，若是悬浮培养的细胞则可以直接进行细胞计数。

（1）清洗：将培养皿从培养箱中取出，用电动移液器弃去培养基，用 PBS 清洗细胞 2～3 次，最后弃去 PBS。

（2）消化：向培养皿中加入 0.5ml 的消化液，消化期间可以通过倒置显微镜观察细胞变化，当细胞质回缩、细胞收缩变圆、细胞间隙变大时，及时弃去消化液，加入合适体积的完全培养基终止消化。

（3）吹打：用吸管吸取培养液反复轻轻吹打培养皿底部，确保所有贴壁细胞脱壁，随后再次将液体轻轻吹打混匀，使液体成为均匀的细胞悬液。

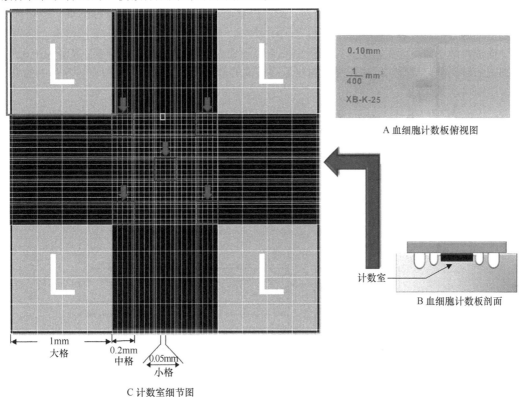

C 计数室细节图

图 8-5-1　血细胞计数板示意图

A. 血细胞计数板可见上下两个计数室；1/400mm² 表示计数室有 400 个小方格，每个小方格面积是 1mm²；B. 计数板剖面可见深色部位为计数室；C. 每个计数室分为九大格，如 L 所示；正中大方格可见 25 个中格，如箭头所示；每个中格又被分为 16 个小格；因此计数室中一共有 400 个小格，每次计数时选取 5 个箭头所示部位进行计数，计数结果乘以 5 即可得到一个计数室中总的细胞个数

3. 细胞计数　首先将细胞计数板用擦镜纸擦净，在中央的计数室上加盖专用的盖玻片。

（1）样品染色：用滴管吸取 0.4% 锥虫蓝染色液，按 1∶1 比例加入细胞悬液中，静置 3～5min。因锥虫蓝可以将死细胞染成淡蓝色，因此，染色后不仅有利于计数，还有利于观察细胞存活率。

（2）加样：将染色后的细胞悬液，用吸管吸取一滴置于盖玻片的边缘，使悬液缓缓渗入并充满计数板和盖玻片之间的空隙，多余的悬液用吸水纸吸取。注意不要使液体流到旁边的凹槽中，也不可有气泡，否则要重新操作。

（3）观察计数：稍候片刻，待细胞全部沉降到血细胞计数室内后，将计数板放在低倍镜下（10×10），须移动计数板进行观察和计数。当显微镜中观察到计数方格后，再转换高倍镜进行计数。按对角线位，取左上、右上、中间、左下、右下 5 个中格（即 80 个小格）的细胞总数。为保证计数的准确性，计数规则有以下几点，只计完整的细胞，成团的细胞按单个细胞进行计数，在大方格中压着边缘线的细胞计上不计下、计左不计右。且二次重复计数误差不应超过 ±5%。

4. 计数换算　计数完成后，需换算出每毫升悬液中的细胞个数。由于计数区面积为 1mm×1mm=1mm²，每个小方格的面积为 1/400mm²，高为 0.1mm，则每个小方格体积为 1/4000mm³。由于 1ml=1000mm³，所以细胞浓度可按下式计算：

细胞浓度=细胞数/ml=（80 小格内细胞个数÷80）×400×10 000×稀释倍数

另外，还可以通过锥虫蓝染色来计算细胞悬液的存活率。

5. 清洗计数板　计数完毕，取下盖玻片丢弃至锐器盒中，将血细胞计数板置于流水下冲洗干净，切忌用硬物洗刷，以免损坏网格刻度。洗净后放置于桌面上自然晾干，若急用也可使用吹风机吹干继续使用，若不用则放入盒内保存。

6. 注意事项 为了保证计数的准确性，除了计数时要按照计数规则进行计算外，还要确保细胞悬液中细胞分散良好，且细胞数目不低于 10^4 个/ml，若细胞数目过少，则须重新离心后再重悬于较少的培养液中进行计数。另外，胰蛋白酶中可以加入适量 EDTA（最终使用浓度为 0.02%），可使细胞的解离效果更佳，但注意终止消化后必须离心弃去上清，以避免残留在培养基中的 EDTA 影响细胞的再次贴壁。

四、细胞培养中常见问题及解决对策

1. 细胞传代问题及解决对策 因单层贴壁细胞存在接触抑制，所以在细胞接近汇合后或细胞密度最高时应及时进行传代培养。细胞传代后有可能会遇到诸多问题，如传代后细胞不贴壁、细胞生长缓慢、细胞死亡等情况。图 8-5-2 总结了细胞传代后可能会遇到的相关问题及解决对策，应根据具体情况进行处理，使细胞传代后可以顺利贴壁并保持良好的生长状态。

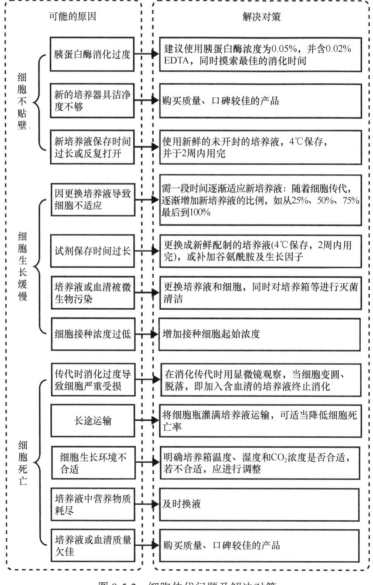

图 8-5-2 细胞传代问题及解决对策

2. 细胞冻存及复苏时常见问题及解决对策　冻存细胞复苏后的存活率一般在 50%～80%，可根据不同原因有选择地进行优化操作，确保细胞有较高的存活率。图 8-5-3 列举了细胞复苏后存活率低的几个原因及相应的解决对策。

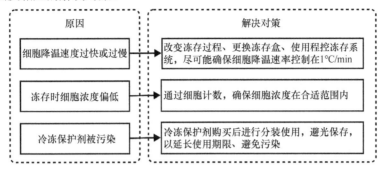

图 8-5-3　细胞复苏后存活率低的原因分析及解决对策

（1）细胞的降温速度过快或过慢导致的存活率低，需要通过改变冻存的过程或更换冻存盒来优化冷冻速度，或使用程控冻存系统，尽可能确保细胞降温速率控制在 1℃/min。

（2）冻存时细胞浓度偏低，也会导致复苏后存活率下降，因此，冻存时的细胞最好通过计数，确保细胞浓度在一定范围内。例如，常规细胞培养时以 $1×10^5$ 个/ml 的浓度进行传代培养，为了复苏后保证有较高的存活率，一般按正常接种浓度的 5 倍来计算复苏后培养时细胞的浓度，在这里就是 $5×10^5$ 个/ml。而在细胞解冻后，一般按 1∶10 或 1∶20 的比例进行稀释培养，使冷冻保护剂从原来的 10%比例下降到 1%或 0.5%，此时该浓度对细胞的毒性较弱，可以不用离心直接培养。那么，我们就可以计算出冻存时细胞浓度在 $5×10^6$～$1×10^7$ 个/ml 时可以满足前面所述要求。若冻存时细胞浓度较低，则可以将若干支冻存管中的细胞收集到一起，通过离心去除冷冻保护剂后，再用完全培养基重悬培养。

（3）要确保冷冻保护剂在储存过程中是未被污染的，应将大瓶的试剂用小试管进行分装，并避光保存，以延长使用期限。

（方　瑜　王　迪）

第九章 常见的细胞实验

最初，细胞培养主要用于抗病毒疫苗的研发及肿瘤发生发展的机制研究中，随着细胞培养技术的发展、培养基及血清的商品化供应、生物安全柜等设备的推广应用，细胞培养的应用范围也越来越广。

1. 细胞培养在基础研究中的应用

（1）基因产物及遗传学分析，包括研究 DNA 转录、RNA 合成和加工、蛋白质合成和加工等内容。

（2）细胞内物质功能及变化，包括研究受体功能、信号转导、代谢产物流动、钙动员、膜运输、细胞极性等内容。

（3）细胞代谢，包括研究代谢协同、代谢途径、能量代谢、药物代谢、细胞周期、细胞增殖及细胞分化、转化与凋亡等过程，以及细胞转染、感染、转化、永生性、老化等内容。

（4）细胞形态，包括研究细胞表型、分泌和旁分泌调控、细胞黏附和运动、基质相互作用、侵袭等细胞-细胞相互作用方面的内容。

2. 细胞培养在实用型研究中的应用

（1）应用于免疫学研究，包括单克隆抗体的制备、免疫细胞体外培养及功能检测、淋巴细胞增殖测定及各种细胞因子的检测等方面，具体涉及细胞表面抗原决定簇、抗体生产、杂交瘤、细胞因子和信号、炎症等方面的研究。

（2）应用于药理学研究，包括测试药物效应、分子靶向、药物筛选、配体-受体相互作用、药物代谢、药物抵抗等方面的研究。

（3）应用于毒理学研究，如药物或化学物质对细胞的毒性、诱变、致癌、刺激作用，以及水和试剂纯度等方面的研究。

（4）应用于病毒学研究，包括了解病毒增殖特点、掌握病毒的生物学性状、解析病毒致病机制，从而对病毒学疾病作出恰当的临床诊断、研发及制备疫苗等内容。

（5）应用于肿瘤学研究，包括肿瘤细胞的培养、体外癌变模型的建立，从而研究肿瘤细胞的生物学特性、肿瘤发生发展的机制、肿瘤药物的筛选等内容。

（6）应用于生物工程研究，包括基因工程、细胞工程、蛋白质工程、酶工程、发酵工程等方面，主要涉及生物反应器设计、细胞增殖、产物获取及下游加工等内容。

（7）应用于组织学和胚胎学研究，如组织构建基质和支架、干细胞来源、诱导多能性、繁殖、干细胞分化、器官发生和分化、细胞凋亡等方面的研究。

正是因为细胞培养技术应用广泛，是目前科学研究中不可或缺的一种技术手段，所以在日常的实验设计中，经常会出现细胞培养技术的身影。本章重点介绍细胞转染、细胞划痕这两个常用的实验技术手段。

第一节 细胞转染实验

当研究工作中克隆得到一个新的基因时，后期有很大的可能性会将其导入各种哺乳动物细胞中，对新基因的功能进行深入的研究。这个将外源的 DNA 或 RNA 分子导入到真核细胞内部的操作，被称为细胞转染。随着基因功能和蛋白质功能的深入研究，细胞转染也逐渐成为科学研究中常用的技术手段，因此，如何将外源分子高效地导入哺乳动物细胞中成为我们需要考虑的重点问题。对于细胞转染实验而言，转染试剂的选择、转染方法的变化、细胞状态的好坏等都将影响细胞转染的效率。

根据转染后质粒在细胞内存在的时间长短，可将转染分为瞬时转染与稳定转染两种类型。瞬时转染时外源基因只存在于游离的载体上，随着细胞的分裂增殖，外源基因逐渐丢失；而稳定转染时外源基因整合至细胞染色体上，可以随着细胞的传代而稳定延续下来。两种方法各有其特点，在原理、应用模式、操作方法上均有不同，可根据自身的需求选择合适的方法进行转染实验。

影响细胞转染效率的因素主要有以下几个方面：

（1）转染试剂：转染试剂的选择可以参考已发表的文献，并根据不同的实验需求来适当调整其用法和用量。瞬时转染和稳定转染所选择的转染试剂就有所不同，但一般而言，转染试剂的首要条件是低毒、对细胞生长无明显毒副作用；其次是高效；最后可以考虑低价，在低毒、高效的前提下，选择价廉物美的转染试剂。

（2）转染方法：常用的细胞转染方法有脂质体介导法、磷酸钙法、电穿孔法、DEAE-葡聚糖法、反转录病毒法和显微注射法等几种。不同的转染方法得到的转染效率不同，表9-1-1列举了几种常用的转染方法，应根据不同的细胞种类、实验目的和操作要求来选择不同的转染方法，以便获得最佳的转染效率。

表 9-1-1　细胞转染方法的比较

方法	原理	特点	应用
脂质体介导法	脂质体通过静电作用与 DNA 结合形成复合物，通过细胞的内吞作用进入细胞内	操作简单，对 DNA 浓度有一定要求，适用范围广；但对细胞有一定的毒性	可用于所有细胞，瞬时转染和稳定转染均可使用
磷酸钙法	磷酸钙与 DNA 形成沉淀物并黏附于细胞表面，通过细胞的内吞作用进入细胞内	操作简单，对 DNA 浓度要求较高；不适用于原代细胞	瞬时转染和稳定转染均可使用
电穿孔法	外加短时强电场使细胞形成微孔，DNA 通过膜上的孔扩散进入细胞中	适用范围较广，对 DNA 浓度和大小要求不高；但不同细胞需要反复实验以确定最佳条件，且细胞致死率较高	可用于所有细胞，瞬时转染和稳定转染均可使用
DEAE-葡聚糖法	带正电的 DEAE-葡聚糖与 DNA 分子形成复合物并结合在带负电的细胞表面，通过使用 DMSO（或甘油）造成细胞渗透休克（或细胞内吞作用），使得复合物进入细胞内	可重复性好，对细胞有一定毒性，需在无血清情况下实验	一般应用于瞬时转染
反转录病毒法	通过病毒的膜蛋白与细胞表面受体相互作用而进入细胞，利用细胞的资源复制合成 DNA，并随机整合到细胞基因组中	转染效率高，外源基因整合较稳定；但反转录病毒只感染分裂期细胞，且外源基因长度应小于 8kb	一般应用于稳定转染
显微注射法	利用显微注射技术将外源 DNA 直接注入细胞中	成功率较高，一般用于基因改造；但设备昂贵、操作复杂，每次只能操作有限的细胞	瞬时转染和稳定转染均可使用

（3）细胞状态：一般选择达到对数生长期的细胞进行转染实验，因为此时的细胞生长旺盛，可提高转染效率。细胞的密度对转染效率也有重要影响。一般转染时要求贴壁细胞融合率为50%～90%，因不同的转染试剂对细胞密度的要求不同，所以具体要求可以参考所选择的转染试剂说明书。若发现转染效率降低的情况出现，应重新复苏细胞进行传代培养，再选择合适时期的细胞进行转染以达到预期的实验效果。

（4）培养试剂的选择：首先要保证培养基是新鲜的，避免微生物的污染；其次，根据不同的细胞和转染试剂的说明书选择不同的培养基；再次，传统转染方法中一般要求在无血清培养基环境中转染以提高转染效率，但随着转染试剂的更新换代，目前的转染试剂对血清的存在与否已不做要求，所以现在做细胞转染时可以直接使用含血清的完全培养基而不需要额外更换为无血清培养基。另外，转染所用细胞要使用无双抗的培养基，因为抗生素会影响转染效率。

脂质体介导的细胞转染方法操作简单，且实验现象和预期结果均较好，常被用于学生实验。

一、实 验 目 的

1. 了解细胞转染的常见方法。
2. 掌握脂质体介导 DNA 转染哺乳动物贴壁细胞的实验原理及操作方法。

二、实 验 原 理

脂质体一般携带阳离子，通过静电效应可以与核酸分子上的负电荷相结合而形成核酸-脂质体复合物，复合物的构成可以压缩核酸分子的空间结构，并且脂质体与细胞膜亲和性高，使核酸分子更容易接近细胞膜并融合进入细胞内，具体见图 9-1-1。细胞转染成功与否或者说细胞转染效率的高低主要取决于三个因素：脂质体的浓度、核酸分子的浓度以及核酸-脂质体复合物孵育细胞的时长。一般来说，提高脂质体的浓度、提高孵育时长可以提高转染效率，但高浓度脂质体对细胞存在一定的毒性，如需获得最佳的转染效率，则要通过系统的实验设计来优化最终的转染实验方案。

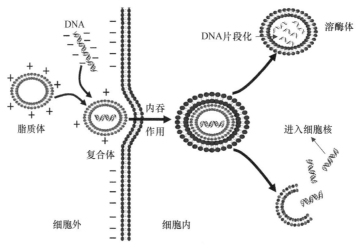

图 9-1-1　细胞转染实验原理

三、实 验 准 备

1. 仪器设备　荧光倒置显微镜，生物安全柜，CO_2 培养箱，恒温水浴锅，电动移液器或移液器。

2. 实验材料　HeLa 细胞（汇合率 70%～80%）。

3. 试剂　脂质体转染试剂，真核 GFP 质粒（统一稀释至 0.25μg/μl），DMEM，胎牛血清，含青霉素、链霉素的双抗，0.25%胰蛋白酶，PBS。

4. 耗材　1.5ml 离心管，细胞用无菌吸管，加样枪头。

5. 其他　试管架，细胞计数板，废液缸和固废缸等。

四、实 验 流 程

细胞转染实验操作流程详见图 9-1-2。

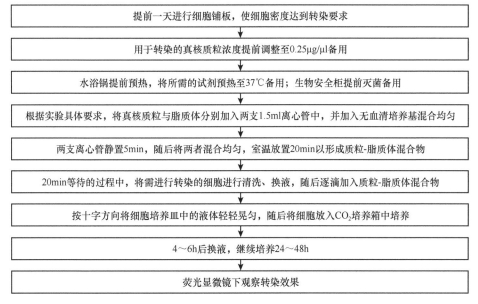

图 9-1-2　细胞转染操作流程图

五、实 验 步 骤

1. 细胞铺板　提前一天用 0.25%胰蛋白酶将细胞从培养皿上消化下来，经离心后弃去胰蛋白酶，用 DMEM 完全培养基重悬细胞，用细胞计数板在显微镜下进行细胞计数，控制细胞密度，将细胞悬液接种于 3.5cm 培养皿中培养（以下操作均以一个 3.5cm 培养皿所需的试剂剂量为例），使细胞密度在转染当天达到 70%～80%的汇合率，以提高转染的效率。

2. 质粒准备　提前制备真核 GFP 质粒，对抽提的质粒进行鉴定并测定浓度，将浓度统一稀释至 0.25μg/μl 备用。

3. 培养基准备　转染过程中需用无血清无抗生素的 DMEM；转染孵育 5h 后换液时须使用无抗生素的 DMEM；另须准备 PBS 用于转染前的细胞清洗之用。所有试剂必须提前在 37℃水浴中预热备用。

4. 稀释质粒和脂质体　准备好两个 1.5ml 离心管，各加入 150μl 无血清无抗生素的 DMEM。随后在其中一管加入步骤 2 中的质粒 10μl（即 2.5μg），另一管加入转染试剂（脂质体转染试剂）6μl；两支离心管分别混合均匀，室温静置 5min 左右。

5. 混合质粒和脂质体　5min 后，将两个离心管中的液体混合均匀，室温孵育 20min。

6. 细胞转染　20min 后，取出培养箱中的细胞，用提前预热的 PBS 将细胞清洗 2～3 遍，以彻底去除血清对转染的影响。随后在培养皿中加入无血清无抗生素的 DMEM，再用移液器将离心管中的质粒-脂质体混合物逐滴添加至培养皿中。添加完毕，前后左右按十字方向轻轻晃动培养皿，确保液体充分混匀后，放入 CO_2 培养箱中培养 4～6h。

7. 换液　4～6h 后，取出培养箱中的培养皿，弃去旧的培养液，不用清洗可直接换成无抗生素的 DMEM，随后放入 CO_2 培养箱中继续培养 24～48h。

8. 观察　分别于 24h 和 48h 取出培养皿，在荧光倒置显微镜下观察转染效果，并拍照存档，用于后期实验报告的撰写。

9. 若想进一步分析 GFP 过表达情况，可以于 48h 后收集细胞，采用超声等裂解方式破碎细胞、离心获取上清液，通过 WB 分析蛋白质表达情况。

六、思 考 题

1. 为什么转染的细胞对细胞密度有较高的要求？
2. 除了用脂质体转染试剂进行转染外，还有哪些试剂也可以进行转染？
3. 除了将质粒转入到细胞中外，还有哪些分子可以转入到细胞中？
4. 细胞转染有哪些方面的用途？

（方 瑜 王 迪）

第二节 细胞划痕试验

细胞划痕试验是一种简单易行的检测细胞迁移运动的方法，细胞迁移也被称为细胞移动、细胞爬行或细胞运动，是指细胞在接收到迁移信号或感受到某些物质的梯度后而产生的移动。它参与很多的生理和病理活动，如淋巴细胞的定向迁移是其分化成熟和发挥功能的关键步骤、白细胞迁移到炎症部位并发挥其吞噬和组织损伤作用、肿瘤细胞的转移恶化等。细胞划痕试验成本低、可操作性强，可以用来检测贴壁生长的肿瘤细胞的侵袭转移能力，主要包括划痕制造、显微镜下观察及后期数据处理等内容。细胞划痕试验是在特定条件下模拟体内细胞的迁移过程，广泛应用于观察药物、基因等外源因素对细胞迁移和修复的影响，是研究细胞迁移的体外试验中最简单的方法。

一、实 验 目 的

以 HeLa 细胞系为例，学习并掌握细胞划痕的实验原理及操作方法。

二、实 验 原 理

细胞划痕试验具体操作是用微量吸头在单层贴壁细胞生长的中央区域划一直线人为制造一个"划痕"，再用 PBS 洗去剥离的细胞，随后继续培养细胞使划痕边缘的细胞逐渐进入空白区域使"划痕"愈合。实验中设定不同的时间点对划痕周边细胞的生长迁移能力进行观察。设置不同的实验组别，对划痕后再培养的细胞用无血清的培养基（或添加 2% 胎牛血清的培养基）进行培养。例如，当需要研究某种药物或某种处理因素对细胞迁移和修复能力的影响时，可以分别设置空白对照组、阴性对照组、阳性对照组与实验组进行比较观察，从而得出实验结论。

三、实 验 准 备

1. **仪器设备** 生物安全柜，CO_2 培养箱，恒温水浴锅（提前预热至 37℃），倒置显微镜，电动移液器或移液器。
2. **实验材料** HeLa 细胞。
3. **试剂** 无血清培养基（或含 2% 胎牛血清的培养基），PBS。
4. **耗材** 6 孔板，巴氏吸管、加样枪头。
5. **其他** 细胞计数板，记号笔、直尺等。

四、实 验 流 程

细胞划痕试验操作流程详见图 9-2-1。

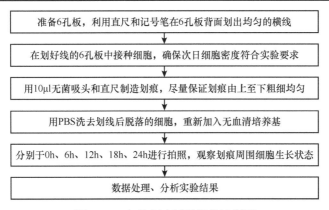

图 9-2-1　细胞划痕试验操作流程图

五、实 验 步 骤

1. 提前对平板进行划线　利用直尺和记号笔在 6 孔板背面均匀画出横线，平均每隔 0.5～1cm 一道，横穿过孔。注意保证每孔至少穿过 5 条线，且线不能太粗。具体划线操作见图 9-2-2，须注意平板上的标记线要画直，且宽度保持一致。

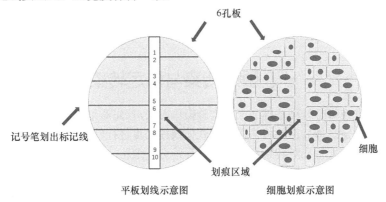

图 9-2-2　细胞划痕试验操作示意图

2. 细胞铺板　在画好线的 6 孔板上接种细胞，每孔约 5×10^5 个细胞，确保经过夜培养后细胞融合率达到 100%。将 6 孔板放入培养箱。注意，若过夜后细胞未完全长满，也可适当延长培养时间至细胞密度达到实验要求后再进行划痕操作；若细胞密度过大，则需要重新铺板，因后续细胞可能会因密度太大而造成细胞状态不佳，甚至出现凋亡，从而不利于实验观察。

3. 制造划痕　第二天，观察细胞生长状态，挑选密度合适的细胞进行实验。利用 10μl 无菌吸头和直尺，划出尽量垂直于 6 孔板背面的横线的划痕。注意吸头在划的时候要保持垂直、不能倾斜，且不同孔之间使用同一支吸头进行划痕操作，注意力度保持一致并尽量一次性划完，确保每个划痕的宽度一致。具体划痕操作见图 9-2-2。

4. 清洗细胞　用提前预热的 PBS 清洗细胞 3 次，使划线后漂浮的细胞均被洗去，清晰地暴露划痕。注意清洗细胞时要沿着孔壁慢慢加入 PBS，以免将贴壁细胞冲走而影响实验结果。

5. 重新培养　向每孔细胞中加入 2ml 无血清培养基（或含 2% 胎牛血清的培养基）。

6. 实验观察　显微镜下观察划痕后划痕周围细胞的情况，拍照作为对照并保存结果。随后 6 孔板放回培养箱，按 6h、12h、18h、24h 几个时间点进行拍照观察并记录。注意拍照时不要拍到标记线，应沿着标记线的边缘拍照，确保划痕与孔板背面标记线的 5 个交叉点的上沿和下沿都可以被观测到。如图 9-2-2 1～10 十个区域所示，每次拍照都选取这十个区域进行记录，确保实验结果记录准确。

7. 数据处理 划痕试验常用的统计指标是伤口愈合百分比和划痕宽度,可使用图像处理软件(如 ImageJ)测量图片上划痕面积或细胞间的距离(一般随机取划痕中间的 6～8 条水平线,计算细胞间距离的平均值,以此为该图所示细胞间的距离)。计算公式如下:

伤口愈合百分比=(初始划痕面积－某一时间点的划痕面积)÷初始划痕面积

细胞迁移指数=实验组迁移距离÷对照组迁移距离

将平行孔的数据进行统计学分析处理,一般细胞迁移指数越大,说明细胞迁移越快。

8. 注意事项 为了保证细胞是迁移到划痕处而非增殖造成划痕变窄,需要用丝裂霉素处理细胞以排除细胞增殖带来的干扰。本实验中是将培养基换成无血清培养基(或 2%胎牛血清培养基),细胞在无血清环境中生长缓慢,同样也是为了排除细胞增殖的干扰。

六、思 考 题

1. 实验时为什么需要细胞的融合率达到 100%?
2. 划线后重新培养时为什么采用无血清或低血清的培养液进行培养?

(方 瑜 王 迪)

第三节 拓 展 阅 读

一、瞬时转染与稳定转染

稳定转染是建立在瞬时转染基础之上的实验操作方法,首先对细胞进行转染(与瞬时转染不同,此时在目的基因构建至载体后需要将构建好的载体线性化再进行转染),因转染所用质粒一般带有抗性选择基因,利用抗性标记对转染后的细胞进行筛选(细胞池筛选),经过一段时间的筛选操作后,再用有限稀释法挑取单克隆株,所得阳性克隆即为稳定转染的细胞株。此时外源基因已整合到细胞的基因组上,目的基因成为细胞基因组的一部分,随着细胞传代而获得复制并表达目的蛋白。因此,可以将稳定转染后的细胞株应用于抗体和重组蛋白生产、蛋白质功能研究、基因功能研究等工作中。瞬时转染与稳定转染的具体区别和原理详见表 9-3-1 和图 9-3-1。

表 9-3-1 瞬时转染与稳定转染比较

比较项目	瞬时转染	稳定转染
原理	外源基因游离于细胞基因组外	外源基因整合至细胞基因组中
载体	载体不一定需要携带抗性基因	载体必须携带抗性基因,且在转染时需将环状质粒线性化后才可使用
操作方式	无须其他特殊处理方式	需要进行细胞池筛选、单克隆筛选,实验周期至少 3～4 个月
优点	实验成本低、操作简单,能够快速获得少量重组蛋白用于后续功能研究	得到稳定株后能长期稳定获得目的蛋白并进行后续的研究、可对基因进行相关的插入和敲除等操作
缺点	无法长期获得重组蛋白用于后续的研究工作	实验成本高、投入大、难度较高、实验周期长

稳定转染时外源基因的整合概率决定了操作的难易程度,发生整合的位点不同,外源基因在细胞基因组中的稳定性也不同,因此,获得稳定转染的细胞株并非易事。正是因为稳定转染操作难度大、实验成本高,所以一般应用于需要长期研究某基因功能、基因敲除或基因插入、长期稳定表达目的基因等方面的工作中。

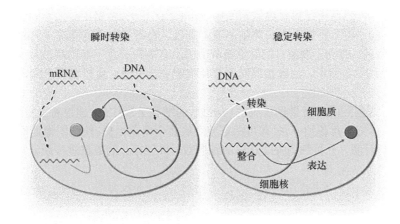

图 9-3-1　瞬时转染和稳定转染示意图

二、细胞侵袭实验方案

如果将细胞划痕试验比作检测细胞在二维空间的迁移作用,那么细胞侵袭实验就是检测细胞在三维空间的迁移作用。该方法只适用于检测贴壁细胞,不适用于检测悬浮细胞和组织样本。

下面我们来了解一下细胞侵袭实验的原理和操作方法。

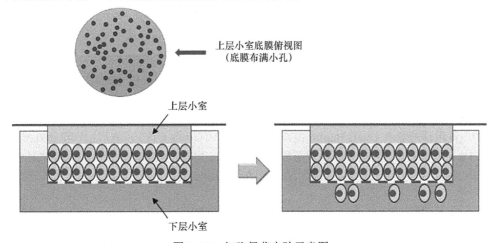

图 9-3-2　细胞侵袭实验示意图

首先需要购买特定孔径的细胞侵袭板才可进行实验。如图 9-3-2 所示,上室底部是一层带有许多小孔的薄膜(肉眼看不到孔,孔径大小需根据培养的细胞大小来选择,一般下室为 24 孔板时常用孔径为 8μm,肿瘤细胞侵袭实验时常用孔径为 8μm、12μm),将上室架在细胞培养板的孔上,不接触细胞培养板。培养时下室添加高血清培养基、上室添加低血清培养基,以诱导细胞从低血清环境向高血清环境迁移。

实验开始,先在上室低血清培养基中接种过量的细胞,因 8μm 的孔径小于细胞的大小,如果细胞没有迁移能力,则上室中的细胞不能通过小孔进入下室;若细胞有迁移能力,则在下室铺高血清培养基的前提下,可以促使细胞变形然后通过膜上的小孔进入到下室并黏附于上室底膜的下表面(对于黏附能力较弱的细胞,则容易掉进下室,针对这一情况,需在接种细胞前预先对上室膜的下表面涂布增加细胞黏附的物质,如 10μg/ml 的纤连蛋白)。

实验结束,用棉签擦除上室膜上表面的细胞(可将棉签头揉散再进行擦拭,尽量保证角落处的细胞都被擦除干净）；然后用甲醇室温固定细胞 5min（或用 4%多聚甲醛室温固定 20min，以防止细胞形态发生改变）；将上室放入吉姆萨染色液中染色，去离子水适度漂洗 1~2s 去除浮色，此时下表面的细胞已着色，有利于观察；把染色漂洗后的上室放在一片干净的载玻片上，使带膜的底面贴着载玻片，如图 9-3-3 所示。注意拍照时不要让细胞完全干燥，可以微微湿润，借助水的折射使细胞更有识别度。

拍照时，可以观察到图片背景呈浅灰色，染色后的细胞呈紫红色，建议将上室底面按十字划分，沿十字线拍一遍，再把四角各拍一张，即可保证整个底面全覆盖拍摄。使用图像处理软件（如 ImageJ）对图上的细胞进行计数，分析细胞侵袭迁移的细胞数，将平行孔的数据进行统计学分析处理，得出实验结果。

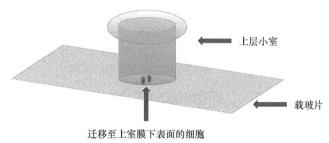

上层小室

载玻片

迁移至上室膜下表面的细胞

图 9-3-3　显微镜观察迁移的细胞

（方　瑜　王　迪）

附　试剂配方

1. 口腔上皮细胞 DNA 提取裂解液配方（裂解液终浓度含 0.1mol/L Tris-HCl、0.2mol/L NaCl、0.2% SDS、0.005mol/L EDTA，pH 8.5）　提前配制 1mol/L Tris-HCl、5mol/L NaCl、10% SDS、0.5mol/L EDTA 四种母液，用量筒量取 10ml 1mol/L Tris-HCl、4ml 5mol/L NaCl、2ml 10% SDS 置于烧杯中，再用移液器取 1ml 0.5mol/L EDTA，用 HCl 调整 pH 至 8.5，随后定容至 100ml。

2. 0.5 mol/L EDTA　用电子分析天平称取 18.61g $Na_2EDTA \cdot 2H_2O$，置于 100ml 烧杯中，加入 80ml 去离子水，搅拌至充分溶解。使用氢氧化钠调节溶液 pH 至 8.0，随后加入去离子水定容至 100ml。

3. 5mol/L NaCl　用电子分析天平称取 29.25g NaCl，置于 100ml 烧杯中，加入 80ml 去离子水，搅拌至充分溶解，随后用去离子水定容至 100ml。

4. 蛋白酶 K　市售的蛋白酶 K 是冷冻干燥的粉末，用无菌水配制蛋白酶 K 储液，浓度为 20mg/ml，用离心管分装成小份，储存于–20℃；使用时将浓度稀释至 200μg/ml，注意反复冻融使用若干次后应舍弃。

5. 3mol/L 乙酸钠（pH 5.2）　800ml 水中溶解 408.1g 三水乙酸钠，用冰醋酸调节 pH 至 5.2，加水定容至 1L，分装成小份，高压蒸汽灭菌后冷却备用。

6. 50×TAE　称取三羟甲基氨基甲烷（trihydroxymethyl aminomethane，Tris）242.0g、Na_2 EDTA 37.2g 置于 1L 烧杯中，加入约 600ml 去离子水，充分搅拌溶解；再加入 57.1ml 的冰醋酸，充分搅拌；随后用去离子水定容至 1L 后，于室温下保存。使用时，取 20ml 50×TAE，加去离子水定容至 1L 即为 1×TAE，可用于琼脂糖凝胶电泳实验。

7. 1%琼脂糖凝胶　称取 1g 琼脂糖置于 250ml 锥形瓶中，加入 100ml 1×TAE 溶液，微波炉高火加热 3min 左右，加热期间可适当摇晃锥形瓶使溶液受热均匀、确保琼脂糖完全溶解；然后将锥形瓶从微波炉中取出，加入 10μl 10 000×DNA 琼脂糖凝胶电泳染料，轻轻摇晃瓶身确保染料与凝胶混合均匀，再缓缓倒入提前准备好的制胶盒中，插入梳子，静置使其冷却凝固后将梳子拔出，即可将凝胶放入电泳槽中备用。注意倒胶时动作要轻柔，确保不产生气泡，以免凝胶表面不平整而影响电泳结果。

8. LB 液体培养基 用电子分析天平称取 2.5g LB 液体培养基粉末置于烧杯中，随后用去离子水定容至 100ml，倒入 250ml 容量的锥形瓶中，用铝箔纸覆盖瓶口进行封口处理，再放入全自动高压蒸汽灭菌锅中启动灭菌程序（121℃灭菌 15min）。待灭菌程序完成，温度、压力下降至可以打开灭菌锅后（压力下降至 0，温度 50～60℃左右），戴上隔热手套取出培养基，常温放置备用或置于 4℃冰箱中冷藏备用。

若需加入 Amp，考虑到 Amp 受热分解，所以，为了保证抗生素的有效性，须等瓶子手感温热但不烫手时加入，此时培养基温度在 50℃左右。加入 0.5ml Amp 储液，使其终浓度为 0.05mg/ml，轻轻摇晃混匀后备用。

9. LB 固体培养基 用电子分析天平称取 4.0g LB 固体培养基粉末置于烧杯中，随后用去离子水定容至 100ml，倒入 250ml 容量的锥形瓶中，用铝箔纸覆盖瓶口进行封口处理，再放入全自动高压蒸汽灭菌锅中启动灭菌程序（121℃灭菌 15min）。待灭菌程序完成，温度、压力下降至可以打开灭菌锅后（压力下降至 0，温度 50～60℃左右），戴上隔热手套取出培养基，移入双人超净工作台中（超净工作台提前打开紫外线灯照射 30min 作灭菌处理，确保工作台洁净无菌），在工作台中进行倒平板的操作。待平板完全冷却凝固后，可进行细菌涂板操作。

若需配制含 Amp 的固体 LB 培养基，则应在灭菌后的固体培养基冷却至 50℃左右后加入 0.5ml Amp 储液，使其终浓度为 0.05mg/ml，轻轻摇晃混匀后进行倒平板操作。

10. Amp 储液 用电子分析天平称取 0.1g Amp 干粉溶解于 10ml 去离子水中，配制成 10mg/ml 的储液，并用 0.22μm 的过滤器过滤除菌。多余储液用离心管分装后置于–20℃中保存。

11. L-ara 储液 用电子分析天平称取 0.2g L-ara 干粉溶解于 1ml 去离子水中，配制成 200mg/ml 的储液，并用 0.22μm 的过滤器过滤除菌。多余储液用离心管分装后置于–20℃保存。

使用时，取 0.5ml Amp 储液和 25μl L-ara 储液一起加入 100ml LB 固体培养基中，使两者的终浓度均为 0.05mg/ml，混合均匀后进行倒平板操作，所制作的平板即可用于筛选已转染 pGLO-GFP 质粒的细菌并诱导其表达 GFP。

12. 10% SDS（100ml） 称取 10g SDS 置于 250ml 烧杯中，加入约 80ml 去离子水，68℃加热溶解。用浓盐酸调节 pH 至 7.2，随后定容至 100ml 即可。

13. 10% AP（10ml） 称取 1g AP 溶于 8ml 去离子水中，搅拌溶解后定容至 10ml 即可使用。注意现用现配，4℃保存一般可使用 2 周左右，超过期限会失去催化作用；或将配好的溶液少量分装至小管中，避光保存于–20℃冰箱中。

14. 30%聚丙烯酰胺储液（100ml） 称取 29g 丙烯酰胺，1g N, N'-亚甲基双丙烯酰胺，置于 100ml 烧杯中，加入约 60ml 去离子水，水浴加热至 37℃，缓慢加入粉末至水中，充分搅拌至完全溶解；再将溶液定容至 100ml，用 0.45μm 滤膜过滤去杂质；检测溶液 pH 不大于 7 即可，随后将溶液倒入棕色瓶中置于 4℃冰箱保存，30 天内使用。

15. 1.5M Tris-HCl（pH 8.8，100ml） 称取 Tris 18.17g，加去离子水 80ml 溶解，用浓盐酸调节 pH 至 8.8，随后定容至 100ml，放置于 4℃冰箱中保存。

16. 1.0M Tris-HCl（pH 6.8，100ml） 称取 Tris 12.12g，加去离子水 80ml 溶解，用浓盐酸调节 pH 至 6.8，随后定容至 100ml，放置于 4℃冰箱中保存。

17. Tris-HCl 缓冲液（使用浓度 0.05mol/L，pH 7～9） 用量筒量取 5ml 1mol/L Tris 溶液（121.12g/L），按附表 1 添加合适体积的 0.1mol/L HCl 溶液，最后加水定容至 100ml（因 Tris 缓冲液的 pH 是温度依赖的，温度每升高 1℃，pH 将降低 0.03 个单位；因此，此处以 23℃的实验环境为例介绍 Tris-HCl 缓冲液 pH 调整所需的 HCl 体积）。

附表 1　不同 pH 下 0.1mol/L HCl 溶液所需体积

pH（23℃）	0.1mol/L HCl 溶液所需体积（ml）	pH（23℃）	0.1mol/L HCl 溶液所需体积（ml）
7.20	45.0	8.32	20.0
7.54	40.0	8.50	15.0
7.87	32.5	8.74	10.0
8.05	27.5	9.10	5

18. 5×蛋白质电泳缓冲液（Tris-Glycine Buffer）（1L）　称取 Tris 15.1g、甘氨酸（Glycine）94g、SDS 5.0g 置于烧杯中，先加 800ml 去离子水溶解，而后定容至 1L 即为 5×Tris-Glycine Buffer，可用于蛋白质电泳。

使用时按 1：4 的比例稀释后用于实验。例如，需要 1L 1×Tris-Glycine Buffer，则取 5×缓冲液 200ml，另加 800ml 去离子水，混匀后使用。

19. 考马斯亮蓝 R-250 染色液（1L）　称取 1g 考马斯亮蓝 R-250 溶于 250ml 异丙醇中，随后加入 100ml 冰醋酸，最后加入去离子水 650ml 搅拌均匀，用滤纸过滤除去颗粒物后室温保存。

20. 考马斯亮蓝染色脱色液（1L）　用量筒量取 100ml 冰醋酸、50ml 无水乙醇，并与 850ml 去离子水充分混匀后，常温保存使用。

21. 蛋白质电泳上样缓冲液（5×，10ml，4℃保存）　用移液器取 2.5ml 1mol/L 的 Tris-HCl（pH 6.8）、5ml 甘油置于 15ml 离心管中，并称取 1.0g SDS、0.05g 溴酚蓝一并放入离心管中，加去离子水溶解，定容至 10ml。随后分装成 500μl 一小份，室温保存。使用前，每份上样缓冲液中加入 β-ME 25μl 或 DTT 0.25g，使上样缓冲液中的硫代试剂终浓度为 5%，混匀后使用，室温下可保存 1 个月左右。

使用时，蛋白质电泳上样缓冲液与蛋白质样品按 1：4 的比例进行混合并上样电泳。

22. 电转缓冲液（10×，pH 8.3）　称取 Tris 30.3g，Glycine 144.0g，使其完全溶解于 800ml 去离子水中，随后定容至 1L。

要配制 1×电转缓冲液，则取 100ml 10×电转缓冲液、200ml 甲醇溶液（临用现加），用去离子水定容至 1L 即可使用。

23. PBS（1L）　称取 NaCl 8.0g、KCl 0.2g、KH$_2$PO$_4$ 0.24g、Na$_2$HPO$_4$·H$_2$O 1.56g 置于 1L 的烧杯中，用适量（约 800ml）去离子水先溶解上述试剂，再用浓盐酸调节 pH 至 7.2～7.4，最后定容至 1L，分装成小份，121℃高压蒸汽灭菌 20min 或过滤除菌，冷却后可使用。

24. 洗涤缓冲液　为含 0.05% Tween-20 的 PBS，1L PBS 中添加 0.5ml Tween-20，混匀后使用，建议 4℃保存使用。

25. TBST 缓冲液　为含 0.05%Tween-20 的 Tris-HCl 缓冲液，用量筒量取 20ml 1mol/L Tris 溶液（121.12g/L）、称取 8.8g NaCl 一并置于 1L 烧杯中，加入 800ml 去离子水，搅拌溶解，随后用 HCl 调节 pH 至 7.4，再加入 0.5ml Tween-20，充分混匀。最后再用去离子水定容至 1L，建议 4℃保存使用。

26. 封闭液　用洗涤缓冲液配制的 5%浓度的脱脂奶粉溶液；称取 5g 脱脂奶粉，溶于 100ml 洗涤缓冲液中，至充分溶解即可使用，一般临用现配，一次未用完可放于 4℃冰箱中保存 1 周。也可用 TBST 缓冲液配制封闭液。

27. 一抗稀释液　一般用封闭液稀释一抗，具体稀释比例应根据抗体说明书和预实验结果确定。若考虑到稀释后的抗体需回收并重复使用，则应用 TBST 缓冲液配制的封闭液稀释一抗。

28. 二抗稀释液　一般用洗涤缓冲液稀释二抗，具体稀释比例应根据抗体说明书和预实验结果确定。若考虑到稀释后的抗体需回收并重复使用，则应用 TBST 缓冲液稀释二抗。

29. 完全培养基　购买的市售成品细胞培养基已经经过抽滤灭菌，可以直接使用。但由于不含血清和抗生素，在实验中，一般需添加含青霉素和链霉素的双抗和血清，使其使用时抗生素浓度为1%（市售成品的双抗一般是100ml 100×溶液，应先进行分装再使用，如需配制500ml完全培养基时可取用5ml，最终培养基中双抗使用浓度青霉素为100U/ml、链霉素100μg/ml）、血清浓度为10%，以确保细胞的正常生长，并防止被细菌污染。

　　需注意的是，常规细胞培养过程中应避免使用抗生素，因为抗生素可以干扰敏感细胞的代谢，可能还会掩盖敏感细菌和真菌的污染，且对支原体无效。一般在原代培养时短期使用抗生素，对于本科生实验，常作为预防感染的措施加入培养基中。

（方　瑜　王　迪）

上篇参考文献

奥斯伯·FM，布伦特·R，金斯顿·RE，等. 2007. 精编分子生物学实验指南. 第5版. 金由辛译. 北京: 科学出版社.

弗雷谢尼·RI. 2018. 动物细胞培养——基本技术和特殊应用指南. 章静波，徐存拴译. 北京: 科学出版社.

格林·MR，萨姆布鲁克·J. 2017. 分子克隆实验指南(原书第4版). 贺福初译. 北京: 科学出版社.

谷鸿喜，张凤民，凌虹. 2011. 细胞培养技术. 北京: 北京大学医学出版社.

何凤田. 2012. 生物化学与分子生物学实验教程. 北京: 科学出版社.

李玉花，徐启江. 2016. 现代分子生物学模块实验指南. 第2版. 北京: 高等教育出版社.

马文丽. 2011. 生物化学与分子生物学实验指导. 北京: 人民军医出版社.

钱国英. 2009. 生化实验技术与实施教程. 杭州: 浙江大学出版社.

王玉明. 2011. 医学生物化学与分子生物学实验技术. 北京: 清华大学出版社.

章静波. 2011. 组织和细胞培养技术. 北京: 人民卫生出版社.

赵鲁杭，周以侹. 2021. 分子医学实验教程. 杭州: 浙江大学出版社.

赵永芳，黄健. 2015. 生物化学技术原理与应用. 北京: 科学出版社.

下　　篇

第十章　流式细胞术分析及分选技术

第一节　流式细胞术的简介

细胞是生命活动的基本单位，是独立生命实体，是展现活的生命状态全部特点的最小单位，是组成生物体结构和功能的基本单元，也是无数鉴定和了解生命的基本生化生理过程研究的起点。分析检测细胞的各种变化，从细胞中提取生命的信息，探究单细胞中各种物质的定性、定位、定形、定量及结构的变化等具有十分重要的学术意义和应用价值。流式细胞术（flow cytometry）是利用流式细胞仪（flow cytometer）对快速流动状态中的单个细胞或生物颗粒进行多参数定性、定量分析及分选的技术，具有检测速度快、测量参数多、采集数据量大、分析信息全面、分选纯度高、方法灵活等特点。可对人眼分辨极限内（100μm）的单细胞悬液如病毒颗粒、细菌、动物细胞、较小的植物细胞、胞外囊泡等进行检测。可用于细胞大小、细胞颗粒度、DNA 及 RNA 含量、蛋白质含量、细胞特异性抗原、细胞活性、细胞周期、细胞凋亡、细胞功能分析等研究。随着流式细胞术的不断发展，该技术已被广泛应用于细胞生物学、分子生物学、免疫学、血液学、肿瘤学、遗传学、药学、植物学、海洋生物学等众多科学研究及临床检查领域。

一、发　展　概　述

流式细胞术基于 20 世纪 50 年代全血细胞计数器装置为雏形，60 年代末第一台流式细胞仪问世，90 年代逐渐开始应用于临床并得到广泛应用。现代流式细胞术综合了单克隆抗体技术、流体力学技术、光电技术、荧光化学技术、计算机技术等，是多领域多学科高度发展的先进手段。随着现代科技的高速发展，流式细胞术已在多参数检测、精准分选和高通量分析等方面日臻完善，成为分析细胞学领域中不可替代的重要工具。以下为流式细胞术最新发展。

质谱流式技术将传统流式技术与质谱检测相结合，具有通道多、无串色及背景低的技术优势，可以对细胞群体进行更加全面、精细的分型，并深入分析单细胞内信号通路，具有传统流式技术的不可替代性，被广泛应用于生物学和医学研究等多个领域。

光谱流式技术采用创新的全光谱检测和分析技术，可以检测真实和完整的全光谱荧光信号，可进行更精细的细胞亚群鉴定和分选，可用于多色免疫分型、肿瘤免疫生物标志物探索、免疫监控、抗肿瘤药物与疫苗研发、细胞功能研究等领域。

显微成像流式技术将流式细胞仪的高检测速度、高灵敏度，表型分析能力与显微镜的高分辨图像及功能性研究相结合，可在实时查看细胞图像同时进行高速流式分析及分选，可用于信号转位、信号定位、内吞、细胞形变、免疫突触形成、肿瘤细胞与免疫细胞相互作用、DNA 损伤、形态学鉴别、细胞吞噬病原微生物等研究。

纳米流式检测技术结合瑞利散射原理和单分子荧光检测技术，可以检测 7～1000nm 粒径的粒子，涵盖完整的细胞外囊泡粒径范围（40～150nm）。填补了传统流式细胞仪在 200nm 以下的检测空白，可实现单个细胞外囊泡颗粒的直接检测，在粒径分布和浓度分析的基础上，进一步对细胞外囊泡的多种结构组分等进行精确分析，从而实现细胞外囊泡样品的综合表征等。

二、原理、组成

流式细胞术基于流式细胞仪,在细胞分子水平上通过单克隆抗体对单个细胞或者生物颗粒进行多参数、快速定量分析和分选的技术,可以在高速分析、分选上万个细胞的基础上,同时从一个细胞中获取多个参数。因此具有检测速度快、精度高、准确性好的特点,是当代较先进的细胞定量分析分选技术之一。

（一）工作原理

流式细胞仪的工作原理:鞘液在恒定压力作用下匀速流动,在流动室将样本流环包形成层流。样本流在鞘液环包的聚焦收缩作用下被约束在液流轴线上,形成单个细胞依次排列的状态,在激光照射下产生相应的散射光信号和荧光信号,通过电子系统将光信号转化为电信号,并进一步转换成相应的电脉冲信号,由数据分析存储系统形成可统计分析的数据(图 10-1-1),从而达到分析细胞或颗粒相关特征(如大小、颗粒度、荧光强度等)的功能。

流式细胞分选原理:利用流式分析的原理,根据特定的物理或荧光特性对细胞进行物理分离和收集。流式分选仪将液流振荡成液滴,对包含细胞的液滴进行充电,带有不同电荷的液滴向电极板方向偏转,最终将目标细胞收集到不同的容器中。

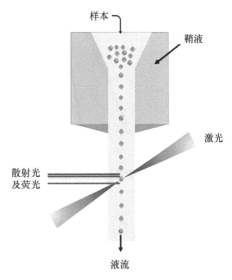

图 10-1-1　流式细胞仪工作原理图

（二）组成

分析型流式细胞仪的结构由液流系统、光学系统和电子系统组成。分选型流式细胞仪的结构是在分析型流式细胞仪的结构组成基础上还包含分选系统。

1. 液流系统　利用层流原理,鞘液包裹着样本高速流动,使单个细胞快速经过激光器的照射。液流系统包括流动室和液流驱动系统。

流动室由样品管、鞘液管和喷嘴等组成,常用光学玻璃、石英等透明、稳定的材料制作,是液流系统的心脏。鞘液在恒定压力作用下由鞘液管从四周流向喷嘴并匀速流动。单细胞悬液在压力作用下从样品管射出,在流动室中被鞘液聚焦收缩形成层流,即样本流位于轴心稳定流动。为了保证液流是稳液,一般限制液流速度在 10m/s 以下。

液流系统中由于鞘液压力恒定,可通过改变样本压力调节样本的进样速率,这并不是提高样本流的流速,而是改变了细胞之间的距离(图 10-1-2)。流式细胞仪进样速率以低速、中速、高速三种模式切换最为常见,其中高速时样本流直径变大,单位时间内流经激光照射区的细胞数增加,变异系数也会增加。

液流驱动系统包括进样和聚焦两个过程。利用注射泵、气压泵或蠕动泵等方式将样品由样品管送入流动室完成进样过程。在流动室中使单个颗粒依次排列,即流体动力学聚焦的过程。

2.光学系统　由激发光源和光束收集系统组成,他们分别将不同波长的光信号引导到不同的探测器。

常用激发光源包含激光器和透镜。光导纤维将激光束传导至各光束成形棱镜,再依次被传导至聚焦透镜,该透镜将激光聚焦到流动室内的样品流上。

光束收集系统可使光信号到达相应的探测器。主要为滤光片,包括长通滤片、短通滤片、带通滤片。其中长通滤片只允许特定波长以上的光束通过。短通滤片只允许特定波长以下的光束通过。带通滤片只允许一定波长范围内的光束通过。

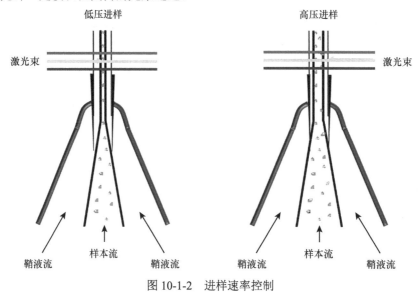

图 10-1-2　进样速率控制

3.电子系统　将光信号转换成电子信号，再以电脉冲模拟信号或数字信号进行数据统计和分析，包括光电倍增管（photomultiplier，PMT）、光电二极管（photoelectric diode，PD）。PMT 对紫外、可见光中蓝色光具有极高的灵敏度和极低的噪声，广泛用于光子计数、弱光探测、化学发光、生物发光、极低能量射线探测、分光光度计、色度计生化分析仪等设备中。PD 对可见光和近红外光具有超低的噪声。

光信号放大方式分为线性放大和对数放大。线性放大适用于变异范围较小的信号，如散射光信号分析或染色体倍性分析等。对数放大适用于变异范围较大的信号，如荧光信号或小颗粒的散射光信号等。

4. 分选系统　是分选型流式细胞仪的组成部分，主要由高速振荡器、电磁场组成。符合分选条件的颗粒一旦被检测到，包裹该颗粒的液流被充电，在高速振荡器的作用下断成高度均一的液滴。断开后的液滴仍然带电，带电的液滴被充电的偏转板在静电吸引或排斥作用下向左或向右偏转落入收集管中。不带电的液滴不偏转而流入废液槽。

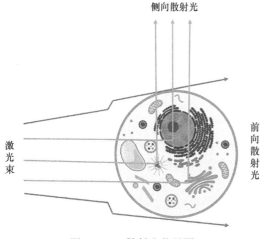

图 10-1-3　散射光信号图

三、重要概念解读

（一）散射光

当细胞或生物颗粒通过聚焦的激光束时，由于光子与细胞或生物颗粒相互碰撞，使光子的运动方向发生改变而向不同角度散射，这种光被称为散射光（scattered light）。散射光为物理信号，用来区分不同细胞群体基本形态的差异，包括前向散射光和侧向散射光。前向散射光（forward scattered light，FSC）与激光束方向同轴（图10-1-3），用于表征细胞或生物颗粒的相对大小或表面积。细胞或生物颗粒越大、表面积越大，FSC信号强度越强。侧向散射光（side scattered light，

SSC）与激光束垂直（图 10-1-3），用于表征细胞或生物颗粒的粒度及结构复杂程度，细胞或生物颗粒的结构越复杂，SSC 信号越强。

（二）荧光

被荧光抗体或荧光染料染色的细胞或生物颗粒通过激光束时，荧光素吸收光子跃迁到高能状态即激发态，返回基态时释放出能量，大部分以光的形式释放。这种发射出的光称为荧光。常用于流式检测的荧光试剂包括荧光素抗体，如抗体偶联荧光素或分子探针结合荧光素，荧光染料或荧光化合物如碘化丙锭（propidium iodide，PI）和羧基荧光素二醋酸盐琥珀酰亚胺酯（carboxy fluorescein succinimidylamino ester，CFSE），荧光蛋白如绿色荧光蛋白（green fluorescent protein，GFP）、红色荧光蛋白（red fluorescent protein，RFP）、黄色荧光蛋白（yellow fluorescent protein，YFP）等。荧光包括自发荧光和特异性荧光。自发荧光指细胞不经过荧光染色，经激光束照射后发出的荧光，如细胞色素、核黄素。特异性荧光指细胞与荧光试剂孵育后，结合上的荧光试剂被激光束激发而发射出来的荧光，如用荧光素抗体特异性地与细胞膜上抗原结合，这些荧光素通过激光激发产生的信号。

（三）荧光强度

荧光强度是指荧光素发射荧光的光量子数，决定荧光素检测的灵敏度。荧光强度 F 与荧光物质浓度 c、激发光强度 I_0 的关系如下：

$$F = \varphi I_0 \left(1 - 10^{-\varepsilon l c}\right)$$

式中，φ 为荧光量子产率，ε 为摩尔吸光系数，l 为液池厚度。该式表明荧光强度与量子产率成正比。

（四）平均荧光强度

平均荧光强度（mean fluorescence intensity，MFI）指特定区域所有细胞的荧光强度总和除以细胞数，即该特定区域所有细胞荧光强度的平均值。常用平均值（mean）、中位数（median）、众数（mode）、几何平均数（geometric mean）等表示平均荧光强度。当流式结果为线性正态分布时，用 mean 表示 MFI，如细胞周期倍体结果。当流式结果为对数非正态分布时，median 不受数据形态分布的影响，可以减少异常值对整个数据的影响。用 median 表示 MFI，是流式结果中常用的统计值。当流式结果为对数正态分布时，用 geometric mean 表示 MFI，如蛋白质表达类结果。仅仅统计表达最多的细胞荧光强度，用 mode 表示 MFI。可见，流式结果中，大部分情况下选择 median 表示 MFI。

（五）电脉冲信号

电脉冲信号是指信号的波形脉冲，代表光子被激发的程度。细胞或生物颗粒经过激光检测点产生光信号，光信号经探测器转化为电流信号，被放大并被转换为电压脉冲信号即电脉冲信号。细胞或生物颗粒进入激光检测点前，产生基线电脉冲信号（图 10-1-4A）。当细胞或生物颗粒开始进入激光检测点，光被激发或散射导致电脉冲信号强度上升（图 10-1-4B）。当细胞或生物颗粒完全进入激光检测点被激光直射，电脉冲信号峰值最大（图 10-1-4C）。当细胞或生物颗粒离开激光检测点，电脉冲信号强度下降（图 10-1-4D）。当细胞完全远离激光检测点，电脉冲信号强度返回基线水平（图 10-1-4E）。

可见细胞或生物颗粒经过激光检测点的过程会产生电脉冲信号，这个信号被仪器记录为电脉冲峰，每一个峰值都有三个参数（图 10-1-5），电脉冲高度（height，H）是光信号强度的峰值。电脉冲完整宽度（width，W）代表电脉冲信号从开始到结束的时间，反映光的分布。粘连细胞的 W 信号比单个细胞的 W 信号强。电脉冲面积（area，A）是脉冲高度对宽度（时间）的积分。粘连细胞的 A 信号比单个细胞的 A 信号强。因此，常用 W 或 A 区分粘连细胞。

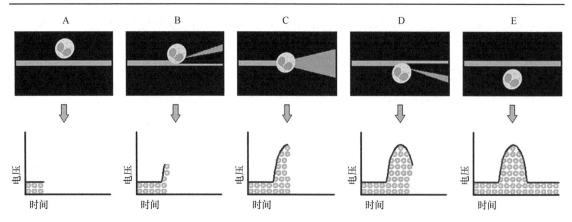

图 10-1-4 电压脉冲产生于细胞通过检测点与激光的作用

（六）染色指数

染色指数（stain index，SI）是阳性细胞群平均荧光强度与阴性细胞群平均荧光强度之差与阴性细胞群荧光强度标准差（standard deviation，SD）之间比值的一半（图 10-1-6），用于衡量阳性群和阴性群之间的分离程度。同一克隆的抗体，荧光染料的 SI 与荧光染料的亮度呈正相关，即荧光染料亮度越高，染色指数越高。同一荧光素，在增加电压条件下，阴性群与阳性群 MFI 差值增加，则 SI 增加。阴性群变宽，则 SI 减小。因此进行抗体滴定时，同一荧光抗体稀释倍数不同，SI 不同，选择 SI 最大值的稀释倍数作为抗体最佳浓度。

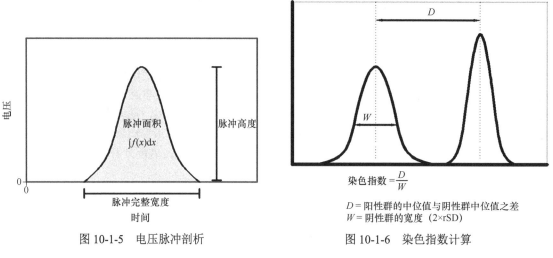

图 10-1-5 电压脉冲剖析

染色指数 $= \dfrac{D}{W}$

D = 阳性群的中位值与阴性群中位值之差
W = 阴性群的宽度（2×rSD）

图 10-1-6 染色指数计算

（七）离散度

离散度指阳性细胞群荧光通道内的离散情况。一般阳性信号越强，细胞群实际的离散度越大。随着实验中荧光染料的数量不断增加，荧光溢漏对离散度影响更大。荧光越亮，离散越大。流式中离散度通常使用数据的变异系数（coefficient of variation，CV）来衡量：

$$CV =（SD/mean）\times 100\%,$$

离散度与使用样本类型、仪器状态、电压值都相关。

（八）电压

电压常指 PMT 或 PD 的电压。流式细胞仪中每个通道信号的强度可通过调节电压来改变。通过增加电压可产生放大增益和放大信号的效果。目的是设定目标细胞群的位置，设定阳性细胞群和阴性细胞群信号强度的临界点。确保阳性细胞群没有超出检测范围,阳性细胞群和阴性细胞群均处于 PMT 或 PD 线性测量范围内,阳性细胞群和阴性细胞群的分群更明显。

(九) 荧光溢漏

荧光溢漏(spillover)指荧光信号溢出到其他检测器。传统流式仪利用双色镜和带通滤光片作为检测器对发射荧光进行分割和过滤,受带通滤光片带宽限制,检测器仅能收集到一部分荧光信号,未被收集的荧光信号则溢漏到相邻检测器中,从而造成相邻检测器中光谱重叠的现象。另外由于仪器光学设置的问题,导致同一荧光素可以被不同激光器激发,并被不同的检测器收集,从而造成某一检测器中光谱重叠的现象。

(十) 荧光补偿

荧光补偿是指在流式细胞多色分析中,纠正荧光素发射光谱重叠的过程。即检测一个通道的荧光信号必须要将其他通道溢漏过来的荧光信号减掉,才能检测到目标通道的真正信号,而这个纠正荧光溢漏的过程就是荧光补偿。换言之,从被检测的荧光信号中去除任何其他干扰荧光信号。

荧光补偿和荧光染料本身的特质及 PMT 有关。为了减少溢漏值,可以增加主通道的 PMT 电压,或者减少被溢漏通道的 PMT 电压。以异硫氰酸荧光素(FITC)和藻红蛋白(PE)为例,被 488nm 激光器激发后,荧光素 FITC 产生的发射光光谱分布于 480~640nm,荧光素 PE 的发射光谱分布于 540~700nm。流式细胞仪中常用 530/30nm(波长范围为 515~545nm)的带通滤片作为 FITC 发射光收集通道,可见该通道主要收集 FITC 的发射光,也会收集到少量的 PE 发射光。另外使用 575/16nm(波长范围为 567~583nm)的带通滤片作为 PE 发射光收集通道,可见该通道主要收集 PE 的发射光,也会收集到少量的 FITC 发射光(图 10-1-7)。通过算法从被干扰通道扣除溢漏过来的荧光信号,就是补偿。

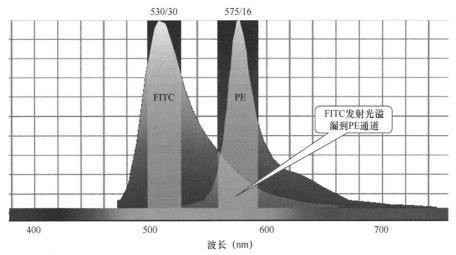

图 10-1-7　FITC 和 PE 荧光光谱重叠

补偿可确保检测器只计算该通道特定的荧光信号,需满足以下四点:①补偿管所用的荧光试剂必须与实验管荧光试剂一致。②补偿对照的荧光亮度必须与实验样品的荧光亮度相同或更高。③阴性群体和阳性群体的自发荧光必须相同。④收集足够多的颗粒,数量应多于 5000 个。

(十一) 阈值

阈值(threshold)在流式细胞检测中常用于表征光信号检测的最低值。荧光信号或散射光信号的获取范围均可设定为阈值。在流式检测器的检测限度范围内,仪器会记录每个穿过激光的纳米级别或微米级别的粒子，这些粒子包括目标颗粒、噪声信号如碎片、杂质信号如溶液中的杂质、没有用的细胞信号等。因此，通过软件控制仪器阈值以下的信号不存储，目的是将不需要的杂质信号、噪声信号和没有用的细胞信号扣除，从而收集有用的信号。要注意的是，阈值以下的杂质信号或细胞信号虽然不被存储，但这些杂质和细胞仍存在于液流中，因此流式分析实验通过提高阈值扣除没用的信号，可以大大减少最终生成文件的大小。但流式分选过程中需要降低检测阈值，可减少液流中杂质对分选纯度的影响。

（十二）门

不同的细胞群体在流式图中会有不同的信号分布。门（gate）可根据信号分布特点圈定某一特定区域，即指定某一范围或者某一细胞性状的细胞群，并对它进行分析的过程，包括多边形门、矩形门、十字门、线性门等。

（十三）液滴延迟

在流式分选时，细胞或生物颗粒首先通过激光检测窗口产生信号，再继续向下通过喷嘴（nozzle），由于高频振荡的作用，液流振荡为液滴。仪器对液滴加电压，使待分选的液滴在脱离液流的前一瞬间带上电荷。由于激光检测窗口和产生液滴的部位在空间上存在一定的距离，即细胞通过检测区到形成液滴并从液体分离的时间间隔称为液滴延迟（drop delay）。液滴延迟以有多少个液体柱（每个液体柱都会形成一个液滴）为单位，与喷嘴大小、样本流速有关系。

如果液滴延迟时间能够被准确确定，可以保证被包裹细胞的液体表面不会被充上相反的电荷，可以实现最高的分选纯度和细胞得率。

（十四）激光延迟

现代流式细胞仪激光器的空间布局分为共线激光装置（图 10-1-8A）和平行激光装置（图10-1-8B）。在共线激光装置中，激光器空间位置相同，共用同一条光路，包括相同的发射滤光片和检测器，可同时激发细胞。在平行激光装置中，激光器空间位置不同，每个激光器光路独立，包括不同的发射滤光片和检测器。细胞分别经过不同激光器被激发，因此光学系统内存在时间延迟。该延迟是指细胞从一个激光器移动到下一个激光器所需的时间，光学系统可将细胞在检测点中被所有激光器激发之后收集的信号一起传输给电子系统。如果激光延迟时间设置不正确，会导致信号丢失或不同细胞信号重叠。影响激光延迟的因素主要为鞘液压力的恒定，流式分析型仪器鞘液压力恒定，激光延迟稳定。流式分选型仪器，鞘液压力因喷嘴不同而不同，因此仪器激光延迟因喷嘴不同而不同。

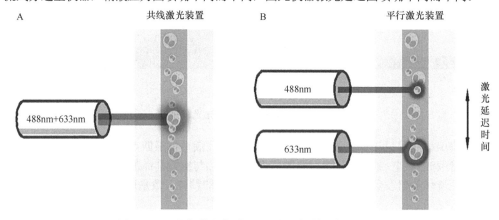

图 10-1-8 共线激光装置（A）和平行激光装置（B）

（李艳伟 程洪强 刘双双）

第二节 流式样本制备

一、流式配色方案设计

最佳的流式配色方案可使阴性细胞与阳性细胞分群明显，相同细胞群体更聚集，使荧光补偿更合适，因此需遵循以下原则。

1. 了解流式细胞仪的配置和可检测参数 流式细胞仪中激光器与探测器的配置决定了适用的荧光染料组合和可检测参数。因此流式样本制备前，需要确定流式细胞仪配备哪些激光器和滤光片组合，使荧光试剂能够被仪器配备的激光器激发，可以被仪器的滤光片接收检测主要信号峰并且每个荧光通道仅能检测一个荧光信号，尽可能降低通道间串色影响。如果使用光谱流式仪，则需要开启全部激光器，可以使荧光试剂被所配备的所有激光器激发，使光谱解析更完整，信号分辨率更高。

2. 了解实验目的和生物学指标信息

（1）明确实验目的：如检测分析药物对细胞周期的影响。检测 T 细胞、B 细胞和 NK 细胞在不同组织中的含量等。

（2）明确检测目标所需的抗原标记：如检测肠道组织中细胞毒性 T 细胞的含量，需要 CD45 标记、CD3 标记和 CD8 标记。

（3）参考试剂说明书中抗体表达量、查阅相关研究领域的文献结果或实验室既往的测试结果，明确抗原标记的表达强弱与亚群分布。

（4）确定分析逻辑树和门控策略（图 10-2-1）：外周血中单个核细胞包括单核细胞、粒细胞、

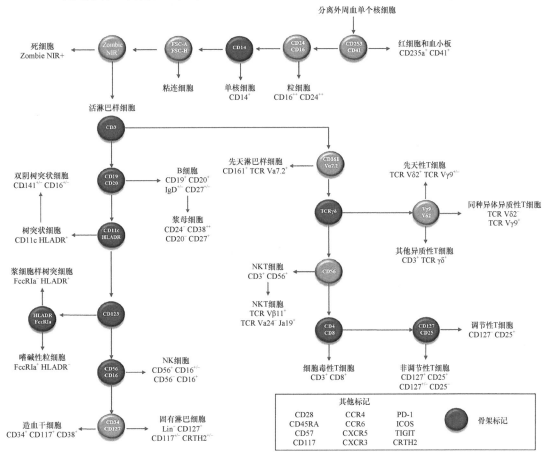

图 10-2-1 人血细胞亚群多参数逻辑树图

淋巴细胞等，淋巴细胞包括 T 细胞和 B 细胞等，T 细胞包括辅助 T 细胞和杀伤 T 细胞等。因此确定了抗原之间的逻辑关系，再根据抗原表达逻辑关系，依次设计门控。

（5）搭配骨架标签方案，进一步添加功能标记拓展为完整方案：如以 CD4、CD8、CD3 作为淋系细胞的骨架标签，添加 CD45RA、CCR7 标签，进一步检测未知蛋白质表达量。

3. 配色设计

（1）荧光素的选择：受激发后能产生荧光的物质称荧光物质或荧光素。荧光素有激发光谱（对应激光器）和发射光谱（对应带通滤片），明确荧光素可以被不同的激光器激发，选择激发效率最好的激光和接收效率最高的带通滤片。

（2）荧光素的亮度与抗原表达量相匹配：荧光素信号有强有弱，抗原表达量有高有低，需掌握二者强弱搭配原则来平衡荧光信号强度。荧光素亮度强弱以单染样本的染色指数来确定。与抗原表达量的匹配可根据荧光素相对亮度进行反向排序，即高表达量的抗原与弱荧光强度的荧光素相匹配，低表达量抗原搭配强荧光强度的荧光素（强配弱，弱配强）。

（3）荧光光谱重叠最小：每种荧光素都具有最大激发光谱和最大发射光谱，当荧光素被激光器激发后，会呈现一个右边有拖尾的类似正态分布的图谱，从光谱上可以看出，不同荧光素之间会有重叠（图 10-2-2）。尤其是同一激光的不同通道更容易发生荧光溢漏，因此进行多色流式检测时，同一细胞上的抗原检测，可用不同激光激发减少重叠。

弱表达抗原放在被干扰最小的检测通道，强表达抗原放在对其他通道干扰较小的检测通道。共表达的抗原避免放在相互干扰的通道，上级抗原表达避免对下级抗原表达造成干扰，反之可行。互相排斥表达的抗原可以安排在有荧光溢漏干扰的通道上。

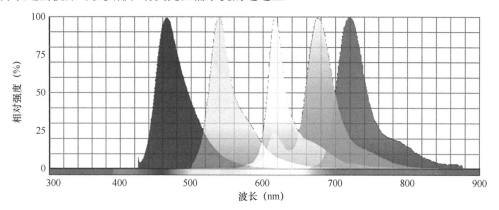

图 10-2-2 荧光光谱重叠

（4）避免复合荧光素联合使用带来的假阳性：复合荧光素是一种通过荧光共振能量转移原理将小分子荧光素和荧光蛋白串联在一起组成的荧光素，如 PE-Cy7、APC-Cy7、PE-Cy5.5、Percp-Cy5.5 等荧光素。这些复合荧光素不稳定，因此在使用过程中要尽量避免高温、固定。如果细胞需要固定，要在冰浴环境下完成。而且还要考虑其对干扰荧光素通道和被干扰荧光素通道的溢漏。值得注意的是，Cy5 荧光素会非特异地结合到细胞表面的免疫球蛋白 Fc 段的特异性受体（Fc receptor，Fc）上而增加假阳性，因此在巨噬细胞、NK 细胞、单核细胞这些 Fc 受体表达高的细胞中尽量不用 Cy5 荧光素。

（5）尽量使用红色激光激发自发荧光高的样本：每种细胞都会有不同水平的自发荧光，自发荧光多以绿色荧光常见，自发荧光在波长较长时迅速降低，因此尽量使用红色激光激发自发荧光高的样本。如单核细胞自发荧光比较高，可选用红激光激发荧光素。

二、流式对照设计

设计实验对照在流式细胞检测实验中非常重要，可区分实验结果与背景信号，排除其他因素对实验结果的干扰。

1. 未染色对照（空白对照） 在流式检测中可确定背景荧光或自发荧光的强度，帮助设定各个通道的电压以及圈定正确的阴性细胞群的位置（图 10-2-3）。

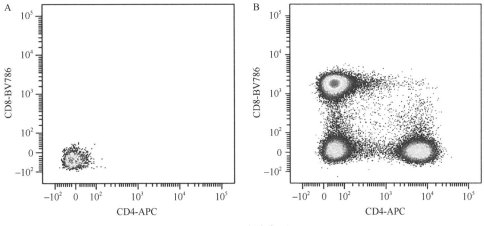

图 10-2-3 未染色对照

A. 空白对照即不进行标记的细胞；B. CD8-BV786 和 CD4-APC 抗体染色的阳性对照

2. 阻断对照 Fc 受体在单核细胞、巨噬细胞、树突状细胞和 B 细胞上高表达，通过其恒定的 Fc 结构域而不是抗原特异性 Fab 结构域结合抗体。这种结合会导致假阳性。为避免此类假阳性，可使用 Fc 封闭试剂确保仅检测到抗原特异性结合。

3. 同型对照（isotype control） 与使用的流式抗体具有种属来源、亚型、荧光标志物、使用剂量和浓度，但对目标靶点无特异性结合的抗体。用于消除细胞的自发荧光、Fc 受体介导的抗体结合和非特异性抗体结合而产生的背景染色。

4. 补偿对照 当进行多色流式实验时，单染样本对于确定补偿水平至关重要。单独染色将显示不同荧光基团之间光谱重叠的水平，并去除或补偿此重叠（图 10-2-4）。

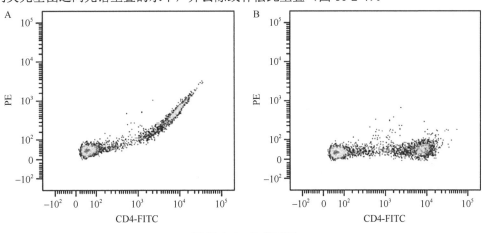

图 10-2-4 补偿对照

A. CD4-FITC 单染在 PE 通道检测到荧光；B. 正确调节补偿后，在 PE 通道扣除 FITC 荧光溢漏干扰

5. 活性对照 死细胞具有更大的自发荧光，而且会增加非特异性抗体结合，导致假阳性并降低动态范围，从而使弱阳性样本和稀有群体的鉴定变得困难。虽然基于前向散射信号和侧向散射信号可以清除碎片和死细胞，但无法清除与活细胞大小接近的死细胞。用于鉴定死细胞的活性染料可以更好地区分活细胞和死细胞，提高流式结果的质量。活性染料包括膜不通透性核酸染料如 DNA

染料，蛋白质结合染料如胺类反应染料等。

6. 荧光减一对照 荧光减一（fluorescence minus one，FMO）对照指在流式实验样本中加入除一个抗体以外的所有荧光抗体，能准确区分阴性细胞群体和阳性细胞群体。该对照用于研究不同细胞亚群表达某些重要的表型分子、细胞因子的应用。因为不同细胞亚群的非特异性荧光可能存在差异，不同细胞亚群结合有不同的荧光素偶联抗体，从而使它们的最佳补偿值存在差异。在统一补偿条件下同时分析不同细胞亚群在某一通道的阴阳性界线可能存在差异。普通阴性对照无法进一步区分这种差异，而 FMO 对照就可以通过只缺少标记这一代表通道的荧光素偶联抗体，精确界定不同细胞亚群在这通道的阴阳性界线，从而使流式分析结果更加精确。

7. 生物学对照 生物学对照包括生物学阴性对照、生物学阳性对照、纵向对照/参考对照。生物学阴性对照是指用已知不表达某种抗原的细胞进行平行实验，用于提供所有待测标志物的表达背景。在比较细胞经过化学或生物学处理后的蛋白质表达差异时，这种对照特别重要。生物学阳性对照是指用已知表达某种抗原的细胞进行平行实验，用于证实抗体在相关细胞中的阳性染色，以表明抗体在实验中起作用。纵向对照/参考对照是长期研究的质量控制，可以确保实验过程中的染色一致性。流式实验均需要设计对照，而生物学对照可以理解为文献中的对照。

三、流式样本制备要求

流式细胞检测实验中的样本需制备成单细胞悬液，并且保持细胞的固有生物化学成分及生物学特性，通常使用磷酸盐缓冲液（phosphate buffer solution，PBS）作为重悬缓冲液。流式细胞分析实验的样本浓度推荐 $10^5 \sim 10^6$ 个细胞/ml，流式细胞分选实验的样本浓度推荐 $1 \times 10^7 \sim 2 \times 10^7$ 个细胞/ml。样本单次进样体积推荐 0.5~1ml，如果样本体积过大，推荐分多次进样。样本上机检测前，需要经 300 目筛网或 40μm 滤膜过滤，除去细胞团块和絮状物，防止流式细胞仪堵塞。

（一）液体类流式样本制备要求

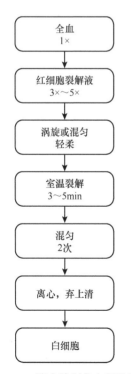

图 10-2-5 溶血法制备白细胞流程

1. 血细胞类 血液样本在常温下可保存 6h，在 4℃下可以较长时间保持样本稳定性，因此尽量使用新鲜采集的样本，低温冻存可能会影响某些抗原的表达，或造成特定类型细胞的丢失。

（1）白细胞的制备：通常使用红细胞裂解液裂解或者密度梯度离心去除红细胞。

红细胞裂解即溶血法：裂解时间和条件需严格按照说明书，染色前后裂红均可。300g 离心 5min，弃掉上清，用适量 PBS 重悬，获得单细胞悬液（图 10-2-5）。注意：T 细胞适合先染色后裂红，NK 细胞适合先裂红后染色。由于不同品牌流式细胞仪光路设置不同，要根据仪器厂商来选择合适的溶血素产品，才能获得良好的细胞分群。溶血素工作液最好现用现配，如在 4℃下可保存 1 个月。由于温度过低会影响裂解效果，建议在室温条件下裂解红细胞。

密度梯度离心法：要求磷酸盐缓冲液与血液量的比≥1，先加入密度梯度分离液，再倾斜离心管，沿管壁缓慢加入稀释后的血液至密度梯度分离液面上层（小心不要使两种溶液混合）。400g 离心 30~40min，离心加速度设为 1，得到分层，先吸取弃除最上层血浆，吸取白膜层至新离心管中，加入 10~15ml 磷酸盐缓冲液离心 2 次，弃上清得到单个核细胞（图 10-2-6）。密度梯度离心实验建议最佳工作温度为 18~20℃，温度过低会导致离心之后红细胞污染或白膜层分散。

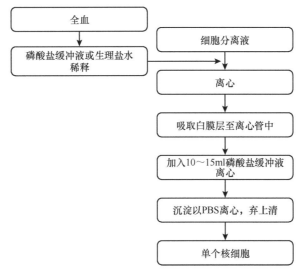

图 10-2-6　密度梯度离心法提取外周血单个核细胞的制样流程

注意事项：对于白细胞数量要求较高的研究推荐使用溶血法处理样本。对于细胞活性比较重要或者需要胞内染色实验，推荐使用密度梯度离心法处理，其中水溶性聚蔗糖细胞分离液用于常规细胞分离，可获得单个核细胞及骨髓间充质干细胞等。包被聚乙烯吡咯烷酮的硅胶细胞分离液用于更加精细地分离细胞，可分离淋巴细胞和单核细胞/实体组织细胞（小胶巨噬细胞）等。

（2）红细胞的制备：使用磷酸盐缓冲液或生理盐水稀释 1000 倍。

（3）血小板的制备：使用磷酸盐缓冲液或生理盐水稀释 20 倍，避免使用肝素抗凝血。

2. 骨髓血　过 300 目筛网或 40μm 滤膜去除骨髓小粒后，细胞制备流程与外周血相同。

3. 采集的新鲜体液、灌洗液或悬浮培养细胞　经 300g 离心 5min，收集细胞沉淀，用适量磷酸盐缓冲液重悬，获得单细胞悬液。

4. 贴壁细胞　吸除培养基上清液，用含磷酸盐缓冲液洗涤 1 次，然后用胰蛋白酶消化转移至离心管中，300g 离心 5min，弃上清，用适量磷酸盐缓冲液重悬，获得单细胞悬液。

（二）组织类流式样本制备要求

1. 组织样本　流式样本尽量采用新鲜组织制样。如需长时间保存，建议制成单细胞，按细胞冻存法冷冻保存，或者组织样本切成小于 0.5cm³ 的小块速冻于液氮中保存。不推荐使用甲醛或石蜡固定，会造成蛋白质构象改变或产生大量碎片。

对于新鲜实体瘤组织可选用酶消化法、机械研磨法（机械法对组织细胞有一定损伤，酶消化法应考虑消化时间、pH、温度等的影响）来获得细胞悬液，然后经 300 目筛网或 40μm 滤膜过滤，300g 离心 5min，弃上清，用适量磷酸盐缓冲液重悬，获得单细胞悬液。

对于原代细胞或者低比例细胞的获取，建议采用单细胞组织处理器，因其标准化组织解离程序及全密闭环境，可保证无菌性和安全性，对细胞损伤小，制备的细胞活性高。

2. 胸腔积液腹水、穿刺液、灌洗液中的脱落细胞　细胞标本（主要包括脱落细胞、胸腔积液细胞、腹水细胞、尿液、内镜刷检）经过简单处理，便可成为较好的单细胞悬液供流式细胞分析检测。

注意：灌注用生理盐水冲洗，以防细胞死亡。细胞洗脱到 4℃下的磷酸盐缓冲液中；流式检测前进行 300 目筛网或 40μm 滤膜过滤。

3. 植物细胞及微生物　植物细胞有细胞壁，使用纤维素酶和果胶酶可消化成单细胞。由于植物细胞和水生藻类含叶绿素和叶黄素等自发荧光，所以染色时注意避开这些自发荧光的影响。数据采集时,因植物细胞或细菌比较大,建议使用线性前向散射光信号和对数侧向散射光信号作流式图。

4. 培养细胞 如若死细胞太多导致细胞悬液黏稠,可使用 300 目筛网或 40μm 滤膜过滤,或者加入 50μg/ml DNase I +5mmol/L MgCl₂,或者加 1%~3%的小牛血清或牛血清白蛋白(BSA)或 0.05% EDTA 减少聚集去除团块。使用细胞消化液替代胰蛋白酶可降低细胞黏稠度。调整离心条件,尽量选用低的重力加速度减少碎片产生。低温制样、4℃保存、避光等可提高细胞活性。

(三)小颗粒流式样本制备要求

1. 小颗粒样本 小颗粒样本粒径小,通常采用超速离心法、超滤离心法对其进行分离纯化。数据采集时建议使用侧向散射光信号通道和荧光通道,使用对数放大显示流式结果(图 10-2-7)。

小颗粒样本由于样本粒径较小,对重悬的缓冲液中洁净度要求比较高,缓冲液洁净度越高,对小颗粒样本检测干扰越小。仪器阈值背景噪声可能会影响观测,建议去除噪声,降低阈值(图 10-2-8)。不同流式细胞仪的最小颗粒检测限不同。

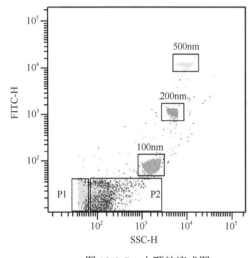 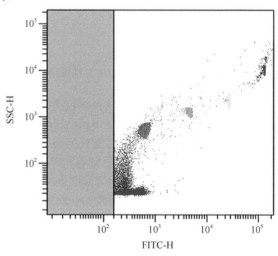

图 10-2-7 小颗粒流式图   图 10-2-8 扣除噪声后小颗粒流式图

2. 人造微球 使用微球时不要固定。

(1)补偿微球:当同时使用一种以上的亮色聚合物染料时,需要加亮色缓冲液以减少染料间相互作用。

(2)校准微球:用水稀释微球或实验完成后剩余微球回收均易造成荧光蛋白信号的减弱或降解。

(3)细胞因子检测微球:注意标曲微球的准确,每次实验要同时做一个标准曲线。

(4)荧光定量微球:采用直标法和间标法。抗体滴定可确定抗体和荧光分子比例。

(李艳伟 程洪强 刘双双)

第三节 流式检测分析

一、流式程序设计

流式细胞检测分析的前提是完成单细胞悬液的制备以及抗体孵育过程,接着调整细胞进样浓度和体积并过滤,最后进行实验样本的样本检测、数据分析及目标细胞的分选(图 10-3-1)。单细胞悬液制备方法见本章第二节,本节介绍抗体孵育、数据采集、数据分析及细胞分选要点。

二、流式抗体孵育

1. 抗原标记　包括抗体直接标记和间接标记。直接标记是指一抗上连有荧光素，与样本孵育后，特异性强，与其他抗原交叉反应少。间接标记是指一抗不连荧光素，待一抗与样本孵育后，需要再孵育荧光二抗才能被流式细胞仪检测。由于荧光二抗的参与导致非特异性结合增加，细胞损失大。实验时，需要单独标记荧光二抗，排除非特异性结合。如果荧光二抗非特异性很强，已经无法判断目标抗原的表达，建议更换二抗。

2. 细胞表面抗原标记　收获细胞→细胞膜表面 Fc 受体封闭→加入荧光抗体或荧光染料孵育→离心洗涤，用 PBS 重悬→上机检测。

3. 细胞内抗原标记　收获细胞→细胞膜表面 Fc 受体封闭→表面抗原染色，离心洗涤→细胞沉淀固定、破膜→离心洗涤→细胞内抗原染色→离心洗涤，用 PBS 重悬→上机检测。

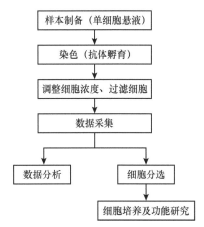

图 10-3-1　程序设计

分选前的细胞须经 300 目筛网或 40μm 滤膜过滤，否则易造成仪器堵塞

三、流式数据采集

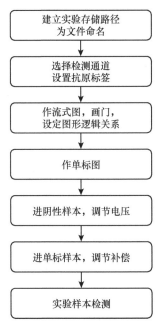

图 10-3-2　流式数据采集流程

流式细胞仪运行处于最佳状态可以保证定量检测分析和分选的准确性和检测精度。常用变异系数评价仪器精度。实验前需使用配套质控微球调整仪器的变异系数评价仪器精准度。接下来根据流式数据采集流程创建实验方案和采集数据（图 10-3-2）。

1. 创建实验方案。新建实验存储路径，选择相应通道和设置通道标签，然后根据实验需求作图，包括 FSC-SSC 散射光散点图、相应荧光散点图和单标图，设定图形逻辑关系和信号显示数量。

2. 进阴性样本，调整好 FSC、SSC 电压和 FSC 阈值，使细胞群位于图中合适位置，作门 P1，圈住目标细胞群体。

3. 观察相应荧光散点图，让第二张图显示 P1 门内的细胞群，调整相应荧光电压，使得阴性细胞峰位于左下角荧光表达阴性区域内，沿阴性细胞群设象限门。

4. 进全阳性样本，观察单标图检查各荧光通道信号是否超出检测限，针对超出检测限的荧光通道，依次降低电压（增益）值，反之，取下阳性样本管，重新进阴性样本开始记录数据。

5. 所有条件保持不变，依次通过单阳样本调节补偿设置。

6. 制定好最终圈门策略，根据实验需求，设置样本进样速率（低速、中速、高速）、目的细胞收集的数量，设定圈门策略等。

7. 设置数据采集停止条件，如根据收获的颗粒数、体积、时间等作为停止条件。点击运行，开始采集数据，等数据稳定后点击记录，进行数据存储。

四、流式数据分析

数据采集后可进行数据分析，包括调整门区域，逐级分析感兴趣的目标群体，统计数据（如细胞比例、平均荧光强度、绝对计数等），最后导出所需统计数据表格以及流式图。如需第三方软件进行分析，需先将采集的数据导出匹配格式的文件，再导入相应的三方流式软件分析数据。

数据可以以多种图形展示，如单参数直方图、散点图、等高线图等。

1. 单参数直方图 代表细胞的某一单参数数据的统计分析图。横坐标代表荧光信号或散射光信号的相对强度，可以是线性或对数坐标。纵坐标一般是细胞数（count）。在表型分析中，荧光信号强弱直接反映细胞抗原的丰度。例如，检测细胞自发荧光蛋白时，荧光信号的强弱反映目的基因的表达量。核型/细胞周期分析时，荧光信号的强弱反映 DNA 或染色体的含量。

2. 散点图 能够同时表示两个通道的信息，更加直观和常用。横坐标/纵坐标都表示荧光信号或散射光信号相对强度的值，可以是线性或对数坐标，图中每一点代表一个细胞。例如，前向/侧向散点图的横纵轴分别为 FSC 与 SSC，反映的是细胞大小和细胞内复杂程度，用来观察细胞群的物理性质。

3. 等高线图 借助地理等高线图来表示细胞的密集程度，其中的环线代表的是细胞密度相同的区域。等高线越密集的地方表示此区域细胞密度变化越快，环线的中央区域代表细胞聚集的中心。等高线图能直观地体现细胞群的集中点，等密度环线的中央区域代表一个细胞群的集中点，一般代表一个细胞群。在某些情况下，等高线图比散点图更能直观地体现细胞的分群。

流式数据文件中的所有参数需要通过设定层级逻辑门分析感兴趣的细胞表达情况。如利用散射光确定形态差异的细胞，利用散射光面积和高度去除粘连细胞，利用荧光信号确定特定细胞的表达强度和含量（图 10-3-3）。逻辑门不仅可提高流式检测信噪比，还可以更准确定量稀少细胞群体。同时借助第三方软件还可以分析更多没被发现的信息。

五、流式细胞分选

流式细胞分选类型包括捕获管分选和电荷式分选。

捕获管分选：在封闭的液流管路上加装细胞分选系统，液流可分为三段：分析前区、细胞分析区和分析后区。在液流中安装一个可移动式捕捉管，捕捉管口可在"细胞分析区"和"分析后区"之间快速切换。捕捉管口处于"细胞分析区"时，可抓取待分选细胞。捕捉管口处于"分析后区"时，则不分选。优点：全封闭管路，有效防止污染。缺点：分选速度慢，一次只能分选一种细胞。

电荷式分选：在分选过程中，在喷嘴处给予液流高频振荡（15～100kHz），使液流断裂为大小均匀的液滴，液滴在喷嘴下面与液流分离，瞬间加电，带正电荷或负电荷的液滴经过电场作用后会发生偏转，从而实现分选。优点：分选速度很快，且可同时分选出 1～6 种细胞。缺点：高压加电可对细胞产生微弱损伤。

高质量的流式分选需要具备 4 个因素：高纯度、高得率、分选后细胞无菌及高活性、高的分选速度。

1. 获取高纯度细胞可以通过设置合适的分选模式、选择合适的喷嘴孔径、确保稳定的液流断点、设置正确的液滴延迟时间、减少样本的粘连、正确的设门、确保上样管路清洁等来实现。进行多路分选时将纯度要求高的细胞设置在收集架最边缘收集管内，可减少废液流对目标细胞收集的影响。

2. 获取高得率细胞可以通过降低分选速度、减少纯度要求、设置正确的延迟时间、合适体积收集液、保护细胞活力、正确的设门来实现。

3. 分选后细胞无菌及高活性需要无菌环境的控制、降低鞘液的压力、选用大孔径喷嘴（脆弱细胞）、温度控制来实现。

4. 分选速度与鞘液压力、上样速度及振荡频率成正比，而与喷嘴大小成反比。喷嘴大小一般根据细胞大小选择，通常所分选细胞的直径小于喷嘴直径的 1/5～1/3。

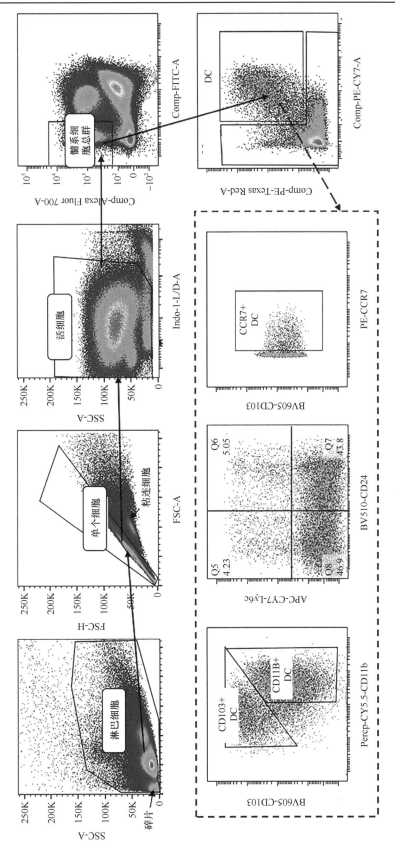

图 10-3-3　流式细胞实验中圈门的作用

此外，细胞的形态也会影响分选的结果，理论上越接近于球形的细胞，分选过程中的剪切力对细胞造成的伤害就越小。形态特殊的细胞应选择较大的喷嘴，以减轻分选过程对细胞造成的伤害。不同的喷嘴，默认的鞘液压力不同。鞘液压力越大，分选的速度越快，但是对细胞造成的伤害也是逐级增加的。所以喷嘴的选择除了考虑细胞的大小，也需要考虑细胞对鞘液压力的耐受程度。

（李艳伟　程洪强　刘双双）

第四节　流式细胞术的注意事项

一、缓冲液的选择

1. 流式鞘液缓冲液　检测细菌添加叠氮化钠到鞘液缓冲液。另外，不同流式细胞仪需要使用匹配鞘液缓冲液，由于不同来源缓冲液的 pH 不同，从而影响流式细胞仪检测。

2. 破膜剂　检测细胞内因子时，需要使用破膜剂对固定后的细胞破膜。

3. 固定缓冲液　用于细胞内染色时保留细胞的光散射特性和表面荧光染色，否则抗原决定簇不能充分暴露造成假阴性的染色结果。4%多聚甲醛作为固定剂可减少前向散射信号强度和串联染料荧光强度。

4. 红细胞裂解液　用于从全血、组织和肿瘤细胞中快速去除红细胞，而对白细胞的影响最小。使用前，用去离子水配制新鲜工作溶液。通过 0.2μm 过滤器过滤该缓冲液实现无菌化，勿高压灭菌。

5. 细胞凋亡结合缓冲液　需在避光、室温（而非 4℃）下孵育细胞。

二、死活染料的使用

死细胞会影响分析的结果，尤其是组织类样本。

1. 膜不通透性核酸染料　即在活细胞细胞膜完整的情况下，染料不能进入细胞膜染上核酸，流式检测呈阴性，当细胞死亡、细胞膜出现缺口后，染料即进入胞内染上核酸，流式检测呈阳性。

2. 可固定死活染料　这些染料染色后允许细胞固定破膜，可与表面染色同时染，之后进行破膜染胞内抗体。对于坏死的细胞而言，由于细胞膜通透性的改变，这种染料可以和细胞表面以及膜内的游离胺/活性巯基结合，发出高强度的荧光信号。对于活细胞而言，这种染料只能和细胞表面的胺/巯基结合，发出较弱的荧光信号。从而起到区分死活细胞群的作用。

三、Fc 受体封闭剂的使用

Fc 受体是指细胞表面能够与免疫球蛋白（IgG、IgA、IgM、IgE 和 IgD）结合的分子。其广泛存在于 NK 细胞、肥大细胞、巨噬细胞、中性粒细胞的表面。FcR 能够与抗体的 Fc 段结合，在检测时产生假阳性。使用 FcR 阻断剂，可以消除假阳性，降低检测背景，获得更清晰的结果。

最佳做法：正确滴定所有的试剂，封闭细胞的 Fc 受体，加入一种细胞活性染料以排除死细胞。

四、抗体染色

1. 染色顺序的不同会导致荧光强度不同，可借助预实验尝试多种顺序，确定最佳染色顺序。如趋化因子相关标记（CXCR3/CXCR5/CCR7 等）和 TCRγδ，建议先于其他标记染色。

2. 染色所用细胞量远超标准（1×10^6/样）时，抗体浓度是关键指标，建议保证染色的抗体浓度与单样染色时的浓度一致。

3. 不合理的染色方案会导致荧光信号太弱，建议通过预实验设计最佳染色方案。如多参数流式检测制样时，一次染色的孵育体积过大时，建议将抗体分组进行染色。

4. 制备单标样本时，建议同时准备微球单染和细胞单染。使用微球制备单染时，如全染样本染色使用了紫光激光器激发的亮染色缓冲液，微球不可使用此缓冲液。

5. 所有单染需保持与实验样本相同的染色处理，包括缓冲液、抗体浓度、孵育时间、温度及固定破膜操作等。如孵育时间过长会导致荧光猝灭，4℃孵育抗体可延缓荧光猝灭。

五、固　定

低浓度的甲醛或多聚甲醛固定（<1%）可用于外周血、培养细胞或已分散成单细胞的组织来源样本，可短期保存 7 天。如果需长期保存可参考细胞和组织的冻存（深低温或液氮）方法。如果进行 DNA 倍体检测，可用预冷乙醇固定（终浓度 70%），固定时振荡逐滴加入，固定后样本在–20℃下可存放 1 个月以上。另外，避免固定步骤对部分染料具有破坏性。例如，固定或者长时间的孵育对串联染料影响明显。

对于已标记荧光的样本和对细胞活力有要求的样本应尽快检测，以免荧光猝灭及细胞活力丧失。对于固定破膜实验，最好固定不破膜，隔天破膜染胞内检测。已固定破膜的，可于4℃下避光放置。过高浓度的甲醛会影响抗原抗体结合及导致荧光猝灭。

六、抗体滴定

合适的抗体滴度可确保抗体有足够的染色浓度，可降低高浓度下的非特异性抗体背景信号，也会降低抗体使用成本，更利于细胞分群。

滴定的稀释倍数：一般按照 5 倍稀释，即以 5 个梯度的原则做滴定实验。也可根据自己的实验进行适当调整。抗体起始浓度按照具体的实验进行选择，建议对于抗原表达比例高的样本，抗体起始浓度以推荐量为准向下 5 倍稀释，做 5 个梯度。对于抗原表达比例低的样本，抗体起始浓度以推荐量为准超过推荐量滴加，再进行梯度稀释。例如，外周血、裂解后的全血、脾脏等样本中活细胞比例高，单管细胞数量以 1×10^6 个/ml 为上限。抗体初始浓度以推荐用量为准，向下 5 个 5 倍梯度稀释。有些原代细胞，如肿瘤免疫样本中活细胞比例低，免疫细胞的浸润比例低，所需样本量大，抗体初始浓度以超过推荐用量为准，再向下 5 倍梯度稀释。

确定抗体最佳浓度：滴定实验完成后，通过软件计算染色指数、确定最佳抗体浓度。

七、其他注意事项

1. 组织类样本及固定过的样本，上样前需过滤，否则细胞容易成团堵塞进样针。
2. 流式分选后的细胞如果需要继续培养，流式样本不能使用固定剂。
3. 分选样本中加入含 2%血清的磷酸盐缓冲液，保持细胞活性状态，但血清浓度不能过高，否则样本悬浮液黏性大，影响分选。如果使用培养基作为细胞重悬溶液，建议使用不含酚红的培养基，避免对背景信号的干扰，从而影响分选纯度。
4. 缩短分选时间可提高分选后细胞的活性。流式样本制备完成后尽快上机，可提高分析及分选结果的准确性。分选后细胞尽快用于下游实验，提高细胞的质量。

（李艳伟　程洪强　刘双双）

第五节　流式细胞分析及分选技术的应用及实例解析

流式细胞术在过去 50 年里得到迅速发展，在免疫学、分子生物学、细菌学、病毒学、癌症生物学和传染病学等领域得到广泛应用。流式分析检测方面，流式细胞术在基础医学和临床研究中，可以检测细胞表面及细胞内的蛋白质和核酸的表达与定量，检测细胞功能改变如分泌细胞因子及受体表达等，可以对细胞进行分类、鉴定和定量等，可以检测细胞存活率、细胞凋亡、细胞免疫功能改变研究等。在新药研究中，流式细胞术可检测药物作用后细胞表面及细胞内部蛋白质及核酸的表达与含量变化，可以检测细胞凋亡、增殖活性等。在生物材料研究中，流式细胞术可以检测细胞免疫功能改变、生物材料对细胞毒性研究等。在疾病机制方面，流式细胞术可用于细胞表型分析研究及细胞生物学研究等。

另外，利用仪器的分选功能，流式细胞术可以分选得到高纯度、高活性的稀有细胞，通过直接培养、诱导、增殖、分化、活化和移植等进行更深一步的细胞功能和细胞治疗探索。还可以在此基础上逆向进行基因组和蛋白质组相关研究，从而寻找致病基因、致病蛋白和疾病信号转导方式等的有效手段。

一、细胞周期实例解析

1. 实验原理　细胞周期是指从上一次细胞分裂形成子细胞开始到下一次细胞分裂形成子细胞为止所经历的过程，包括 G_0/G_1 期（DNA 合成前期）、S 期（DNA 合成期）、G_2/M 期（细胞分裂期），其中 G_0/G_1 期，DNA 为二倍体，S 期 DNA 开始增加，G_2/M 期 DNA 为四倍体。细胞内的 DNA 含量会随细胞周期进程而发生周期性变化，通过流式细胞仪对细胞内 DNA 的相对含量进行测定，可分析细胞周期各阶段的百分比，因此对于细胞周期的检测至关重要。用于 DNA 含量测定的染料有碘化丙啶（PI）、4′,6-二脒基-2-苯基吲哚（DAPI）、7-氨基放线菌素（7-AAD）、Hoechst 33342、Hoechst 33258、吖啶橙（AO）等。本实例以 PI 为染料检测细胞内 DNA 含量。

2. 实验操作流程　见图 10-5-1。

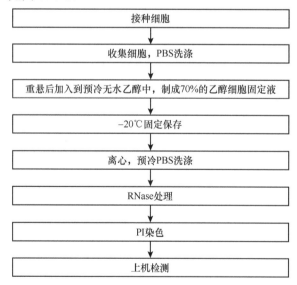

图 10-5-1　细胞周期检测实验操作流程

3. 结果与分析　用前向散射光（FSC）信号和侧向散射光（SSC）信号圈出细胞群，再用荧光通道（PI）的 H（高度）/A（面积）去除粘连细胞，最后用荧光通道的直方图分析细胞周期。图 10-5-2 中所标二倍体、合成期和四倍体分别代表 G_0/G_1 期细胞、S 期细胞和 G_2/M 期细胞。

4. 注意事项　①收集细胞，加入 300μl 预冷磷酸盐缓冲液（PBS）混悬，制成单细胞悬液，再逐滴振荡加入预冷无水乙醇 700μl，使固定液中含有 70%乙醇。②PI 染色前加入 RNase 处理，避免 RNA 对 DNA 含量的检测。

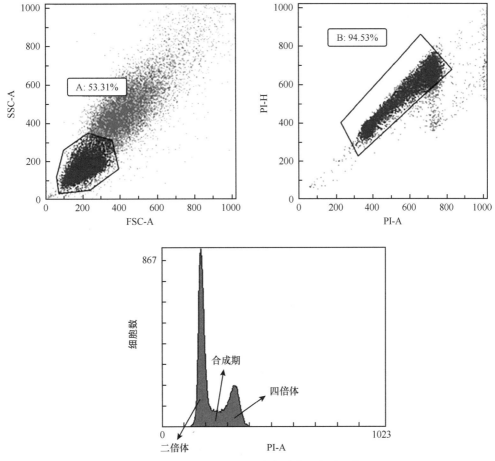

图 10-5-2　固定细胞 PI 染色法检测细胞周期

二、细胞凋亡实例解析

1. 实验原理　细胞凋亡又称为程序性细胞死亡（programmed cell death）是机体主动地、高度有序地清除无用细胞的过程。正常细胞膜是不对称性的，细胞膜的胞质一侧含有带负电的磷脂酰丝氨酸（phosphatidylserine，PS）。早期凋亡时，PS 外翻到细胞膜外侧，具有 Ca^{2+} 依赖性的 Annexin V 与 PS 有高度亲和力，从而识别早中期凋亡细胞。PI 不可透过正常的细胞膜，但可透过凋亡中晚期以及坏死细胞的细胞膜，可识别中晚期凋亡细胞和坏死细胞。

2. 实验操作流程　见图 10-5-3。

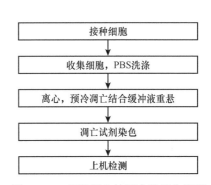

图 10-5-3　细胞凋亡检测实验操作流程

3. 结果与分析　通过前向散射光（FSC）信号和侧向散射光（SSC）信号，分别圈出细胞群。Annexin V 标记的单阳性细胞为凋亡早中期细胞，Annexin V 与 PI 双标记的双阳性细胞为凋亡中晚期细胞，PI 标记的单阳性细胞为坏死细胞，两者均未标记上的双阴性细胞为活细胞。由此确定凋亡早中期细胞、凋亡中晚期细胞、坏死细胞与正常细胞的比例（图 10-5-4），可作为检测细胞凋亡的首选方法。

4. 注意事项

（1）细胞样本消化时，避免使用含 EDTA 的胰蛋白酶而增加凋亡率。

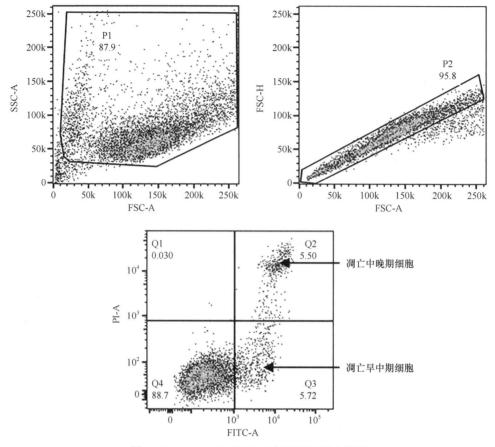

图 10-5-4　Annexin Ⅴ-PI 双标记细胞凋亡检测

（2）分散混悬细胞时，不宜过度吹打，以 3～5 次为宜。

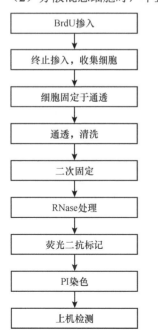

图 10-5-5　细胞增殖检测实验流程

（3）细胞悬液离心建议采用水平转子，转速小于 800g，减少凋亡误差。

（4）贴壁细胞培养液中漂浮的细胞一并收集，因细胞凋亡后贴壁能力减弱，会漂浮于培养上清液中。

（5）实验操作需在 4℃环境中完成。

（6）染色后需 1h 内完成检测。

（7）用于凋亡检测的细胞不可固定。

三、细胞增殖实例解析

1. 实验原理　5-溴-脱氧尿嘧啶核苷（5-bromo-3′-deoxyuridine，BrdU），是一种胸腺嘧啶核苷的类似物。当细胞处于细胞周期中的 DNA 合成期（S 期）时，BrdU 可以掺入到新合成的 DNA 中。利用抗 BrdU 的单克隆抗体荧光染色，就可通过流式细胞术检测 BrdU 的含量，从而定量细胞群体的增殖情况。利用核酸染料测定单个细胞的 DNA 含量，可以定性特定细胞在细胞周期中的具体进程。

2. 实验操作流程　见图 10-5-5。

3. 结果与分析　流式细胞仪上采集的数据导出后，运用 FlowJo 软件分析结果（图 10-5-6）。

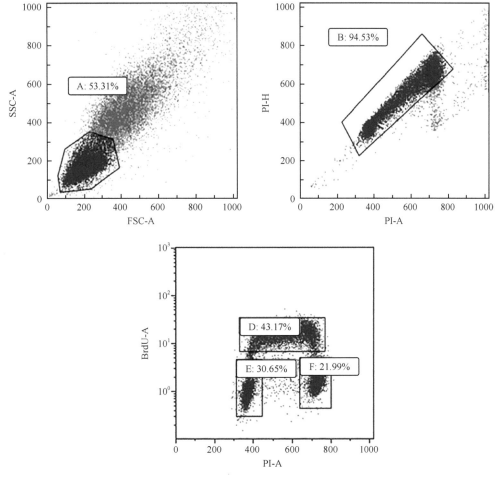

图 10-5-6 BrdU 法检测细胞增殖

A. 通过前向散射光信号和侧向散射光信号画出 FSC 和 SSC 散点图，排除细胞碎片，圈出主群细胞。B. 通过 DNA 染料 PI 的荧光脉冲信号的高度（H）和面积（A），进一步排除样本中的粘连体，圈出单细胞群体。D~F. 使用 BrdU（对数显示）和 PI（线性显示）的散点图可清楚区分出 G_0/G_1 期、G_2/M 期和 S 期，S 期比例体现细胞增殖的状态，且细胞周期的细胞分群明显

4. 注意事项 运用脱氧核糖核酸酶 DNase Ⅰ 消化解开 DNA 双链，使抗体与 DNA 链上的 BrdU 得以接近和结合。该方法温和，可同时对细胞表面及胞内的其他标志物进行多色流式分析。

四、小颗粒样本分析实例

1. 实验原理 细胞外囊泡（extracellular vesicle，EV）是指由细胞分泌或者从细胞膜上脱落的脂质双分子层囊泡状小体。根据 EV 生物来源、性质及功能通常被分为外泌体（exosome）、微囊泡（microvesicle/microparticle）和凋亡小体（apoptotic body）。EV 不仅携带母体细胞多种特征性生物信息分子，而且可以将这些分子传递给其他细胞，在许多生理病理学过程中充当生物信息传递载体。因此，对 EV 进行准确的定性及定量检测显得尤为重要。本方案以外泌体（小鼠静脉血血清中外泌体）为例，利用流式细胞仪对其进行检测。

2. 实验操作流程 见图 10-5-7。

3. 结果与分析 流式细胞仪对外泌体的检测很重要，但普通

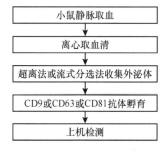

图 10-5-7 外泌体检测实验流程

流式检测的检测下限为 200～500nm，无法检测小的微囊泡及外泌体（30～150nm），因此在分析此类微粒时，可通过紫光侧向散射光替代前向散射光检测及荧光通道获取外泌体的分群情况。流式细胞仪可区分 100nm 以上的外泌体颗粒（图 10-5-8）。

4. 注意事项 为排除杂质及噪声信号的影响，耗材需洁净，缓冲液需经 0.04μm 滤器过滤，仪器的气路和液路尽量分别装上 0.1μm 的空气过滤器和 0.04μm 的鞘液过滤器。另外，由于外泌体群体效应，有效稀释便于外泌体分散，从而利用外泌体检测。

五、骨髓造血干细胞鉴定实验

1. 实验原理 造血干细胞（hematopoietic stem cell，HSC）是具有长期自我更新，以及分化为各类成熟血细胞能力的成体干细胞。通过流式细胞仪检测分析小鼠骨髓造血干细胞群比例及造血功能状态，通过分选骨髓造血干细胞亚群进一步检测其线粒体功能相关指标。

2. 实验操作流程 见图 10-5-9。

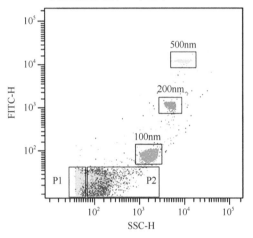

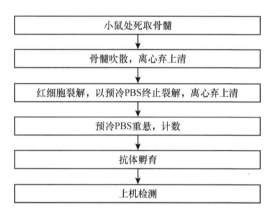

图 10-5-8　流式细胞仪检测外泌体表达　　　图 10-5-9　小鼠骨髓造血干细胞鉴定及分选实验流程

3. 结果与分析 目前较常用的小鼠骨髓造血干细胞标志为 Lin^- $cKit^+$ $Sca1^+$ $CD150^+$ $CD48^-$ $CD34^-$ 和 Lin^- $cKit^+$ $Sca1^+$ $CD150^+$ $CD48^-$ $CD34^+$ 及 Lin^- $cKit^+$ $Sca1^+$ $CD150^-$ $CD48^+$ $CD34^+$。

Lineage 系列抗原（Lin）主要表达在骨髓成熟细胞上，通过 Lin 阴性标记可以去除大部分成熟细胞。Sca-1 表达于小鼠骨髓 HSC 和髓系细胞，c-kit 主要表达在造血干祖细胞上，所以 HSC 存在于 Lin^- $Sca1^+$ $cKit^+$ 细胞群中。此外，淋巴细胞活化信号分子（signaling molecule，SLAM）家族受体是常用的 HSC 标记，其中 CD150 特异表达于拥有长期造血重建能力的 HSC 中（longterm-HSC，LT-HSC），CD48 阳性的细胞无长期造血能力，CD34 不表达或弱表达于小鼠 HSC 中，使用 Lin^- $cKit^+$ $Sca1^+$ $CD150^+$ $CD48^-$ $CD34^-$ 分析具有长期造血能力的造血干细胞，而使用 Lin^- $cKit^+$ $Sca1^+$ $CD150^+$ $CD48^-$ $CD34^+$ 表示具有短期造血能力的造血干细胞。

图 10-5-10 为小鼠骨髓造血干细胞分析鉴定及分选流式图。首先以 FSC-A 和 SSC-A 为轴，画出主要细胞群，然后以 FSC-W 和 FSC-H 去除粘连细胞，画出单个细胞群，再画出 Lin^- 细胞群，一般占单个细胞群的 10%，然后画出 $Sca1^+$ $cKit^+$ 细胞群（LSK，Lin^- $Sca1^+$ $cKit^+$），接下来可根据实验需要画出 $CD150^+CD48^-CD34^-$（长期造血能力干细胞）、$CD150^+CD48^-CD34^-$（短期造血能力干细胞）和 $CD150^-CD48^+CD34^+$（多能祖细胞）。

4. 注意事项 由于干细胞鉴定需要进行多个抗体标记，需注意抗体浓度滴定、抗体染色顺序、细胞浓度以及数据采集时电压和补偿等。

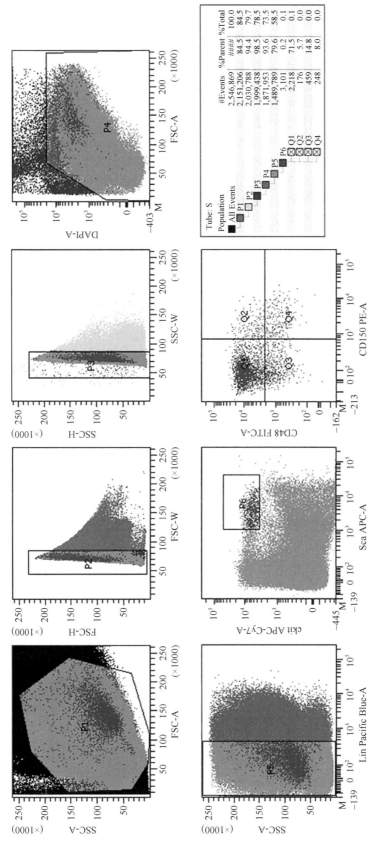

图 10-5-10 小鼠骨髓造血干细胞分析鉴定及分选

Tube: S			
Population	#Events	%Parent	%Total
◼ All Events	2,546,869	####	100.0
◼ P1	2,151,206	84.5	84.5
◻ P2	2,030,788	94.4	79.7
◼ P3	1,999,438	98.5	78.5
◼ P4	1,871,953	93.6	73.5
◼ P5	1,489,789	79.6	58.5
◼ P6	3,101	0.2	0.1
⊠ Q1	2,218	71.5	0.1
⊠ Q2	176	5.7	0.0
⊠ Q3	459	14.8	0.0
⊠ Q4	248	8.0	0.0

六、细胞因子分析

1. 实验原理 细胞因子是可溶性蛋白，在淋巴细胞免疫功能调节方面发挥着重要作用。细胞因子可以调节多种细胞的生长、分化和功能，调节正常与病理状态下的免疫应答，研究生理或病理免疫调节因素所致细胞因子合成的应答与改变是研究疾病病因与免疫状态的重要工具。基于微球的多指标检测技术能够从单份标本中同时检测多种指标，提高了科研人员的工作效率和对稀有样品的高通量分析。代表性技术如细胞计数珠阵列系统（cytometric bead array system，CBA）、FlowCytomix、AimPlex、LEGENDplex 等。不同技术原理类似，但具体操作及因子组合不尽相同，可根据实验选择合适的技术。本文以人 Th1/Th2 细胞因子检测试剂盒为标准品介绍 CBA 技术。微球免疫分析系统 CBA 是一种结合流式细胞仪荧光检测和微球免疫分析的应用技术，可以轻松地在短时间内同时检测多种蛋白。作用原理：利用荧光强度不同的微球，上面带有可以辨认特定蛋白的抗体，与样本（如血清、血浆、培养上清液、细胞裂解液等）及 PE 检测抗体作用后以流式细胞仪进行分析。根据 PE 荧光强度的不同，用 FCAP Array 软件进行分析和用标准品做比对后，可进行样本内特定蛋白的定性或定量。

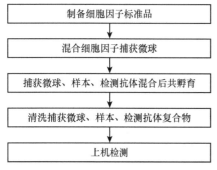

图 10-5-11 细胞因子检测实验流程

2. 实验操作流程 见图 10-5-11。

3. 结果与分析 小鼠外周血单个核细胞分别用 LPS、CD3、CD28（1μg/ml）刺激 2 天，收集细胞上清，检测 6 种细胞因子的表达量（浓度单位：pg/ml）变化（图 10-5-12）。

4. 注意事项

（1）微球容易沉积，使用之前必须充分涡旋。样品较多微球加样时，为防止微球沉积，应该每隔一段时间（如每加 2～3 列）再次短暂涡旋混匀。

（2）加样时应严格防止交叉污染，如标准品从低浓度至高浓度最后加样，优先用排枪加入共同的组分等。

（3）样本避免反复冻融，冻融会导致蛋白质降解。

（4）碎片信号过多，可上调 FSC 和 SSC 的阈值。如果在调整阈值以后问题依然存在，可重复样品的洗涤步骤或者再次稀释样品。

思 考 题

1. 判断题

（1）流式样本进样速度越快，细胞单位时间内流动的速度也越快。（　　）

（2）喷嘴孔径越大，分选速度越快，细胞活性越好。（　　）

（3）荧光抗体标记时，抗体浓度越高，流式图中阴阳性细胞群分群越好。（　　）

（4）流式样本使用多聚甲醛固定后，可以一直存放。（　　）

2. 选择题

（1）下列哪项属于散射光信号？（　　）

A. FSC　　　　　　　B. SSC　　　　　　　C. APC　　　　　　　D. FITC

（2）光信号分类有（　　）

A. 化学发光　　　　　B. 散射光　　　　　　C. 荧光　　　　　　　D. 吸收光

（3）光信号放大方式为（　　）

A. lin　　　　　　　　B. log　　　　　　　　C. Area　　　　　　　D. Height

（4）下列哪项属于流式分选类型（　　）

A. 捕获管分选　　　　B. 磁珠分选　　　　　C. 电荷式分选　　　　D. 微流控分选

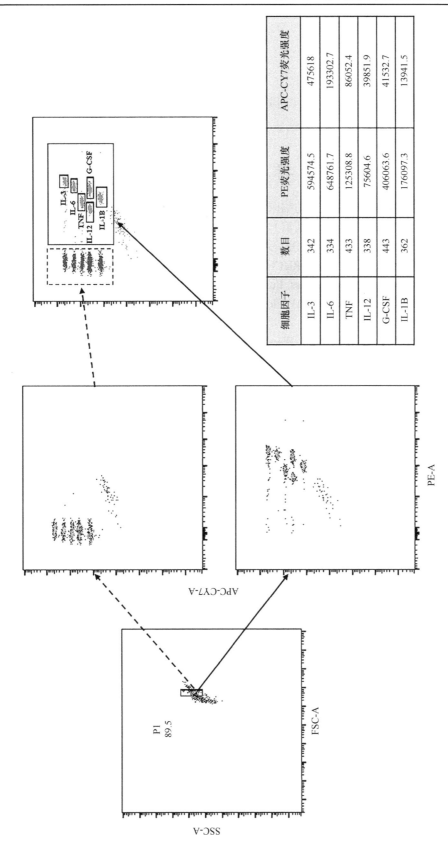

细胞因子	数目	PE荧光强度	APC-CY7荧光强度
IL-3	342	594574.5	475618
IL-6	334	648761.7	193302.7
TNF	433	125308.8	86052.4
IL-12	338	75604.6	39851.9
G-CSF	443	406063.6	41532.7
IL-1B	362	176097.3	13941.5

图 10-5-12　细胞刺激后上清液中细胞因子的表达量

3. 简述题

（1）简述流式细胞术的原理。

（2）简述流式细胞仪的组成。

（3）简述流式实验流程。

（4）流式细胞术的应用有哪些？（列举 3 种）

（李艳伟　程洪强　刘双双）

参 考 文 献

贾玉萍. 2020. 循环肿瘤细胞检测技术与临床应用. 北京: 清华大学出版社.

刘艳荣. 2010. 实用流式细胞术（血液病篇）. 北京: 北京大学医学出版社.

吴丽娟. 2020. 流式细胞术临床应用. 北京: 人民卫生出版社.

COSSARIZZA A, CHANG H D, RADBRUCH A, et al. 2017. Guidelines for the use of flow cytometry and cell sorting in immunological studies. Eur J Immunol, 47(10): 1584-1797.

MANOHAR S M, SHAH P, NAIR A. 2021. Flow cytometry: principles, applications and recent advances. Bioanalysis, 13(3): 181-198.

MONTANTE S, BRINKMAN R R. 2019. Flow cytometry data analysis: Recent tools and algorithms. Int J Lab Hematol, 41(Suppl 1): 56-62.

第十一章 实时荧光定量 PCR 技术原理及应用

核酸扩增和检测技术是当今生物学研究的重要手段之一,包括基础科学、生物技术、医学研究、法医学、诊断学等在内的各领域的科学家们均用此方法进行广泛的科学和应用研究。对于某些应用如食品微生物检测、基因鉴定等,核酸定性检测就可以满足需求;而另外一些应用如基因分型、基因表达差异等,则要求进行定量分析。常规 PCR 的扩增产物(扩增子)是通过终点法来分析检测,即 PCR 结束后,DNA 通过琼脂糖凝胶电泳,然后进行成像分析,但只能对产物进行定性或半定量分析。而实时荧光定量 PCR 技术(real-time quantitative PCR,RT-qPCR)则是在 PCR 体系中加入荧光基团,利用荧光信号实时监测整个 PCR 中每一个循环扩增产物量的变化,最后通过 C_t 值和标准曲线等的分析对起始模板进行定量分析的方法。

本章节内容主要介绍实时荧光定量 PCR 技术的特点、原理、数据处理及分析方法、实验注意事项和常见问题分析等。通过具体的实例,希望能帮助初学者尽快得到准确、可信的实验数据。

第一节 实时荧光定量 PCR 的基本原理

一、原 理

实时荧光定量 PCR 是通过荧光染料或具有特异性的荧光探针,对 PCR 产物进行标记跟踪,可以实时监控反应过程,结合相应的分析软件或公式计算待测样品模板初始浓度的一种技术手段。

从原理可以看出实时荧光定量 PCR 和普通 PCR 实验的区别:①实时荧光定量 PCR 采用荧光染料或荧光探针进行标记跟踪。②实时荧光定量 PCR 通过检测荧光信号在每个循环的累积来监测扩增产物量的变化,从而得到 S 形扩增曲线(图 11-1-1)。③实时荧光定量 PCR 定量的是样本模板的初始浓度而不是产物终浓度。

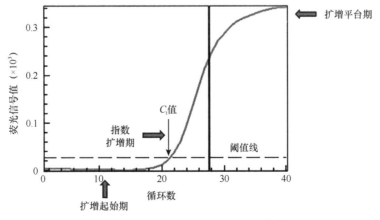

图 11-1-1 实时荧光定量 PCR 扩增曲线图

实时荧光定量 PCR 的扩增曲线可分为三个时期:

1. 扩增起始期 此时产物量累积还未超过仪器的检测下限，在扩增曲线图上显示为平滑直线（图 11-1-1，荧光信号值扣除背景信号），或者无规律锯齿线（图 11-1-2，显示背景噪声信号）。

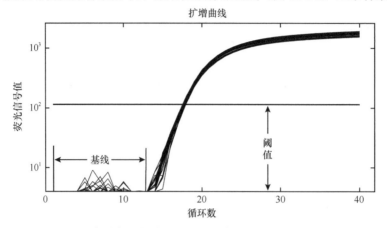

图 11-1-2　实时荧光定量 PCR 的基本概念示意图：基线、阈值

2. 指数扩增期 产物量以指数累积的时期，实验所需的关键数据 C_t 值便在此时期计算。

3. 扩增平台期 由于 dNTP、Mg^{2+} 等原材料的损耗及酶活性的降低，此时随着扩增循环数的增加产物量不再累积。

自 1993 年日本学者樋口等报道实时 PCR（real-time PCR）技术以来，实时荧光定量 PCR 技术（qPCR）已经成为核酸定量的金标准，主要有以下优势：①qPCR 的结果无须通过琼脂糖凝胶电泳来评估，可大大节省实验时间，提高实验效率。②由于 PCR 和检测都在密闭的反应管中进行，且无须扩增后的实验操作，样品污染的概率大大降低。③qPCR 结果可用于定性（判断序列的有无），也可用于定量（确定 DNA 拷贝数），而常规 PCR 只能做半定量。④qPCR 可以准确地确定初始模板拷贝数，具备宽的动态范围和高的灵敏度。

二、基 本 概 念

1. 荧光阈值（threshold） 指的是在扩增曲线指数增长期设定的一个荧光强度标准（即 PCR 扩增产物量的标准）。

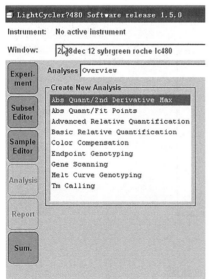

图 11-1-3　软件分析参数设置示例

只有在荧光信号指数增长期，也就是扩增曲线的指数扩增期，PCR 产物量的对数值与起始模板量之间存在线性关系，可以选择在这个阶段进行定量分析。为了便于对所检测样本进行比较，首先须设定一个荧光信号的阈值。荧光阈值是在扩增曲线上人为设定的一个值，它可以设定在指数扩增阶段的任意位置上。一般荧光阈值设置为 3～15 个循环的荧光信号标准偏差的 10 倍，但实际应用时要结合扩增效率、线性回归系数来综合考虑。

2. C_t 值（cycle threshold value，C_t） 指的是荧光信号累积达阈值线时的循环数。

C_t 值与阈值线的设定直接相关，在指数扩增的初期，样本间的细小差异尚未被放大，扩增效率也相对恒定，因此 C_t 值具有极好的重复性，可用于初始模板浓度的计算。

还有另外一种计算 C_t 值的方法——最大二阶导数法（图 11-1-3），其原理是将扩增曲线当作路程，二级导数就是加速度,加速度最大的点对应的循环数为 C_t 值。此方法计算的 C_t 值没有过多的参数设置,人为误差较小,重复性好,但相比上一种计算方法所得的 C_t 值偏大。

由于不同的计算方法所得的 C_t 有差异,同一批实验应该保证条件一致,包括所用试剂耗材、实验仪器以及在数据分析时 C_t 的计算方法等。

3. 基线(baseline)　通常是扩增起始 3~15 个循环(即扩增起始期)的荧光信号值,此时扩增产物累积少,荧光信号值被背景信号掩盖,无法判断产物量的变化。

4. 扩增效率(amplification efficiency,E)　是指模板的利用效率,指一个循环后产物的增加量与此循环的模板量之间的比值。扩增效率与起始模板的关系可以用以下公式表示:

$$Y_n = Y_{n-1}(1+E) \quad 0 \leqslant E \leqslant 1$$
$$Y_n = X_0(1+E)^n$$

式中,Y_n 为 n 次循环后 PCR 产物的分子数量;X_0 为原始模板的量。

5. 内参基因(reference gene)　是指在各组织和细胞中的表达相对恒定的基因,在检测基因表达水平变化时常用来作参照物。内参基因可校准由于以下原因引起的差异:样本量、样本中 DNA 或 RNA 的降解、cDNA 的合成效率、加样误差、PCR 体系中抑制因子的影响等。目前越来越多的实验倾向于使用多个内参基因来对样本进行归一化处理,而且不同组织所适用的内参基因也不相同(表 11-1-1),因此在选取内参基因时一定要充分考虑组织特异性。

表 11-1-1　常见组织适用的内参基因

组织	心	肝	脾	肺	肾	肌肉	胃	卵巢
内参基因	18S RNA	TBP	18S RNA	HMBS	HPRT1	GAPDH	β-actin	β-actin

6. 熔解曲线(melting curve)　荧光染料(如 SYBR Green I)能结合到任意 DNA 双链上,因此无法通过荧光信号直接判断产物的特异性。熔解曲线是通过对扩增产物进行连续升温,连续采集信号所绘制的曲线,对荧光信号值进行负导数运算后可得峰形图(图 11-1-4),根据峰中心线对应的温度(即产物的 T_m 值)及峰形图是否单峰来判断产物的特异性。熔解曲线弥补了染料法不能识别特异性扩增片段的缺点,从而普及了染料法在荧光定量 PCR 实验中的应用。

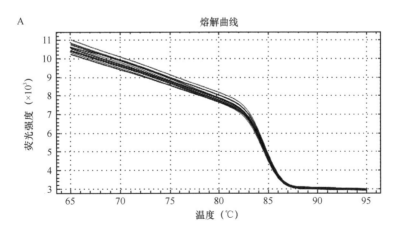

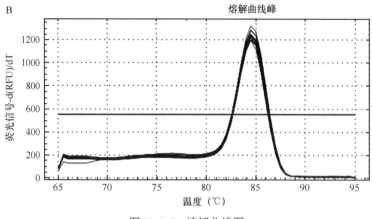

图 11-1-4 熔解曲线图

（刘　丽）

第二节　实时荧光定量 PCR 中的荧光物质

实时荧光定量 PCR 所使用的荧光化学物质主要分两类：荧光染料和荧光探针。其中荧光探针又可分为水解探针、分子信标、双杂交探针和复合探针等。荧光染料可结合到任意 DNA 双链沟槽中，是实时荧光定量 PCR 最早使用的方法。荧光探针是基于荧光共振能量转移（fluorescence resonance energy transfer，FRET）的原理建立的实时荧光定量 PCR 检测技术。当一个供体荧光分子的发射光谱与一个受体荧光分子的激发光谱相重叠时，供体荧光分子的激发能诱发受体荧光分子发出荧光，同时供体荧光分子自身的荧光衰退，这种现象即为 FRET。FRET 现象已广泛应用于生物大分子内和分子间相互作用等生物学研究。本节将逐一对这几种荧光物质的原理及其优缺点进行介绍。

一、荧光染料

荧光染料也称为 DNA 结合染料。DNA 结合染料是实时荧光定量 PCR 最早使用的化学物质。染料与 DNA 双链结合时在激发光源的照射下发出荧光信号，其信号强度代表双链 DNA（dsDNA）分子的数量（图 11-2-1）。目前最常使用的染料分子有 SYBR Green Ⅰ、LC Green 等。

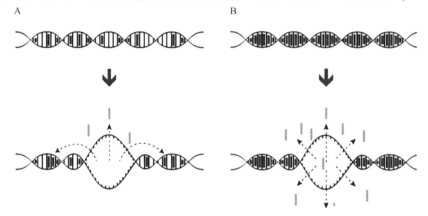

图 11-2-1　染料法工作原理图

A. 不饱和染料；B. 饱和染料

SYBR Green Ⅰ是一种结合于所有 dsDNA 双螺旋小沟区域的绿色荧光染料，其激发光波长为 497nm，发射光波长为 520nm。随着 PCR 扩增循环数的增加，dsDNA 含量增多，SYBR Green Ⅰ 荧光信号强度增强。SYBR Green Ⅰ不会与单链 DNA 结合，因此变性时荧光强度最低。延伸末期，所有 DNA 均是双链，结合状态的 SYBR Green Ⅰ含量大，该 PCR 循环周期中荧光信号也最大。因此，通常是在延伸期结束时进行 SYBR Green Ⅰ荧光信号检测。

SYBR Green Ⅰ对 PCR 有抑制作用，而且荧光强度较低，稳定性差，因此更优的染料被研发出来，如 SYBR Green ER、Eva Green、TM power SYBR 等。

根据染料是否饱和地嵌入每一个 DNA 双链沟槽中，其又可分为饱和染料（如 Eva Green、LC Green 等）和不饱和染料（如 SYBR Green Ⅰ）。饱和染料的灵敏度更高，某些特殊的 qPCR 实验如高分辨熔解（high-resolution melting，HRM）曲线分析需要使用饱和染料。

二、*Taq*Man 水解探针

*Taq*Man 水解探针是与扩增的 DNA 片段特异结合的一段核苷酸序列，其 5′端标记报告基团如 6-羧基荧光素（FAM），3′端标记猝灭基团如 6-羧基四甲基丹诺明（TAMRA）（图 11-2-2）。探针结构完整时，两个基团空间距离较近，构成了 FRET，报告基团受激发产生的能量被猝灭基团吸收，因此检测不到报告基团的信号。随着 PCR 的进行，由于 *Taq* 酶 5′→3′核酸外切酶具有活性，当合成的新链移动到探针结合位置时，*Taq* 酶将探针切断，探针的完整性遭到破坏，5′端报告基团的荧光信号释放出来且可被检测到。模板每复制一次，就有一个探针被切断，同时伴有一个荧光信号的释放，产物量与荧光信号产生一一对应关系，随着产物量的增加，荧光信号不断增强，检测的是累积信号。由于 *Taq*Man 水解探针可以特异识别靶序列，故特异性较好。如果给不同的靶序列特异合成相应探针，并给探针偶联不同发射波长的报告基团，则可以在一次 PCR 过程中检测多个基因的表达情况，也称为多重 PCR。常用的荧光报告基团和猝灭基团详见表 11-2-1。

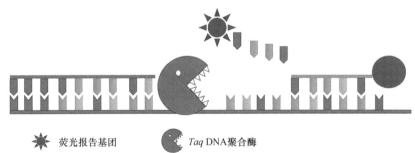

🌟 荧光报告基团　　　🐡 *Taq* DNA 聚合酶
🔴 荧光猝灭基团

图 11-2-2　*Taq*Man 水解探针结构图

表 11-2-1　常用荧光报告基团和猝灭基团组合及特性

报告基团	最大激发波长（nm）	最大发射波长（nm）	对应的猝灭基团
FAM	492	518	BHQ1，TAMRA，DABCYL
HEX	533	559	BHQ1，BHQ2，DABCYL
VIC	528	554	BHQ1，BHQ2，DABCYL
TET	521	536	BHQ1，DABCYL
JOE	520	548	BHQ1，DABCYL
NED	553	575	BHQ2
TAMRA	556	580	BHQ2

续表

报告基团	最大激发波长（nm）	最大发射波长（nm）	对应的猝灭基团
Texas Red	595	610	BHQ2，BHQ3
Cy3	550	565	BHQ2
ROX	580	605	BHQ2
Redmond RED	579	595	BHQ2
Cy5	645	664	BHQ2，BHQ3

表 11-2-1 中所列猝灭基团除 TAMRA 外均为无荧光的猝灭基团（dark quencher），使用无荧光的猝灭基团可以提高实时定量 PCR、多重 PCR、FRET 实验中的灵敏度。在多重 PCR 中不推荐使用 TAMRA，因为它的荧光特性将使猝灭基团和报告基团光谱发生重叠，增加背景干扰。但 TAMRA 可以与 FAM 一起进行单色实验。

在设计探针的时候须谨记以下几个要点：

1. 探针的结合位置很重要，应先设计好探针再设计 PCR 引物。

2. 探针的结合位点应该靠近扩增产物的中心，扩增产物的长度应该在 50～150bp。

3. 探针的解链温度应该在 68～70℃。

4. 探针的长度最少 20bp，否则容易发生非特异性结合。

5. 尽量避免在探针的 5′端出现 dG，因为 dG 是一个较弱的猝灭剂，任何 dG 都要离 5′端至少两个碱基。

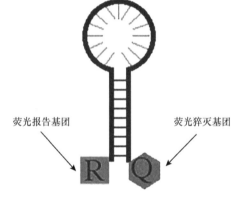

图 11-2-3 分子信标结构图

R. 荧光报告基团；Q. 猝灭基团

三、分子信标

分子信标技术是一种基于荧光共振能量转移（FRET）原理建立起来的新型荧光定量技术。长约 25 核苷酸（nucleotide，nt），在空间结构上呈茎环结构，其中环部序列是与靶序列互补的探针；茎长 5～7nt，由与靶序列无关的互补序列构成；茎的一端连上一个荧光报告基团，另一端连上一个猝灭基团（图 11-2-3）。当无靶序列存在时，分子信标呈茎环结构，茎部的荧光分子与猝灭分子非常接近（7～10nm），即可生发 FRET，荧光分子发出的荧光被猝灭分子吸收并以热的形式散发，此时检测不到荧光信号；当有靶序列存在时，分子信标的环部序列与靶序列特异性结合，形成的双链体比分子信标的茎环结构更稳定，茎环结构打开，FRET 无法发生，可检测到荧光信号。

分子信标由于其特殊的茎环结构特征，环部序列即使有一个核苷酸位点的差异或缺失都会导致无法与靶序列结合，因此分子信标具有非常高的灵敏性，可区分单个核苷酸位点的差异，可用于单核苷酸多态性（SNP）研究。

分子信标设计比水解探针更复杂，须遵循以下原则：

1. 茎环区的解链温度比退火温度高 7～10℃。

2. 探针的环状区需要 15～30bp。

3. 茎环区的两边长度应该在 5～7bp。

4. 扩增产物的长度小于 150 个碱基。

分子信标的缺点是发夹结构有时在高温变性阶段不能完全打开，探针不能与模板完全结合，从而影响实验结果稳定性。而且分子信标设计较难，既要避免产生强的背景信号，又要避免茎部杂交过强，影响其与模板退火，从而影响荧光信号的产生。同时探针合成成本较高。

四、FRET 探针

FRET 探针又称为双杂交探针，或者 Lightcycler 探针。FRET 探针由两条和模板互补且相邻的特异探针组成（距离 1~5bp），上游探针的 3'端标记供体荧光基团，相邻下游探针 5'端标记受体荧光基团。当复性时，两探针同时结合在模板上，发生 FRET 效应（图 11-2-4），此时仪器可检测到受体的荧光。当变性时，两探针游离，两基团距离远，则不能检测到受体荧光。

与 *Taq*Man 水解探针法不同，杂交探针在复性时产生检测信号；而升温后变性，探针远离模板就没有信号，所以检测的是实时信号，是可逆的。因此，同染料法一样可以进行熔解曲线的分析，还可以用于突变分析、SNP 基因分型以及产物鉴别。另外，由于采用 2 条模板特异的探针，杂交探针法的特异性无疑高于其他方法，不受非特异产物的影响。

FRET 探针法由于需要合成两条探针，探针的末端要封闭以避免反应，所以合成的成本会比较高。

除这几个荧光标记之外，还有蝎形探针（scorpion probes），小沟槽结合剂（MGB）探针等。鉴于不同荧光物质的特性、适用范围、优缺点不同（表 11-2-2），在具体的 qPCR 实验中，实验者可根据要扩增的目的片段及实验需求选择适合的荧光标记方法。

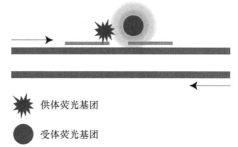

供体荧光基团
受体荧光基团

图 11-2-4　FRET 探针结构图

表 11-2-2　不同荧光标记方法的比较

方法	优点	缺点	适用范围
SYBR Green I 染料	适用性广；灵敏；方便；便宜	引物要求高；易出现非特异性带	适合科研中对各种目的基因定量分析；基因表达量的研究；转基因重组动植物的研究等
*Taq*Man 水解探针	特异性高；重复性好	价格高；只适合特定目标	病原体检测；疾病耐药基因研究；药物疗效考核；遗传疾病的诊断等
分子信标	高特异性；低荧光背景	只适合特定目标；设计困难；价格高	特定基因分析；SNP 分析；基因分型
FRET 双杂交探针	高特异性；可进行熔解曲线分析	需要设计两条探针；设计成本高	除水解探针的应用外，还可用于突变分析、SNP 基因分型以及产物鉴别

（刘　丽）

第三节　实时荧光定量 PCR 的数据分析方法及实例分析

荧光定量 PCR 是检测样品中核酸数量的方法。对模板进行定量一般有两种策略：绝对定量和相对定量。根据实验目的不同可以选择不同的方法。比如想知道给定血样中的病毒颗粒数，那就要用绝对定量的方法。如果只是想知道相同量的肿瘤组织和正常组织比，p53 mRNA 改变了多少倍，不用确切地知道基因的表达量，那就用相对定量就可以了。不论哪种方法都基于以下数学公式：

$$Y_n=X_0(1+E)^n$$

式中，X_0 为原始模板的量，Y_n 为 n 次循环后 PCR 产物的分子数量，E 为扩增效率。

$$X_0 = Y_n/(1+E)^n$$

当 $E=1$，循环至阈值线时 $X = Y_{C_t}/2^{C_t} = Y_{C_t}2^{-C_t}$。

一、绝 对 定 量

根据系列稀释的已知浓度的标准品的 C_t 值与起始模板量之间的线性关系绘制标准曲线（图 11-3-1）。待测样本的浓度可通过样本的 C_t 值和标准曲线的回归方程计算而得以实现。分析的结果是给定数量的样本中（如给定数量的细胞或一定量的总 RNA）特定核酸的量（如拷贝数、微克）。

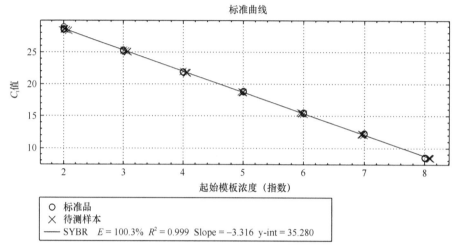

图 11-3-1　经软件分析所得的标准曲线

R^2 为相关系数：$R^2 > 0.98$ 时，认为两数值之间相关性好；E 为扩增效率：一般认为在 90%~110% 之间数据可用

（一）标准品的制备

绝对定量的标准品可以是纯化的质粒双链 DNA，也可以是体外合成的单链 DNA。对于质粒 DNA，通常是利用 PCR 扩增出目的片段，然后将目的片段与克隆载体相连，转入宿主菌中，提取重组质粒。酶切鉴定并测序正确的质粒 DNA 即可作为未知 DNA 或 RNA 定量时的标准品。标准品的量可以根据 DNA 的浓度和相对分子量转换成拷贝数来确定，拷贝数的计算公式为：

$$拷贝数 = \frac{质量}{分子量} \times 6.02 \times 10^{23}$$

在计算时，有如下几个常数可以参考：

1. 1 个 A_{260} 吸光度值（OD_{260}）代表的浓度分别为 dsDNA 50μg/ml、ssDNA 33μg/ml、ssRNA 40μg/ml。

2. 核酸浓度（μg/ml）=（OD_{260}）×稀释倍数×（50 或 33 或 40）。

3. 1 摩尔=6.02×10²³ 摩尔分子（拷贝数）。

4. 平均分子量（MW） dsDNA=碱基数×660 道尔顿/碱基；ssDNA=碱基数×330 道尔顿/碱基；ssRNA=碱基数×340 道尔顿/碱基。

（二）标准曲线的绘制

绘制标准曲线时需要注意以下几点：

1. 每次实验标准样品都必须与待测样品同时平行扩增。

2. 至少选择 5 个稀释浓度的标准品涵盖待测样本中目的基因可能出现的全部浓度范围。

3. 标准品与目的基因必须保持较高的同源性，两者应具有一致的扩增效率。

4. 标准品纯度要高，不能含有影响定量的因素（如 DNA 酶等）。

二、相 对 定 量

相对定量的分析结果是个比率（ratio），指在相当量的实验组和对照组中一个靶基因表达的相对比率（或倍数差异，fold change），目前主要有两种方法可以进行相对定量分析。

1. ΔC_t（relative expression） 以质量为标准进行相对定量。

例如，分别从1000个癌变卵巢细胞和1000个正常卵巢细胞中提取RNA，对样本进行 p53 mRNA RT-qPCR 实验，确定 p53 mRNA 的量，结果显示了从等量癌变和正常卵巢细胞中 p53 mRNA 分子数目的比率，即 p53 基因表达的差异倍数。

肿瘤细胞 p53 基因的 C_t 值为 b，相同数量的正常细胞 p53 基因的 C_t 值为 d，则肿瘤细胞相对正常细胞中 p53 基因的表达量的差异如表 11-3-1 所示。

表 11-3-1 肿瘤细胞和正常组织 *p53* 基因表达差异计算

计算值	肿瘤细胞 p53 基因	正常细胞 p53 基因
C_t 值	b	d
ΔC_t	b–d	

$$2^{-\Delta C_t} = 2^{-(b-d)}$$

用质量单位（如细胞数目或核酸质量）作为标准的优势是：实验设计和数据分析处理简单易学。无论是用细胞数目还是核酸质量作为标准，该方法都要求对初始样本进行准确的量化。

2. $\Delta\Delta C_t$（normalized expression） 以内参基因的表达水平作为标准。

例如，已经确定癌变和正常卵巢组织中 GAPDH mRNA 的表达水平恒定，那么，从大约等量的癌变和正常卵巢组织中提取 RNA，然后通过 RT-qPCR 实验来确定样本中 p53 mRNA 和 GAPDH mRNA 的表达水平。正常组织和肿瘤组织中 p53 相对表达量可以由两种不同类型组织中以 GAPDH 标准化的 p53 表达水平的比例确定。得到的结果是通过内参基因表达水平校准的实验样本中目标基因相对于校准后的对照样本的增加或减少的倍数，用内参基因校准目标基因表达的目的是弥补样本组织量的差异（如降解等）以及反转录和 PCR 扩增过程中产生的误差。

举例分析如下：肿瘤组织 p53 基因的 C_t 值为 b，内参基因 GAPDH 的 C_t 值为 a；相同质量的正常组织 p53 基因的 C_t 值为 d，内参基因 GAPDH 的 C_t 值为 c，则肿瘤组织相对正常组织中 p53 基因的表达量的差异可以如表 11-3-2 所示。

表 11-3-2 在有内参基因的情况下肿瘤组织和正常组织 *p53* 基因表达差异计算

计算值	肿瘤组织 GAPDH	肿瘤组织 p53 基因	正常组织 GAPDH	正常组织 p53 基因
C_t 值	a	b	c	d
ΔC_t	b–a		d–c	
$\Delta\Delta C_t$		(b–a) – (d–c)		

$$2^{-\Delta\Delta C_t} = 2^{-(\Delta C_{t1}-\Delta C_{t2})} = 2^{-\left[(b-a)-(d-c)\right]}$$

用内参基因（如 GAPDH 或 β-actin）而不用质量单位作为标准的优势是能准确量化初始样本的量，缺点是这个方法要求得到一个或多个在所有测试样本中恒定表达的已知内参基因，而且表达水平不受研究条件下各处理方式的影响。确定这样的内参基因十分重要，而使用多个内参基因对于准确定量是必需的。

该方法的条件是目标基因和参照基因扩增效率都接近 100%，且相互间效率偏差在 5% 以内。

使用 $2^{-\Delta\Delta C_t}$ 数据分析方法之前，必须验证目标基因和参照基因的扩增效率。

3. 改良的 $\Delta\Delta C_t$ 法——Pfaffl 方法 在实际实验中，很多情况下靶基因与内参基因的扩增效率并不一致，此时用 100% 替代不一致的扩增效率并不合适。因此，将真实的扩增效率代入到数据处理中，用实际扩增效率值代替等式中的"2"形成以下的公式：

$$R\left(\text{ratio}\right) = \frac{\left(1 + E_{\text{target}}\right)_{\text{target}}^{\Delta C_t\ (\text{control}-\text{sample})}}{\left(1 + E_{\text{ref}}\right)_{\text{ref}}^{\Delta C_t(\text{control}-\text{sample})}}$$

式中，E_{target} 为靶基因的实际扩增效率，E_{ref} 为内参基因的实际扩增效率。

该方法的优势是解决了扩增效率不一致时数据不能准确处理的问题，要求在 PCR 反应体系优化的基础上准确计算靶基因和内参基因的实际扩增效率。

在具体的荧光定量 PCR 实验过程中，应根据要解决的实际科学问题及样本情况选择合适的分析方法，在数据分析过程中应该着重考虑内参基因的数量和种类选择以及扩增效率的验证等方面（表 11-3-3）。由此才能通过荧光定量 PCR 实验真实可靠地反映样本间的差异。

表 11-3-3 荧光定量数据分析不同方法注意事项汇总

方法	类别		注意事项
绝对定量	标准曲线法		选取合适的标准品 准确加样（需熟练地操作）
相对定量	$2^{-\Delta\Delta C_t}$ （既有对照又有内参）	单个内参基因	内参基因与目标基因的扩增效率接近 100% 且二者偏差不大于 5%
		多个内参基因	以多个内参基因的 C_t 平均值为参照（所选取的内参基因 C_t 值在样本间差异不大于 0.5）
	$2^{-\Delta C_t}$ （内参或对照样本仅有其一）	无内参基因	$\text{Conc}_A/\text{Conc}_B$ $\text{Conc}_A/\text{Conc}_{\text{control}}$
		有内参基因	$\text{Conc}_A/\text{Conc}_{\text{reference}}$ $\text{Conc}_B/\text{Conc}_{\text{reference}}$

三、实 例 分 析

一个经典的利用荧光定量 PCR 进行基因表达分析的实验流程包括：RNA 提取、RNA 反转录、qPCR 反应体系的建立和优化、qPCR 实验程序设置和数据分析 5 个步骤。以下将以小鼠大脑皮层小鼠胆囊收缩素基因（CCK）的表达研究来详细介绍经典 qPCR 实验流程。

1. 实验目的 检测手术对照（Sham）与小鼠左下肢腓总神经（common peroneal nerve，CPN）结扎处理 7 天后小鼠的压后皮层（RSC 区）中 CCK 基因的表达情况。

2. 实验材料

（1）实验动物：C57 小鼠 22 只。

（2）基因名称：小鼠胆囊收缩素（mus cholecystokinin，CCK）。

目的基因引物序列（5′ 到 3′ 端）CCK-F：GCGTATGTCTGTGCGTGGTG

CCK-R：CGGACCTGCTGGATGTATCG

内参基因引物序列（5′ 到 3′ 端）β-actin-F：AGAAGGACTCCTATGTGGGTGACGA

β-actin-R：TGAGCAGCACAGGGTGCTCCTCAGG

（3）分析软件：LightCycler 480，Excel，Graphpad prism8.0。

3. 实验方法

（1）动物模型制备：参考文献报道建立慢性神经病理性痛模型：采用小鼠左下肢腓总神经结扎手术造模。手术对照组（Sham 组）手术过程同上，但是不结扎腓总神经。

（2）RNA 提取、反转录及质控：待小鼠麻醉后，立即在冰板上断头取脑，在解剖镜下仔细观察并取出目的部位 RSC 区。根据 RNA 提取试剂盒的操作步骤提取 RSC 脑区的 RNA，并用超微量分光光度计 Nanodrop 测其纯度和浓度。每组各取 1.0μg 总 RNA，按照反转录试剂说明书进行反转录，所得 cDNA 作为模板进行实时定量 PCR。

（3）荧光定量 PCR 反应体系及 PCR 程序（表 11-3-4）。

表 11-3-4　荧光定量 PCR 反应体系组成及实验程序设置

反应体系	体积（μl）	程序设置
2×PCRmix	5	95℃ 3min
正向引物（10μmol/L）	0.4	95℃ 5s
反向引物（10μmol/L）	0.4	40 个循环
cDNA（0.05μg/μl）	1	60℃ 15s
H$_2$O	3.2	

4. 实验结果与数据分析

（1）荧光定量 PCR 仪所得的实验结果如图 11-3-2。

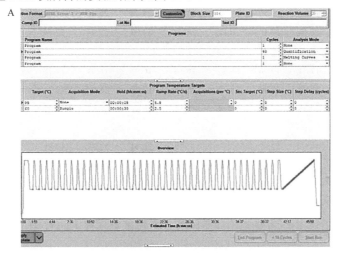

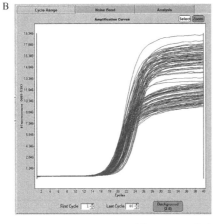
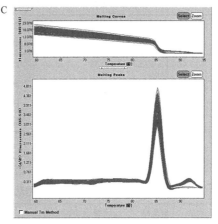

图 11-3-2　荧光定量 PCR 实验结果

A. 程序设置；B. 扩增曲线；C. 熔解曲线

（2）根据熔解曲线是否是单峰以及峰中心对应的温度（T_m 值）对原始数据进行分析，舍弃异常的离散数据，如由于加样原因造成的误差或者污染，由于样本体积挥发造成的异常数据等。

（3）根据 C_t 值利用 $\Delta\Delta C_t$ 公式和 Graphpad 软件统计作图。

两种动物模型（CPN 和 Sham）各 11 只老鼠作为生物学重复样本，每个生物学重复样本做 3 个技术重复（包含相同的模板和反应体系，在同一个反应板中进行检测），实验所得 C_t 值详见表 11-3-5。

表 11-3-5　不同处理模型的所有生物学重复和技术重复样本内参基因 actin 和 CCK 基因的原始 C_t 值

技术重复	生物学重复1	生物学重复2	生物学重复3	生物学重复4	生物学重复5	生物学重复6	生物学重复7	生物学重复8	生物学重复9	生物学重复10	生物学重复11
Sham-actin											
技术重复 1	17.42	17.8	19.52	18.35	17.61	17.43	17.07	18.04	17.98	18.27	18.16
技术重复 2	17.49	17.87	19.52	18.47	17.63	17.43	17.12	18.04	17.7	18.28	18.2
技术重复 3	17.46	17.83	19.54	18.56	17.64	17.54	17.12	18.02	17.74	18.26	18.38
Sham-CCK											
技术重复 1	26.15	26.87	27.14	26.45	25.52	23.68	22.32	23.52	21.84	21.54	21.44
技术重复 2	26.25	26.67	26.59	24.23	23.91	24.68	23.45	21.61	21.95	21.1	21.17
技术重复 3	25.95	26.64	27.18	26.12	24.78	24.09	22.94	22.74	21.2	21.3	21.29
CPN-actin											
技术重复 1	17.63	17.71	17.48	18.3	18.14	16.95	18.04	17.78	18.82	18.16	17.66
技术重复 2	17.7	17.78	17.44	18.29	18.15	16.98	18.02	17.76	18.83	18.22	17.58
技术重复 3	17.67	17.73	17.49	18.28	18.13	16.93	18.02	17.77	18.85	18.23	17.62
CPN-CCK											
技术重复 1	22.62		22.92			20.74	21.17	19.85	21.68	20.54	19.8
技术重复 2	23.03	21.42	20.83	22.08	21.84	19.27	20.71	20.27	21.69	20.54	19.77
技术重复 3	21.72	21.26	21.28	22.57	21.5	18.98	20.55	19.69	21.71	20.51	19.77

计算步骤一：每个生物学重复的不同基因的三个技术重复样本的 C_t 值取平均值（表 11-3-6）。

表 11-3-6　两种动物模型的技术重复样本的 C_t 值均值

ΔC_t 值	生物学重复1	生物学重复2	生物学重复3	生物学重复4	生物学重复5	生物学重复6	生物学重复7	生物学重复8	生物学重复9	生物学重复10	生物学重复11
Sham-actin	17.46	17.83	19.53	18.46	17.63	17.47	17.10	18.03	17.81	18.27	18.25
Sham-CCK	26.12	26.73	26.97	25.60	24.74	24.15	22.90	22.62	21.66	21.31	21.30
CPN-actin	17.67	17.74	17.47	18.29	18.14	16.95	18.03	17.77	18.83	18.20	17.62
CPN-CCK	22.46	21.34	21.68	22.33	21.67	19.66	20.81	19.94	21.69	20.53	19.78

计算步骤二：Sham 和 CPN 处理组的 CCK 基因 C_t 值减内参基因 C_t 值得到 ΔC_t 值（表 11-3-7）。

表 11-3-7　两种动物模型 CCK 基因的 ΔC_t 值

ΔC_t 值	生物学重复1	生物学重复2	生物学重复3	生物学重复4	生物学重复5	生物学重复6	生物学重复7	生物学重复8	生物学重复9	生物学重复10	生物学重复11
Sham	8.66	8.89	7.44	7.14	7.11	6.68	5.80	4.59	3.86	3.04	3.05
CPN	4.79	3.60	4.21	4.04	3.53	2.71	2.78	2.17	2.86	2.33	2.16

计算步骤三：CPN 处理组 ΔC_t 值减对照 Sham 处理组 ΔC_t 值，得 $\Delta\Delta C_t$ 统计数据结果（表 11-3-8）。

计算步骤四：利用 Graphpad 软件统计作图（图 11-3-3）。

表 11-3-8　两种不同处理后 CCK 基因的表达差异统计数据结果

指标	Sham 处理组	CPN 处理组
$\Delta\Delta C_t$	0	–2.93443
$2^{-\Delta\Delta C_t}$	1	7.644551
SD	2.111131	0.926962
SEM	0.6365	0.2676
P 值	0.00026	

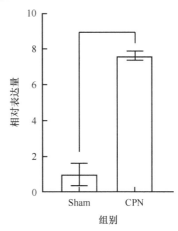

图 11-3-3　Sham 和 CPN 动物模型
CCK 基因的表达差异

5. 实验结论　CPN 处理后 CCK 基因的表达量是对照实验组的 7.6 倍，CPN 处理显著提高了 CCK 基因的表达水平。

由该实例可以看出荧光定量 PCR 实验是一种非常有效地评估不同处理对特定基因的表达量差异的研究方法，该方法可以进行绝对定量、相对定量等定量分析，相对于传统 PCR 来说更便捷、有效。

（刘　　丽）

第四节　实时荧光定量 PCR 的实验注意事项

荧光定量 PCR 技术由于其在微量核酸定量检测方面具有灵敏、方便灵活、快捷等优势，已经成为核酸研究必不可少的一项工具。每年有海量的 qPCR 数据发表。但是由于每个实验用到的试剂、仪器、分析方法不同，使得 qPCR 结果缺乏统一标准。因此众多科学家根据 qPCR 实验的特点制定了发表 qPCR 数据所需要注意的信息，称为 MIQE 指南[BUSTIN S A，BENES V，GARSON J A. 2009. The MIQE Guidelines：Minimum information for publication of quantitative Real-Time PCR Experiments. Clinical Chemistry，55（4）：611-622]。

每个实验者在设计荧光定量 PCR 实验之前都应该认真阅读该指南，并严格遵照指南要求进行实验设计及数据分析，详见表 11-4-1。

表 11-4-1

一、实　验　设　计

每次实验都应按实验需求设计如下对照样本：

1. 阴性对照（negative control）（无模板的对照）　用于验证有无污染发生。

2. 阳性对照（positive control）　验证反应体系的可靠性。

3. 内对照（internal control）（多重荧光）　与待测样本放在同一个反应体系中的阳性对照，用于消除样本的假阴性结果。

4. 未反转录的对照（no-reverse transcription control，NRT） 未反转录成 cDNA 的 RNA 样本。用于消除基因组 DNA 的污染，对于新制备的 cDNA 样本只需做 1 次即可。在提取 RNA 的操作过程中不可避免地混入少量基因组 DNA，基因组 DNA 对实验有两个影响：一是影响对 RNA 的精确定量；二是影响 PCR 扩增的特异性。

所有样本应至少有三个重复（技术重复），以方便后面的统计分析。

二、模 板 提 取

与普通 PCR 不同，实时荧光定量 PCR 需要模板纯度更高。对于 DNA 样品，样品的光吸收值 OD_{260}/OD_{280} 最好在 1.7～1.9 之间；对于 RNA 样品，其 OD_{260}/OD_{280} 最好在 1.9～2.1 之间，否则须要对核酸进行进一步纯化后方可使用。除光吸收值外，还须对 RNA 的完整性进行测定（图 11-4-1）。

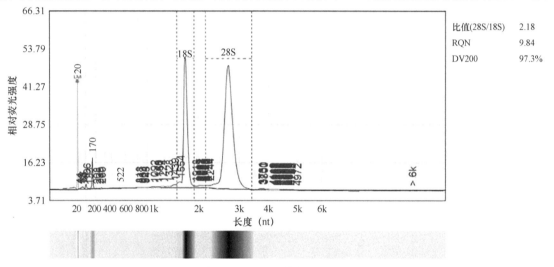

图 11-4-1　RNA 样本质控结果

RQN（RNA quality number，也称为 RIN 值）大于 7，DV200（大于 200bp 的片段长度占比）越高越好，方可进行后续的反转录和 qPCR 实验。

此外，实时荧光定量 PCR 的灵敏性较普通 PCR 高几十甚至上百倍，模板的添加量通常为 25～100ng（25μl 反应体系）。模板量太多，荧光本底高，影响结果判定。

三、反 转 录

反转录所得 cDNA 的量必须精确地等于相应的 mRNA 的量，因此，反转录对实时荧光定量 RT-PCR 来说是非常关键的一步。反转录常用的引物有随机引物、oligo（dT）和基因特异性引物（GSP）。相比之下，oligo（dT）和基因特异性引物更适合实时荧光定量 PCR 实验。

反转录效率的一致性，确保了 cDNA 的差异能够真实反映基因表达的差异。反转录效率一致性验证实验须分别梯度稀释 RNA 样本及原 RNA 样本反转录所得的 cDNA 样本。对稀释后的模板按照 qPCR 实验流程进行后续扩增和数据分析，比较两种不同梯度稀释后计算得出的扩增效率是否一致（图 11-4-2）。

四、荧光定量 PCR 引物设计

引物特异性对于染料法荧光定量 PCR 尤为重要，因为 SYBR Green I 等染料可与所有双链 DNA 结合，非特异性扩增同样会出现明显的荧光信号，呈现假阳性。此外，在以染料方法进行检测的过程中,还需要注意避免形成发卡和引物二聚体等结构,因为这些二级结构将和染料分子结合,使本底过高。TaqMan 探针理论上不与非特异性扩增片段互补结合而产生荧光。但在实践中发现,非特异性扩增也可能导致结果难以判定或误判。

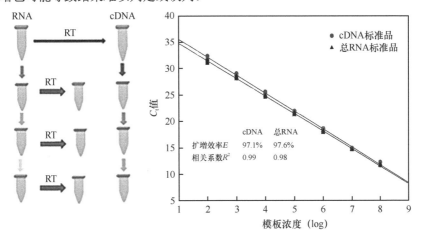

图 11-4-2　反转录效率一致性验证实验流程

引物的优劣直接关系到是否能扩增出特异的目的基因,以及能否排除在扩增中形成引物二聚体。通常对引物设计的要求主要包括:

1. 3′端应无二级结构、重复序列、回文结构和高度的变异。

2. 两条引物之间不能发生互补,尤其是在 3′端。

3. 两条引物中的 GC 含量应保持大体一致,其含量应占引物碱基的 40%～60%,不应有 G/C 和 A/T 富集区的非平衡分布。

4. 选用高纯度的引物。

五、PCR 反应体系的优化

实时荧光定量 PCR 反应体系的优化方法与普通 PCR 一样,包括 Mg^{2+} 浓度、dNTP 浓度、引物浓度、Taq DNA 聚合酶用量、退火温度、循环数等。尽管目前可从公司得到 PCR 反应体系的预混合物,但在一些特别的目标产物扩增过程中,也可能达不到理想结果。如扩增效果不理想,仍需对基础影响因素进行优化,以达到最佳扩增效果。

六、标准曲线的影响

对于绝对定量方法,制作一个好的标准曲线对定量结果至关重要。在制作标准曲线时,应至少选择 5 个稀释浓度的标准品,涵盖待测样本中目的基因量可能出现的浓度范围。理想的标准品应与样本具有高同源性,最好是选择纯化的质粒 DNA 或是体外合成、转录的 RNA(用于 RT-PCR),因为其保存相对稳定。

七、镁离子的浓度

镁离子(Mg^{2+})的浓度对敏感性有多方面的影响,主要包括:①Mg^{2+}是影响 Taq 酶活性的关键因素;②Mg^{2+}的浓度过高,会增加引物二聚体的形成;③合适的浓度还能在反应中得到较低的 C_t 值、较高的荧光信号强度及良好的曲线峰值。所以在反应中应选择合适的 Mg^{2+} 浓度。

为得到准确可靠的实验结果。在正式荧光定量 PCR 实验前一定要对引物的特性、扩增反应体系是否优化等条件进行验证,以下三个方面的预实验强烈推荐实验者认真执行:

1. 内参基因和目的基因的扩增效率实验（$E=10^{-1/斜率}-1$）。

2. 模板 DNA/cDNA 稀释比例的实验。根据 C_t 值的情况来调整模板浓度。

3. 首次扩增时，建议做个梯度 PCR，通过不同退火温度进行扩增，进而选择最适合的温度。

（刘　丽）

第五节　实时荧光定量 PCR 实验中的常见问题及解决方案

在具体的荧光定量 PCR 实验过程中，并不是一帆风顺的，实验者总是会遇到这样那样的问题，现对实验过程中主要的问题进行汇总和分析（表 11-5-1）。

表 11-5-1　实时荧光定量 PCR 实验常见问题及分析

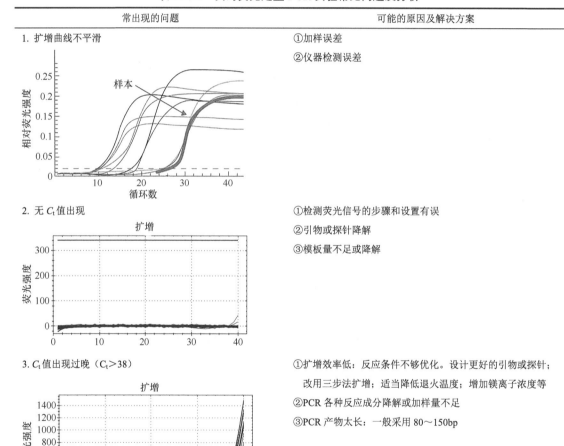

常出现的问题	可能的原因及解决方案
1. 扩增曲线不平滑	①加样误差 ②仪器检测误差
2. 无 C_t 值出现	①检测荧光信号的步骤和设置有误 ②引物或探针降解 ③模板量不足或降解
3. C_t 值出现过晚（$C_t>38$）	①扩增效率低：反应条件不够优化。设计更好的引物或探针；改用三步法扩增；适当降低退火温度；增加镁离子浓度等 ②PCR 各种反应成分降解或加样量不足 ③PCR 产物太长：一般采用 80～150bp

续表

常出现的问题	可能的原因及解决方案
4. 引物二聚体 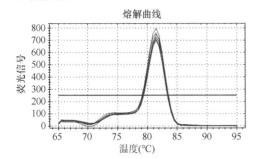 熔解曲线	优化反应体系：引物设计 退火温度 镁离子浓度
5. 标准曲线线性关系不佳 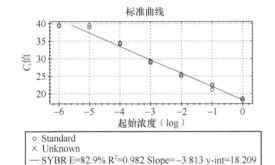	①加样存在误差：标准品不呈梯度 ②标准品出现降解：应避免标准品反复冻融 ③引物或探针不佳 ④模板中存在抑制物或模板浓度过高

在做荧光定量 PCR 实验前一定要理解技术原理及数据分析方法，同时按照 MIQE 指南的要求进行实验设计和预实验验证。在实验过程中尤其是加样时要注意：

1. 先阴性对照样，后加样品，再加低浓度标准品，最后加阳性对照。
2. PCR 管使用光学平盖或光学膜，不要裸手触摸光学平盖或光学膜表面。
3. PCR 管或 8 联排管要对称放置。
4. 大剂量包装的反应试剂，使用前进行分装，尽量减少试剂的反复冻融。
5. 先制备混合反应液。
6. 热启动酶或整个加样过程放在冰上进行，防止反应开始之前的非特异性扩增。

荧光定量 PCR 实验欲速则不达，注意以上几点就可以避免由于前期设计和实验技术不足导致的重复验证或纠错实验，既节省了实验时间和费用，又可以得到准确可靠的结果。

（刘　丽）

第六节　实时荧光定量 PCR 技术的发展

一、多重 qPCR

普通 qPCR 反应体系中仅加一对引物，特异性扩增一个靶标基因，但对有些实验如果模板量比较少，且需检测多个靶标基因时，一个反应孔内同时扩增多个靶标基因就变得非常高效。这种在同一反应体系中加入多对特异性引物，对多个 DNA 模板或同一模板的不同区域扩增多个 DNA 片段，即多重 qPCR。

成功的多重实验源于周密的实验设计和反应条件的优化，而不是在同一反应管中将所有引物和模板简单地混合，因为在一个反应管中，任何一个靶标基因的扩增都能影响其他靶标基因的扩增。因此多重 qPCR 实验要求：仪器具备高的灵敏度和合适的检测通道配置（图 11-6-1），引物设计合理（引物间连续互补不能超过 4bp，以防止交叉错配），引物扩增效率一致。

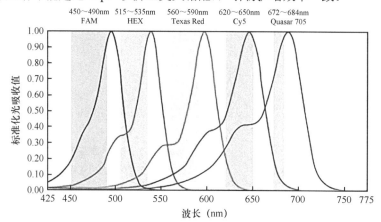

图 11-6-1　常用荧光定量 PCR 仪器检测通道设置

建立多重反应实验应遵循以下步骤：

1. 设计引物和探针序列　不同的引物及探针之间不能互补，建议使用商业付费软件如 Beacon Designer 来设计多重反应的引物和探针组合。

2. 选择标记探针的报告基团和猝灭基团　选择的荧光基团需要与所用的荧光定量 PCR 仪的激发和发射滤光片兼容，且发射波长尽量不要交叠，距离越远越好。猝灭基团选择无荧光的基团。

3. 优化单重实验　通过梯度稀释的已知浓度的模板所构建的标准曲线来确定单重反应的扩增效率，PCR 反应体系的优化同前文所述。

4. 验证多重实验　单重和多重实验得到的靶序列的 C_t 值应无明显差异，如果二者差异明显，需要优化反应条件。

5. 优化多重实验　样本中扩增效率低或低丰度靶序列的扩增会受扩增效率高或较高丰度靶序列扩增的抑制，表现在该基因在多重反应中 C_t 值较单重反应出现延迟（C_t 值变大）。优化多重反应的方法有增加 DNA 聚合酶、dNTP 或 $MgCl_2$ 的浓度等。

二、高分辨熔解曲线分析

高分辨熔解曲线分析（HRM）是一种新的有效检测单核苷酸多态性（single-nucleotide polymorphism，SNP）、突变检测、甲基化、物种鉴定等的方法。该方法完全是基于核酸的物理性质进行分析，无须序列特异性探针，仅需要合适的荧光染料（饱和染料），省时省力、灵活性强。其原理与普通的熔解曲线分析一致，如果产物出现单个核苷酸的差异或某些位点的突变都会导致产物 T_m 值的差异（图 11-6-2）。HRM 分析需要高精确热控制及高检测灵敏度的仪器，能够快速采集数据的分析软件及低背景、高亮度、高区分度的饱和的荧光染料。

可用于 HRM 分析的染料有 MeltDoctor HRM Dye、Molecular Probes SYTO 9、LC Green 及 Eva Green 等。

HRM 实验的关键步骤：

1. 确保扩增片段短（80~250bp），片段太长不易区分单个核苷酸的差异。

2. 确保 PCR 的特异性，非特异性扩增或引物二聚体都会影响结果。建议引物浓度不要超过 200nmol/L，$MgCl_2$ 浓度在 1.5~3mmol/L 之间，使用热启动 DNA 聚合酶，另外没有加模板的阴性对照（NTC）对判断 PCR 的特异性尤为重要，不要省略。

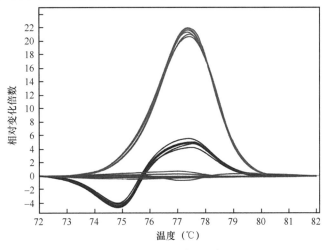

图 11-6-2　HRM 结果示意图

3. 避免扩增片段跨变异位点。设计引物前应核对物种的同源性，外显子/内含子交界区，剪切位点，产物的二级结构等信息。

4. 对于要分析的靶基因，进入平台期后的荧光信号值尽量一致，从而保证产物量一致，任何扩增产物量的差异都会影响熔解曲线温度，因此起始模板的量也应该保持一致。

5. 扩增结束后在熔解曲线之前增加一步 50℃ 预热，以促进异源双链的形成。

三、数字 PCR

20 世纪末，美国科学家福格尔斯泰因等提出数字 PCR（ digital PCR，dPCR）的概念，数字 PCR 是一种核酸分子绝对定量技术，无须依赖对照样品和标准曲线即可进行精确的绝对定量分析检测。

其原理是将反应体系分散成无数个独立反应单元的定量 PCR，可以实现单分子意义上的绝对定量检测（图 11-6-3）。数字 PCR 的过程至少包含三个步骤：样本的分散，PCR 扩增，荧光信号的采集与数据分析。将一个样本稀释并分成数百个甚至是数百万个独立的反应单元，使每个反应单元中包含 1 个或者不包含目标分子（DNA 模板），进而对每个独立的反应单元进行平行扩增，扩增结束后读取各个反应单元的阴性或阳性荧光信号，并根据泊松分布原理进行统计学分析，就可以计算出原始样本的模板拷贝数。数字 PCR 采用终点定量的方法进行分析。

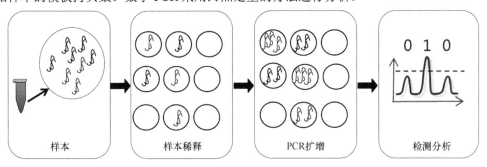

图 11-6-3　数字 PCR 原理示意图

由于数字 PCR 具有比传统荧光定量 PCR 更加出色的灵敏度、特异性和精确性（表 11-6-1），在极微量核酸样本检测、复杂背景下稀有突变检测、表达量微小差异鉴定和拷贝数变异检测等方面表现出极大优势。而其在基因表达研究、miRNA 研究、基因组拷贝数鉴定、癌症标志物稀有突变检测、致病微生物鉴定、转基因成分鉴定、下一代基因测序（NGS）文库精确定量、单细胞基因表达等诸多方面的广阔应用前景也已经受到越来越多的关注。

数字 PCR 在单细胞分析中的优势更加明显，普通 qPCR 在涉及单细胞实验时一般都需要进一步预扩增，以得到足够丰度的目的基因。受预扩增的影响，可能结果不能真实反映不同处理样本间的表达差异。而数字 PCR 不需要对单细胞样本进行预扩增，即可进行精确的高灵敏度的绝对定量。

表 11-6-1　传统 qPCR 和数字 PCR 的比较

	传统 qPCR	数字 PCR
结果呈现方式	C_t，ΔC_t 或 $\Delta\Delta C_t$	拷贝数/μl
定量方法	相对定量或绝对定量	绝对定量
影响因素	染料的选择（TaqMan 或 SYBR Green） 仪器选择和配置 PCR 扩增效率 引物和探针设计	结果仅须判断"有/无"完全不依赖 C_t 值的判定；同时对模板的大量稀释使数字 PCR 受扩增效率的影响大大降低

（刘　丽）

第七节　实时荧光定量 PCR 的应用

荧光定量 PCR 技术通过检测 PCR 过程中荧光信号强度累积变化来达到对起始模板定量的目的，该技术不仅实现了 PCR 从定性到定量（相对定量和绝对定量）的飞跃，而且与常规 PCR 相比，它具有特异性更强、灵敏度更高、自动化程度高等特点，已成为核酸定量检测的试金石。目前已在动植物基因工程、微生物和医学等领域中得到广泛应用，如基因表达分析，不同处理（如药物处理、物理处理、化学处理等）样本之间特定基因的表达差异；核酸定量分析，如转基因动植物鉴定，真菌、病毒的检测等；单核苷酸多态性和突变分析等。

除了用作研究工具之外，目前许多诊断应用也应运而生，包括微生物定量、基因剂量测定，转基因技术中转基因的鉴定，食品、癌症复发风险评估，以及法医应用等，如肿瘤基因检测（端粒酶 $hTERT$ 基因、白血病 $WT1$ 基因、肿瘤 ER 基因等）；细胞因子表达分析；病原体感染的定量检测；耐药性基因表达的检测和药物疗效考核；传染性疾病的诊断，目前已开发出多种较成熟的诊断试剂盒，如肝炎系列、性病系列、肿瘤系列试剂盒、新冠感染检测试剂盒等。

随着荧光探针技术、信号检测手段、样本处理方法的不断发展，荧光定量 PCR 技术必将在生物、医学、化学、工程等研究领域以及在试剂开发、信号检测等方面有创新的应用和发展。

（刘　丽）

思 考 题

1. 饱和染料和不饱和染料有哪些？怎样选择？
2. 什么是 C_t 值，C_t 值和初始模板的浓度之间的关系如何？
3. 什么是扩增效率，如何计算扩增效率？
4. 如何选择合适的内参基因，常有的内参基因有哪些？
5. 相对定量的数据分析方法有几种？
6. 绝对定量的方法有哪些？

参 考 文 献

迪芬巴赫. 2006. PCR 技术实验指南. 第 2 版. 北京: 化学工业出版社.

黄留玉. 2011. PCR 最新技术原理、方法及应用. 第 2 版. 北京: 化学工业出版社.

李金明. 2007. 实时荧光 PCR 技术. 北京: 人民军医出版社.

彭年才. 2017. 数字 PCR: theory, technology & application. 北京: 科学出版社.

秦文斌. 2016. 基因诊断: 多 PCR 和通用引物 PCR: multiple PCR and general primer PCR. 北京: 科学出版社.

王廷华. 2013. PCR 理论与技术. 第 3 版. 北京: 科学出版社.

张惟材. 2013. 实时荧光定量 PCR. 北京: 化学工业出版社.

BUSTIN S A, BENES V, GARSON J A. 2009. The MIQE Guidelines: Minimum information for publication of quantitative Real-Time PCR experiments. Clinical Chemistry, 55(4): 611-622.

KENNEDY S, OSWALD N. 2011. PCR troubleshooting and optimization:the essential guide. Norflok UK: Caister Academic Press.

NOLAN T, BUSTIN S A. 2013. PCR technology: current innovations. 3rd ed. Boca Raton Taylor & Francis: CRC Press.

第十二章　免疫组织化学技术的原理及应用

第一节　免疫组织化学技术的概述及原理

一、免疫组织化学技术概述

组织形态学研究自显微镜诞生以来，发生了巨大的变化。免疫组织化学技术保留了传统免疫学反应定性、定量的优势，同时利用显微成像技术，在形态上对组织、细胞进行精准定位。近年来，随着数字化程度越来越高，免疫组织化学技术和图像分析技术的互相融合，在科研工作、临床病理诊断及预后指导等方面具有极高的价值，应用越来越广泛。

1941 年，科学家孔斯等通过荧光素（fluorescein，FITC）标记抗体检测小鼠组织肺炎球菌，在荧光显微镜下观察其抗原分布情况，自此免疫组织化学技术建立。免疫组织化学技术，是应用免疫学基本原理——抗原与抗体特异性结合，经过化学反应并利用特殊的显色剂（荧光素、酶、金属离子、同位素等）显色来确定组织细胞内抗原（多肽、蛋白质、病原体及酶等），从而达到定位、定性及相对定量的研究。随着酶标记抗体的诞生、亲和素、链霉亲和素及其相关复合物的不断研发，免疫组织化学技术的应用越来越多样化，我们接下来介绍几种常用的方法。

二、常见的免疫组织化学技术原理

1. 免疫荧光组织化学技术（immunofluorescence histochemistry）　免疫荧光组织化学和免疫荧光细胞化学统称免疫荧光技术。通过荧光素与已知抗体共价结合，再利用抗原抗体的免疫反应使之与组织或细胞内的抗原特异性结合生成带有荧光素的复合物。通过荧光显微镜检测到荧光信号，并做出定性、定位及定量（半定量）的研究。免疫荧光技术有直接法、间接法及补体法三种，从最初的单色染色发展至今，双重或多重免疫荧光染色的应用越来越广泛，以间接法应用最广泛（图12-1-1）。

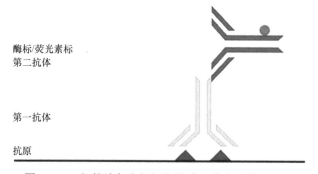

酶标/荧光素标
第二抗体

第一抗体

抗原

图 12-1-1　间接法免疫组织化学/荧光染色工作原理图

2. 免疫酶组织化学技术　免疫酶组织化学的基本原理是提前将酶与抗体结合生成酶标抗体，利用免疫反应的原理使组织或细胞上的抗原与之特异性结合，经过酶与底物催化生成肉眼可见的产物，在光学显微镜下观察，对抗原表达进行定性、定位及定量（半定量）分析的一种技术。常用的两种标记酶分别是辣根过氧化物酶（horseradish peroxidase，HRP）和碱性磷酸酶（alkaline phosphatase，ALP）。两步法（如 Envision 法）利用葡聚糖与酶及二抗结合生成复合物，信号检测灵敏度大大提高，同时染色步骤简单，操作方便，应用非常广泛（图 12-1-2）。

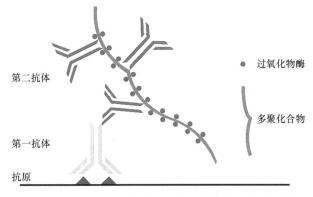

图 12-1-2　Envision 法免疫组织化学染色工作原理图

3. 亲和免疫组织化学技术　该技术利用生物素与亲和素高度亲和的能力，非共价结合，同时亲和素还可以与其他示踪物质如荧光素、酶、胶体金等具有结合能力，以这样的复合物为基础，建立了多种生物素-亲和素检测体系。最常见的是链霉亲和素-生物素-过氧化物酶复合物法（SABC 法，图 12-1-3）和链霉亲和素-过氧化物酶法（SP 法，图 12-1-4）。

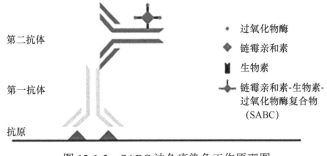

图 12-1-3　SABC 法免疫染色工作原理图

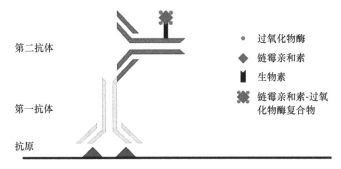

图 12-1-4　SP 法免疫组织化学染色工作原理图

4. 免疫金组织化学技术　将胶体金等金属物质标记在抗原或抗体上，通过电镜观察以确定组织细胞特异的抗原、抗体，并进行定性、定位及定量分析研究。常用于免疫电镜研究。

5. 双重或多重免疫组织化学技术　在日常科研工作中，常常需要在同一组织或细胞内检测两种或多种抗原成分，利用免疫学原理完成染色，在光学显微镜下观察同一组织或细胞中两种或多种抗原成分，并进行定位、定性及定量分析研究。免疫荧光染色技术随着荧光显微镜的不断发展，从不同种属来源抗体双重染色、多重染色到相同种属来源抗体双重染色、多重染色，应用越来越广泛。不过免疫酶组织化学染色技术受抗体种属来源及呈色反应剂等诸多因素的限制，常常选择不同种属来源抗体间接法双重免疫酶组织化学染色。近年来，通过酶标记与荧光素标记结合，多重染色得到了更进一步的发展，如酪酰胺信号放大（tyramide signal amplification，TSA）技术（图 12-1-5）。

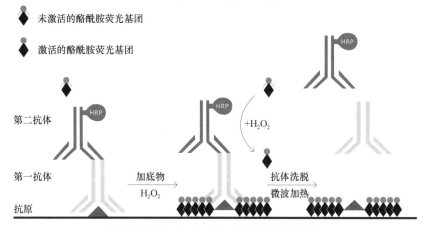

图 12-1-5　TSA 多重荧光免疫染色原理图

（黄　琼　程洪强）

第二节　组织切片样本制备

一、石蜡切片制备

1. 样本固定、取材　样本离体后须用固定液固定，最常用的固定液为 4% 甲醛溶液，又名福尔马林固定液，是浓度为 36%～38% 的饱和甲醛溶液与水以 1∶9 的比例稀释而成，中性缓冲甲醛溶液则是以 pH 7.2～7.4 的 PBS 代替水配制而成。有条件的也可以用多聚甲醛配制 4% 的多聚甲醛溶液进行固定。样本经过 24～48h 固定后，可进行取材。固定和取材须注意以下细节：

（1）标本如果比较大，在固定前须用手术刀在不影响诊断的前提下多层剖开，保证充分固定。实验动物如小鼠、大鼠等脏器、组织在离体后可单个脏器固定。

（2）固定液不可过少，固定液的体积是组织的 10 倍左右，使组织能充分浸泡在固定液中。除甲醛固定剂以外，还有一些特殊固定剂，对不同组织、不同实验有更好的固定效果。

（3）有些动物实验选择离体前麻醉，全身灌注固定：经左心室前下壁主动脉穿刺，同时剪开右心耳，灌注生理盐水直至清亮的生理盐水从右心耳流出，冲净血管中血液，接着马上灌注 4% 多聚甲醛溶液，为保证固定充分，注意先快后慢，可以通过蠕动泵完成灌注。经灌注固定后的标本可根据后续实验需要再接着浸泡固定 6～24h 不等，固定后样本根据实验目的留取合适的包埋面进行石蜡包埋。整个操作要求在 4℃ 下进行。灌注固定的标本比较适合容易发生自溶的组织及较容易出现红细胞自发荧光干扰的免疫实验。

（4）取材的刀片、剪刀要保证锋利，否则在取材时会过度挤压组织。

（5）样本不宜过大过厚，以包埋盒四面各留 1～2mm 的空隙，厚度以不超过 3mm 为宜。过大过厚的组织容易在包埋盒中受到挤压变形，同时在脱水、透明、浸蜡过程中不容易进行渗透，影响切片。

（6）较小的组织要用纱布或者无尘纸等容易渗透试剂且不会被二甲苯、石蜡等溶解的材料包裹样本再放置于包埋盒中，否则样本容易丢失。

（7）如遇样本带线结或者订书钉等硬物，需提前修剪取出，有粪便或凝血块、黏液等，需冲洗干净后再脱水。

（8）骨组织需固定液固定 24～48h，然后用 10%EDTA 脱钙液脱钙，每 2～3 天换液一次，摇床上水平振荡可提高脱钙效率。针刺骨质检查脱钙效果，脱钙完成后用流水冲洗脱钙液，再固定24h，取材包埋。

（9）取材时保证每个样本之间不要出现残留导致的污染，用流水冲洗操作台。所有样本的取材面在取材之前要先确认，特殊样本的包埋面在取材时要格外留意不要取错切面。

2. 样本脱水、透明、浸蜡及包埋 样本经固定取材后，需要完成梯度乙醇脱水、二甲苯透明、石蜡浸蜡及石蜡包埋等步骤。梯度乙醇是为了确保样本在脱水过程中由内而外透彻地脱净水分，从而让二甲苯及石蜡能顺利地渗透到组织中心部位，支撑组织并有利于后续切片的完成。小标本和大标本脱水、透明、浸蜡时间可参考表 12-2-1。

表 12-2-1 不同标本脱水时间

手工	小标本（直径＜2mm）	大标本（小动物脏器和手术标本均可使用）
50%乙醇	0.5h	1～2h
75%乙醇	0.5h	1～2h
90%乙醇	0.5h	1～2h
95%乙醇 I	0.5～1h	1～2h
95%乙醇 II	0.5～1h	1～2h/（过夜可选）
100%乙醇 I	0.5～1h	1～2h/（过夜可选）
100%乙醇 II	0.5～1h	4～6h
100%乙醇 III	0.5～1h	0.5h
二甲苯透明 I	15min	0.5～1h
二甲苯透明 II	15min	0.5～1h
二甲苯透明 III	—	0.5～1h
石蜡浸蜡 I	1h	1～2h
石蜡浸蜡 II	2h	3～6h

注意事项：

（1）脱水须选择梯度乙醇渐次升高浓度进行，不可直接高浓度乙醇进行脱水，以免使组织内部水分置换不全，组织内残留水分与透明试剂二甲苯不相容，导致石蜡无法顺利渗透到组织中心，影响制片。

（2）浸蜡用的石蜡熔点选择 58～60℃，浸蜡温度以高于石蜡熔点 1～2℃为宜，不宜过高，过高温度会影响组织内抗原活性。

（3）浸蜡所需石蜡应过滤使用，以防止在浸蜡过程中杂质渗入组织内造成切片破碎、划痕较多及刀片刀口频繁受损。

（4）包埋石蜡可通过反复融化的方式提高石蜡硬度和韧性，包埋机温度冬夏季略有差异，应随季节适当调整。

（5）组织包埋面在取材时已经确认，包埋时按照正确的包埋面包埋，要保证包埋面平整，无气泡、空洞等。组织不能在外暴露太久，以免蜡液凝固，放入包埋框中易出现空洞，包埋面不平、组织扭曲等现象。

（6）注意使用脱水机、包埋机时会出现有机试剂的挥发，有条件者应将脱水机、包埋机放进通风橱中，操作时戴口罩。

3. 石蜡切片制作 包埋好的石蜡组织块经石蜡切片机切片，调整好蜡块的粗修面后先进行粗修，以 20～30μm 的前进速度向组织面中心部位修整，直至所需组织面完全暴露后，调整切片厚度进行正式切片。一般切片厚度为 3～5μm，脂肪组织可适当加厚至 6～7μm，切片要求薄而平整，无皱褶、气泡、划痕及破损，使用轮转式切片机时手轮用力要匀速摇转，过快或者过慢都会影响切片厚度，用力不均会导致厚薄不均。通过摊片、展片能展示良好的形态结构，HE 和特殊染色片可选择普通载玻片，免疫染色的切片须选择防脱片，贴后及时在 62℃烤箱中烤片以防止脱片，普通染色片烤片至少需要 2h，免疫染色片则需要 6h 以上，但不可过长，过长时间烤片可能会减弱抗原的活性。如暂时不进行染色，可将切片置于 4℃冰箱中存放。

二、冷冻切片制备

1. 冷冻切片固定、包埋

（1）冷冻切片前固定：新鲜样本在冷冻切片前有两种处理方式：切片前固定和切片后固定。科研工作中，小动物标本在离体前可先经麻醉后以 4%多聚甲醛溶液灌注固定（灌注方法见石蜡切片制备），取下组织再固定 6～24h，经 20%及 30%蔗糖溶液先后梯度脱水，然后选择实验所需切面用最优切削温度（OCT）包埋剂包埋，经冷冻切片机完成切片，此为切片前固定。

（2）冷冻切片后固定：新鲜样本离体后直接进行冷冻包埋，选择 OCT 包埋，为防止冰晶产生造成形态不佳，可用液氮或异戊烷速冻，并同时用 OCT 包埋剂包埋，冷冻切片短时晾干后马上进行短时固定，此为切片后固定。

2. 冷冻切片制作

（1）前固定的样本，OCT 包埋剂包埋后用冷冻切片机切片。在切片时先进行粗修，将所需组织面完全暴露后，调整好防卷板的位置，确保样本能正常平整出片，再调整到精细切片位置进行切片。切片 5～10μm 厚度，有些研究可能需要更厚，20～50μm，一般切厚片无需防卷板，直接以毛刷拉住组织往下取片。切好的组织片用防脱玻片贴，晾干后即可使用。

（2）新鲜标本在冷冻切片包埋剂包埋后按后固定样本的准备方式，进行切片和贴片，切片晾干后可选择固定液固定 5～10min，再用 PBS 清洗切片。如切片暂时不进行染色，晾干后可直接冻存在–80℃低温冰箱中保存。待下次实验前，复温后再固定及染色。

（3）冷冻切片的注意事项

1）冷冻切片的玻片须选择防脱玻片，普通玻片极容易脱片。刀片、毛刷及防卷板都需要预冷。

2）冷冻切片在制作过程中易形成冰晶，为减少冰晶的影响，可在新鲜样本离体后用液氮或预冷异戊烷进行包埋，但在制作的过程中要遵循速冻慢融的原则，从液氮或异戊烷取出转移至–80℃冰箱及–20℃冰箱的过程要迅速，否则组织里外温差太大会造成组织裂开及冻融后的冰晶空洞。

3）冷冻切片会比石蜡切片略厚，同时由于冷冻产生的冰晶影响，形态略差。在进行冷冻切片时，须注意室温、湿度、切片机舱体温度及冷冻头温度，这些都是影响切片平整度及形态的因素。

4）不同组织对冷冻头的温度要求不尽相同，结构致密较硬的组织冷冻头温度不宜过低，–15℃左右，冬天略升高 1～2℃，如果遇到脂肪组织，冷冻头温度设置在–30℃，有些可能更低一些。不同品牌冷冻切片机冷冻头温度的设置略有差异，须根据实际情况调节温度。

5）在免疫染色实验中，部分抗原易受固定液影响而导致无法检测，可在切片晾干后直接染色。固定后有些抗原无法检测到，可尝试进行抗原修复。

6）冷冻切片在进行免疫染色时，遇到需要抗原修复的组织片，可将固定后的切片在 37℃或 62℃烤箱中烤片 2h 再进行抗原修复，可有效防止脱片。

三、细胞玻片制备

在科研工作中，细胞培养爬片染色，可经 4%多聚甲醛溶液或冷丙酮进行短时固定，5～10min 终止固定后用 PBS 清洗。细胞膜蛋白抗原无须处理，细胞质与细胞核蛋白抗原则需经 0.1%～0.5% Triton X-100 破膜，浓度和时间根据实验条件在室温孵育 10～20min。为防止细胞叠加造成观察困难，尤其容易成团的细胞，爬片密度以控制在50%以下为宜，不可过密。

（黄　琼　程洪强）

第三节　免疫染色实验

一、制定实验方案

在实验正式开始之前，需要依据实验设计完成样本制备、试剂准备，并对实验流程有一个清晰的了解，我们需要对实验所涉及的样本、试剂及实验条件进行比较，从而制定适合自己的实验方案。

1. 制片详见第二节。

2. 主要试剂耗材及设备准备

（1）常规试剂如二甲苯、乙醇、免疫组化笔、中性树胶、DAPI及防猝灭封片剂等。

（2）0.01mol/L、pH 7.4的PBS，pH 6.0的柠檬酸盐缓冲修复液，pH 8.0/9.0的乙二胺四乙酸（EDTA）缓冲修复液，0.3%～3%过氧化氢-甲醇封闭液，0.1%～0.5% Triton X-100 PBS，血清封闭液，一抗稀释液，二抗稀释液，DAB显色液等专用试剂。

（3）一抗按照制备方式的不同分为三类：多克隆抗体（polyclonal antibody，PcAb）、单克隆抗体（monoclonal antibody，McAb）、重组抗体（recombinant antibody，rAb）。根据标志物分为荧光标记抗体、酶标记抗体、亲和组织化学标记抗体和标签抗体。根据种属来源的不同分为小鼠、兔、大鼠、羊、驴、豚鼠、鸡等。最常见的种属来源是小鼠和兔。

（4）二抗根据一抗的种属来源，选择对应种属的酶标记/亲和素生物素标记二抗或者荧光素标记二抗。

（5）湿盒，电磁炉或微波炉，37℃恒温孵育箱，4℃冰箱。

3. 选择合适的免疫染色方法　根据制片及一抗、二抗不同，选择不同的免疫染色方法，详见表12-3-1。

表 12-3-1　不同免疫染色方法的比较

项目	免疫荧光染色	免疫酶/亲和免疫组织化学染色
适合的切片	石蜡/冷冻/细胞玻片	石蜡/冷冻/细胞玻片
切片厚度	石蜡3～5μm，冷冻5～60μm	石蜡3～5μm，冷冻5～60μm
封闭酶	不需要	需要
修复	石蜡需要，冷冻视情况修复，细胞玻片无须修复	石蜡需要，冷冻视情况修复，细胞玻片无须修复
封闭抗体	需要	需要
一抗孵育方式	4℃过夜或37℃ 2h	4℃过夜或37℃ 2h
二抗孵育方式	室温2～4h或37℃ 0.5h	37℃ 30min
显色方式	荧光素暗场显示	*DAB、AEC等明场显示
双色染色	同来源、非同来源种属抗体均可	非同来源种属抗体可
三色及以上染色	同来源、非同来源种属抗体均可	不可
封片方式	荧光封片剂	中性树胶或水溶性封片剂
观察方式	正置荧光显微镜、激光扫描共聚焦显微镜、数字切片扫描仪等	正置显微镜，激光扫描共聚焦显微镜、数字切片扫描仪等
保存方式	4℃冰箱，1～2周内完成图像数据扫描存储	室温，长期存储或图像数据扫描存储

*二氨基联苯胺（diaminobenzidine，DAB）；3-氨基-9-乙基咔唑（3-amino-9-ethylcarbazole，AEC）。

通过比较，实验者需要提前制备符合条件的样本。第一、二抗体的选择也需要慎重，提前确定实验方案。在采购抗体之前，详细阅读抗体说明书，确认抗体的种属来源、反应的物种、抗体制备方式、原始浓度、储存方式、可用于检测的实验品类、建议稀释浓度及修复方式等，有参考文献的可以了解相关实验结果作参考。而二抗的选择则需要根据一抗及实验方案所确定的明场或者暗场准备对应的种属要求，荧光素的选择要考虑抗体的结合能力、表达强弱、配伍及浓度等因素。

二、不同染色方法的染色流程

1. 一种抗体标记的免疫荧光染色及免疫酶/亲和免疫组织化学染色　见图 12-3-1 和图 12-3-2。

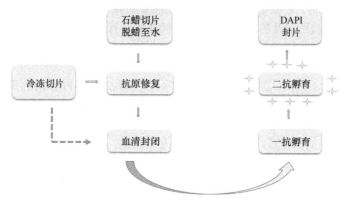

图 12-3-1　免疫荧光染色流程图

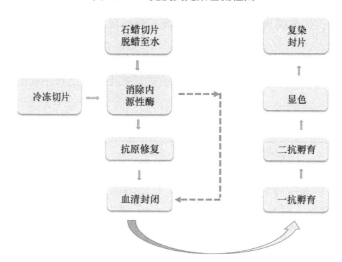

图 12-3-2　免疫酶/亲和免疫组织化学染色流程图

2. 不同种属来源抗体免疫荧光双染及免疫组化双染　见图 12-3-3。

3. 相同种属来源抗体免疫荧光双染及多色染色　普通的染色方法，如果不进行交叉反应阻断处理，则无法避免后加入同种属来源的另一个抗体与前一种第二抗体结合而产生交叉反应，而目前避免这种交叉反应的阻断方法有第一抗体种属转化法和正常血清-单价 Fab 片段两步阻断法，不过步骤较为烦琐。近年来，由于酪酰胺信号放大技术的出现，解决了这一交叉反应带来的困扰。

TSA 技术是一类利用辣根过氧化物酶（HRP）对靶蛋白或核酸进行高密度原位标记的酶学检测方法。该技术可与其他信号放大系统或传统标记方法联合使用，用于共定位的相关研究。它是在免疫组织化学染色的基础之上，通过与第二抗体及辣根过氧化物酶反应完成之后，带有荧光素标记的酪酰胺信号基团在底物的催化下激活，与组织蛋白的酪酰胺残基共价偶联，随后抗原与荧光素保留，将抗体复合物以高温的方式或洗脱液洗脱，再进行下一轮抗原抗体反应，如此反复可以进行多轮不同抗原-抗体反应，标记多达7~9种生物标志物，从而对组织微环境进行多维度分析。

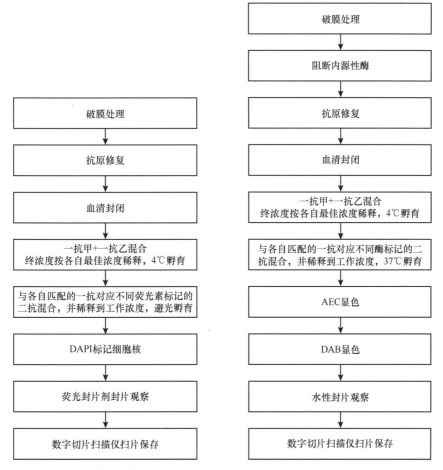

图 12-3-3　不同种属来源抗体荧光双染流程（左）及不同种属来源抗体组化双染流程（右）

三、染色实例

1. 免疫荧光单染　小鼠脑组织经灌注固定后取脑，固定24h，取近中海马区域的冠状切面，制作石蜡包埋标本，取3μm切片作为本次实验的样本，标记抗体为兔抗小鼠单克隆抗体 Iba-1，选择标记荧光素为 AF488 的绿色荧光二抗，介绍免疫荧光染色的实验流程。

（1）实验准备：3μm切片须包含空白对照片1张，阴性对照片1张，阳性对照片及实验片若干，如没有阳性对照片，也可通过组织内自身对照来弥补。Iba-1 抗体1支，抗兔 AF488 二抗试剂盒1个，其他物品详见第三节试剂耗材及设备准备。

（2）实验步骤

1）石蜡切片经二甲苯脱蜡、梯度乙醇脱二甲苯，入水洗去乙醇。

2）PBS 漂洗，每次5min，共3次。

3）0.2% Triton X-100 PBS 破膜10~20min。

4）PBS 漂洗，每次5min，共3次。

5）抗原修复：pH 6.0 柠檬酸盐缓冲液 400ml 倒入金属搪瓷罐，在电磁炉加热至沸腾，组织片浸没于缓冲液中持续保温20min，或者微波高温（≥96℃）修复20min，然后自然冷却至室温。

6）PBS 漂洗，每次5min，共3次。

7）组化笔沿组织周边 5mm 外画圈，在组织上滴加 10%正常羊血清（二抗同种属来源血清）室温孵育 30min。

8）不洗，直接弃去血清，尽量不要残留过多血清，但仍需保持组织湿润不干片。一抗兔多克隆抗体 Iba-1 用一抗稀释液以 1∶500 比例稀释后滴加在组织上，每张片子约 50μl，空白对照片滴加 PBS 代替第一抗体，片子置湿盒内 4℃过夜。

9）次日从 4℃冰箱取出的样本先放置室温回温 10～30min，接着 PBS 漂洗，每次 5min，共 3 次。

10）二抗稀释液稀释标记 AF488 的山羊抗兔二抗，稀释浓度为 1∶200，混匀后滴加在组织上，每张片子滴加 50μl，空白对照片同步加二抗，切片置湿盒中避光，37℃孵育 30min。

11）PBS 漂洗，每次 5min，共 3 次，需避光。

12）滴加 DAPI 标记细胞核。

13）荧光封片剂封片后荧光显微镜下观察结果。

14）荧光显微镜下空白对照片只见蓝色的核标记信号，未见其他荧光信号。

阴性对照片或者自身对照阴性组织亦未见阳性表达，阳性对照片可见绿色荧光信号的阳性标记。实验组可见细胞核呈蓝色，小胶质细胞呈绿色荧光。使用数字切片扫描仪可将染色片全片扫描存储。

（3）注意事项

1）冷冻切片直接从第二步开始。

2）破膜可增加细胞膜通透性，针对膜抗原不宜使用。浓度和时间可根据实际情况进行微调。

3）选择合适的抗原修复液及合适的修复方式对抗原的暴露很重要，石蜡切片需要进行抗原修复，冷冻切片根据需要选择是否修复，细胞玻片则不需要。

4）常用的抗原修复液有 pH 6.0 柠檬酸盐缓冲液，pH 8.0 和 pH 9.0 的 EDTA 缓冲液，有一些抗原修复还可以用到胃蛋白酶、胰蛋白酶消化，37℃孵育 15～30min。

5）修复方式可以选择煮沸后温度维持在 96℃以上保温修复 20min，或者选择微波修复，调节功率保证水温持续高于 96℃维持 20min，或者选择高压修复 3～5min。修复完毕，自然冷却至室温。冷冻切片如果比较容易脱片，可选择 62℃修复 2h。

6）切片较厚时，如冷冻切片 20～40μm，可适当延长一抗在 4℃孵育时间至 2～3 晚，使抗原抗体结合得更充分而获得满意的结果。

7）如果荧光染色背景强，有较多非特异性着色的信噪点，可将清洗液 PBS 更换为 PBST [0.01mol/L PBS 中含 0.05%（V/V）Tween-20]缓冲液，并延长清洗时间。

2. 亲和免疫组织化学染色（两步法为例）　以小鼠肠组织石蜡包埋制作的 3μm 切片作为本次实验的样本，标记抗体为兔抗小鼠多克隆抗体 Ki-67，选择二氨基联苯胺（DAB）显色试剂盒，介绍两步法 Envision 法亲和免疫组织化学染色的实验流程。

（1）实验准备：3μm 切片须包含空白对照片 1 张，阴性对照片 1 张，阳性对照片及实验片若干，如没有阳性对照片，也可通过组织内自身对照来弥补。Ki-67 抗体 1 支，Envision 二抗试剂盒 1 个，DAB 显色试剂盒 1 个，其他物品详见本节主要试剂耗材及设备准备。

（2）实验步骤

1）石蜡切片经二甲苯脱蜡，梯度乙醇脱二甲苯，入水洗去乙醇。

2）PBS 漂洗，每次 5min，共 3 次。

3）0.2% Triton X-100 PBS 破膜 10min。

4）PBS 漂洗，每次 5min，共 3 次。

5）3%过氧化氢溶液室温孵育 10min。

6）PBS 漂洗，每次 5min，共 3 次。

7）抗原修复：pH 9.0 EDTA 缓冲液 400ml 倒入金属搪瓷罐，在电磁炉中加热至沸腾，组织片浸没于缓冲液中持续保温 20min，或者微波高温（≥96℃）修复 20min，然后自然冷却至室温。

8）用 PBS 漂洗，每次 5min，共 3 次。

9）组化笔沿组织周边 5mm 外画圈，在组织上滴加 10%正常羊血清（二抗同种属来源血清）室温孵育 30min。

10）不洗，直接弃去血清，尽量不要残留过多血清，但仍需保持组织湿润不干片。一抗兔抗小鼠多克隆抗体 Ki-67 用一抗稀释液以 1∶800 比例稀释后滴加在组织上，每张片子约 50μl，空白对照片滴加 PBS 代替第一抗体，片子置湿盒内 4℃过夜。

11）次日从 4℃冰箱中取出湿盒先放置室温回温 10～30min，接着 PBS 漂洗，每次 5min，共 3 次。

12）滴加 Envision 试剂盒的二抗复合物工作液，空白对照片同步加入二抗，每张片子 50μl。37℃孵育 20～30min，较厚切片可以适当延长 15min。

13）用 PBS 漂洗，每次 5min，共 3 次。

14）DAB 显色：DAB 显色工作液滴加在组织上，室温下显色并观察显色强度，也可在显微镜 10 倍镜下观察细胞阳性着色的定位及强度，一般 3～5min，有些甚至可以延长到 8～10min，终止显色。

15）苏木素复染细胞核 1min，勿过深，水中蓝化 5min。

16）常规梯度乙醇脱水，二甲苯透明，中性树胶封片。

17）显微镜下观察空白对照片，除苏木素复染细胞核呈蓝色外，其余组织细胞均未见着色。阴性对照片未见阳性着色。阳性对照片可见黄褐色的 DAB 显色颗粒，实验组阳性表达可见黄褐色的颗粒分布于肠黏膜绒毛基底部增殖的细胞核部位，其他组织细胞的胞质未见着色，未表达的细胞核呈蓝色（图 12-3-4）。

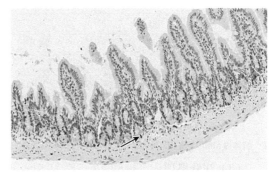

图 12-3-4　小鼠肠上皮组织 Ki-67 表达

箭头示 Ki-67 在细胞核内呈阳性表达

（3）注意事项

1）冷冻切片和细胞玻片从第二步开始。

2）3%过氧化氢溶液可阻断内源性过氧化物酶活性，去除非特异性染色。

3）DAB 显色液须现配现用，过滤沉渣，显色时须避光。DAB 有致癌性，操作时应佩戴口罩和手套。如果选择 AEC 显色，直接用水性封片剂封片，遇乙醇会褪色，且染色切片不可长久保存，容易见光分解褪色。

3. 不同种属来源抗体免疫荧光双染及免疫组织化学双染　以人正常肠组织石蜡包埋制作的 3μm 切片作为本次实验的样本，标记抗体为兔抗人多克隆抗体 MMP11 和鼠抗人单克隆抗体 CD45，选择荧光双染试剂或者组织化学双染试剂进行染色，介绍不同种属来源抗体免疫荧光双染及免疫组织化学双染的实验流程。

（1）实验准备：3μm 切片需包含空白对照片 1 张及实验片若干，自身对照作为阳性和阴性对照参考。MMP11 和 CD45 抗体各 1 支，AF488 荧光素标记的山羊抗兔二抗及 AF555 荧光素标记的山羊抗鼠二抗各 1 支（荧光双染选用）或者准备鼠兔通用型二抗试剂盒及 AEC-DAB 显色系统试剂盒 1 个（组织化学双染选用），其他物品详见本节试剂耗材及设备准备。

（2）实验步骤

1）免疫荧光双染参照免疫荧光单染实验步骤中 1）～7），免疫组织化学双染参照亲和免疫组织化学染色实验步骤中 1）～9）。

2）滴加一抗，MMP11 稀释比例为 1∶100，CD45 稀释比例为 1∶200，即一抗稀释液 200μl

中分别加入 2μl MMP11 和 1μl CD45，充分混匀后滴加在组织上，每个组织 50μl。空白对照片滴加 PBS 代替第一抗体，染色片在湿盒中孵育，置 4℃冰箱中过夜。

3）次日从 4℃冰箱中取出湿盒先放置在室温中回温 30min，接着 PBS 漂洗，每次 5min，共 3 次。

4）荧光双染：200μl 二抗稀释液中分别加入 AF488 荧光素标记的山羊抗兔二抗及 AF555 荧光素标记的山羊抗鼠二抗各 1μl。免疫组织化学双染：直接滴加鼠兔通用型二抗。37℃孵育 30min。

5）PBS 漂洗，每次 5min，共 3 次。

6）荧光双染：含 DAPI 荧光封片剂封片。组织化学双染：滴加 AEC 显色试剂后在 37℃恒温孵育箱中孵育 10～15min，镜下观察显色是否充分，显色呈玫红色着色，显色完成后 PBS 漂洗 3 次，每次 5min。接着 DAB 显色，显色方法参照亲和免疫组织化学染色实验步骤 14）。

7）荧光双染片用荧光封片剂封片，水中蓝化 5min。

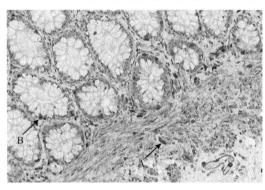

图 12-3-5　酶标记免疫组织化学双染

第一抗体为 MMP11 兔多克隆抗体（A）和 CD45 鼠单克隆抗体（B）

8）组织化学双染片应选择水性封片剂。

9）荧光双染：荧光显微镜下空白对照片只见蓝色的核标记信号，未见其他荧光信号。实验组可见细胞核呈蓝色，MMP11 在肠黏膜下肌层、间质成纤维细胞、血管平滑肌细胞的细胞质中呈绿色荧光，炎症细胞被 CD45 标记为红色荧光。组织化学双染在普通显微镜下观察空白对照片，除苏木素复染细胞核呈蓝色外，其余组织细胞均未见着色。实验组阳性表达可见 AEC 显色呈玫红色，MMP11 标记的平滑肌及成纤维细胞着色，DAB 显色呈黄褐色，CD45 标记的炎症细胞着色（图 12-3-5）。

（3）注意事项

1）双染所标记抗体必须选择不同种属来源的抗体。

2）双染抗体可混合后同时滴加，但终浓度必须配制成各自合适的单染浓度，混匀使用。

3）AEC 显色为玫红色着色，因遇乙醇会褪色，故组织化学双染需选择水性封片剂。

四、图像保存

　　图像保存可通过两种方式完成，一种是借助显微镜拍照留存不同视野不同倍镜下的图像，只能留存视野所见区域数据信息，不能留存整个组织片的信息，荧光染色的组织片或者水性封片的组织片不能长期保存，因为会随着时间的推移出现猝灭和褪色现象。近年来另一种方式——数字切片扫描仪的应用越来越广泛，可将整张切片通过扫描成像来存储数据，为大多数用户所选择。

　　数字切片扫描仪通过全片扫描，可以将整张片子的染色结果经过扫描成像和软件处理形成一张影像图，这类图片通过特定的软件可以任意放大或缩小到相应的倍镜，从而保留了整张片子的数据信息，可为后续研究提供极大的便利。

五、图像分析

　　免疫染色片在显微镜下观察，不同抗体根据表达定位的不同，分为细胞膜定位、细胞质定位、细胞核定位。对于染色结果的判断，要秉持科学的态度，设置严格的对照实验，设立阳性、阴性及空白对照，排除假阳性和假阴性结果。在确认阳性对照、阴性对照及空白对照的表达定位都准确无误时，再观察组织细胞的阳性定位。细胞膜阳性定位于围绕着细胞膜的呈线性标记，细胞质阳性定位在细胞质内弥散分布标记，细胞核阳性则定位于细胞核标记。阳性表达有时可同时出现在不同部位，如在细胞膜和细胞质中同时表达，或者在细胞核和细胞质中同时表达。

　　染色片经显微镜拍照或数字切片扫描仪扫描成像后，可以利用一些图像分析软件进行数据分析。常用的分析软件有 ImageJ、Image Pro Perior、GSA Image Analyser、OSIRIS、NIS-Elements Basic Research（BR）等。利用这些分析软件，可以获得细胞计数、面积计测等数据信息，尤其是免疫组织化学及免疫荧光的图像，从数据采集、处理、计测、分析、存档、输出及打印等方面为用户提供了全面的分析。

　　以 DAB 显色的免疫染色片为例，通过软件可获得染色面积、平均光密度的定量分析。染色面积计测可以反映阳性染色的区域占总面积的轮廓大小，平均光密度值则反映了阳性染色的深浅程度。根据软件的对应计测功能，做完背景校准后，圈定所需要计测的阳性区域（细胞）3～5 处，同时圈定阴性区域（细胞）2～3 处，并让软件根据设定条件进行计测，多调整几次测量参数，优化计测结果，智能软件即会根据给定的参数将阳性区域圈出，同时可导出相应数据便于后期整理分析。有些软件只能对单张染色片进行分析，有些软件给定测量参数后，可以对一批次染色片进行统一处理分析（图 12-3-6）。

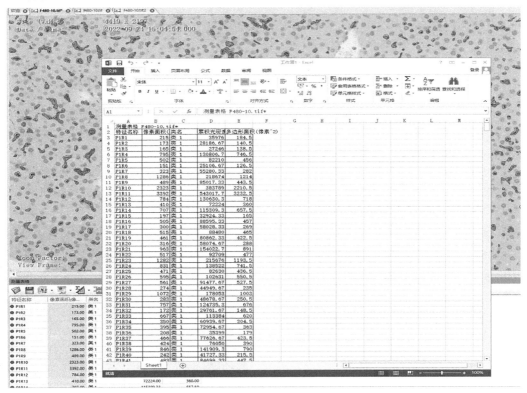

图 12-3-6　图像分析软件根据给定参数分析并导出面积及数量等计测数据

（黄　琼　程洪强）

第四节　经　验　总　结

一、样本制备的注意事项

1. 标本离体后应尽早进行固定处理，以离体后半小时内为宜。

2. 4%甲醛溶液配制过程中需观察原液是否含阻聚剂，有无沉淀。正确的固定方法和合适的固定液是非常重要的。博尼（Bouin）固定液也具有固定作用，适合于骨髓等组织，因固定液偏酸性，不宜长时间固定，否则影响抗原表达。

3. 固定完全的标本，应及时取材，不宜超过 48h。在固定液中浸泡时间过长，抗原会随着固定时间延长而影响活性，导致表达降低。

4. 在实验设计环节，对需要观察的组织结构有足够的了解，小动物脏器的不同切面观察到的结构有所不同（图 12-4-1）。

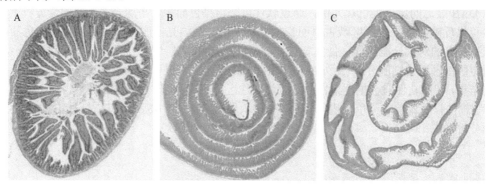

图 12-4-1　小鼠肠道的不同取材截面 HE 染色

A.肠腔横断面切面；B.瑞士肠卷切面；C.平铺卷肠切片

5. 冷冻切片在制样过程中容易产生冰晶，导致组织形态破坏。在制样时可选择液氮或异戊醇速冻，对于含水量较高的肌肉组织有很好的塑形作用，能明显减少肌细胞的冰晶产生。实验动物脑组织样本，可在灌注固定、蔗糖脱水等处理后再行 OCT 包埋，尽可能减少冰晶产生。

经异戊醇速冻处理的骨骼肌冷冻切片 HE 染色，未产生明显的冰晶，细胞间无明显缝隙，肌细胞内也无空洞（图 12-4-2）；麦胚凝集素（WGA）荧光标记的肌细胞膜轮廓清晰，无扭曲，无明显间隙，荧光明亮（图 12-4-3）。

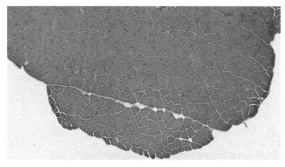

图 12-4-2　小鼠骨骼肌经异戊醇速冻后
冷冻切片 HE 染色

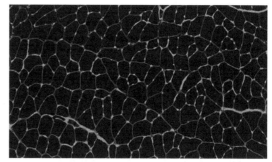

图 12-4-3　小鼠骨骼肌经异戊醇速冻后
冷冻切片 WGA 标记荧光染色

直接用冷冻包埋剂自然冷冻包埋的骨骼肌则产生了大量的肌细胞间及肌细胞内冰晶，导致形态变形和空洞形成（图 12-4-4），WGA 荧光标记的肌细胞轮廓模糊，可见双层细胞膜，细胞间隙明显，包膜形态扭曲不完整，荧光暗淡（图 12-4-5）。

直接用冷冻包埋剂自然冷冻包埋的脑组织产生冰晶，导致冰晶析出水分后细胞被挤压变形，细胞核及细胞质呈月牙形，可见大量空洞（图 12-4-6）。

二、免疫染色注意事项

1. 设置对照　每批次实验均应设置阳性对照、空白对照及阴性对照，非常重要。

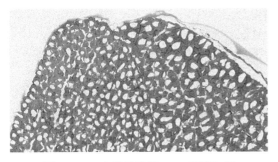

图 12-4-4　小鼠骨骼肌 OCT 直接包埋
冷冻切片 HE 染色

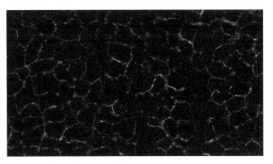

图 12-4-5　小鼠骨骼肌 OCT 直接包埋
冷冻切片 WGA 标记荧光染色

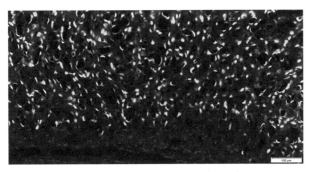

图 12-4-6　小鼠脑组织冰晶导致大量空洞形成
挤压细胞使细胞核及细胞质呈月牙形

　　（1）阳性对照：可分为自身对照和已知阳性组织对照。自身对照是指已知自身组织含待检抗原，经染色为阳性，可确认实验过程的正确操作。但实验不能完全依赖自身对照，还有一种已知阳性组织对照，即已知某一组含待检抗原，染色应为阳性，能排除实验的假阴性结果。

　　（2）阴性对照：已知组织中不含待检抗原的组织作为对照，排除假阳性。

　　（3）空白对照：实验过程中，一抗用 PBS 代替，其他操作步骤都与实验样本一样，检测应为阴性结果，排除假阳性。

　　2. 非特异性背景着色

　　（1）成因

　　1）样本固定不及时或固定时间过久。

　　2）红细胞干扰或组织内含较多出血坏死灶。

　　3）修复时间过长或修复液选择不合适。

　　4）阻断酶及生物素不正确。

　　5）血清封闭不规范。

　　6）抗体（一抗、二抗）纯度不好或浓度过高。

　　7）孵育温度及时间不合适。

　　8）操作过程中出现干片，湿盒未加水。

　　9）显色时间过长或浓度过高。

　　10）漂洗不彻底。

　　（2）解决办法

　　1）选择正确的固定液，及时固定，24～48h 终止固定。

　　2）检查所有试剂是否过期、出现沉淀或效价降解。

　　3）正确阻断内源性酶、生物素，包括浓度、温度等条件，正确选择及使用血清封闭液。

4）选择正确的修复液、修复时间进行预实验摸索。

5）可在处死动物前进行麻醉、心脏灌流，减少红细胞非特异性着色的干扰。

6）尽可能选择比较成熟的单克隆抗体，预实验摸索合适的稀释浓度。

7）检查各步骤的孵育时间和孵育温度是否正确。

8）避免干片，保持湿润。

9）延长漂洗时间，必要时更换 PBS 为磷酸盐吐温缓冲液（PBST）进行清洗，荧光染色片可以在水平摇床上缓慢水平振荡进行清洗。

10）检查显色剂是否有沉淀、是否过期，显色时在镜下观察，及时终止显色。

3. 空白对照、阳性对照和待检样本均为阴性

（1）成因

1）实验流程中某一或多个试剂效价过低或者已完全失活。

2）染色过程中某一步骤遗漏或出错。

3）用错试剂。

（2）解决办法

1）检查所有实验流程，查看实验记录本，查找是否有遗漏步骤。

2）如不是操作遗漏，查看、验证第一抗体、第二抗体的效价，储存条件、有效期等，如抗体失效应立即更换；检查封闭试剂、显色试剂有效性，如有误须立即更换或重配。

3）检查实验过程中抗原修复试剂是否用错 pH，PBS pH 及浓度是否正确。

4）孵育箱温度是否正常，如有问题及时纠正。

5）确认第一抗体种属是否和第二抗体匹配。

6）显色液是否正确使用，必要时更换新的显色剂，每次现配现用。

7）阳性对照使用是否正确，如发现不合适尽早更换阳性对照，确认待检样本是否不含待测抗原。

8）抗体稀释浓度是否过低，抗体孵育时是否因为不平导致液体流失，应及时纠正。

9）检查实验室温度、湿度，抗原抗体反应、酶促反应及显色反应都需要在一定的温度条件下进行，尽量保证恒温、恒湿，确保前后实验的一致性及可重复性。

4. 空白对照出现阳性或弱阳性

（1）成因

1）在空白对照样本中误加第一抗体。

2）组织中非特异性抗原的交叉反应。

3）干片。

4）抗体浓度过高，清洗不到位。

5）组织中所含过氧化物酶、碱性磷酸酶等未封闭。

（2）解决办法

1）实验过程中养成严谨的加样习惯，第一步先加空白对照，以 PBS 代替。

2）孵育时湿盒保持湿润，放置水平位置，不要干片。

3）各种阻断非特异性染色的封闭实验步骤不可省略。

4）选择合适的抗体稀释浓度及孵育时间，浓度不宜过高，时间不宜过长，孵育箱温度严格把控质量。

5）显色时，应使用显微镜及时观察并及时终止显色。

5. 空白对照为阴性，阳性对照和待检样本呈弱阳性表达

（1）成因

1）样本固定时间过短、不及时，固定液太少，固定液浓度不合适导致固定组织不彻底，抗原流失。

2）脱蜡不充分。

3）抗体效价部分降解。

4）抗体稀释比例不合适，孵育温度及时间不够。

5）挑选不合适的抗原修复液或不合适的 pH。

6）显色底物不完全失效，显色时间过于仓促。

7）复染过深。

（2）解决办法

1）小组织固定时间不少于 12h，大组织不少于 24h，选择正确的固定液，固定液与组织比例至少 10∶1。

2）脱蜡要充分，尤其冬天要延长脱蜡时间，脱蜡前二甲苯提前预热或提前烤片。

3）用阳性对照片检测抗体效价。

4）选择合适的抗体稀释比例，一抗可 37℃孵育 1～2h 或 4℃过夜，较厚片子可以延长至两晚或者三晚，保持切片湿润，不要干片。

5）修复液、PBS 等缓冲液 pH 需确认。

6）显色底物不完全失效，更换显色液，显色时间需要根据显微镜下的观察，不可提前终止显色，显色要充分。

7）检查孵育箱温度、修复液温度、实验室温湿度，确保反应温度前后一致。

8）苏木素复染核过深，可用盐酸乙醇分化，如果是 AEC 染色，不可经乙醇脱水，易褪色。

（黄　琼　程洪强）

参 考 文 献

步宏. 2021. 组织病理技术. 第 2 版. 北京: 人民卫生出版社.

李和, 周莉. 2021. 组织化学与细胞化学技术. 第 2 版. 北京: 人民卫生出版社.

卢晓晖, 夏潮涌. 2017. 组织学与胚胎学实验指导. 北京: 人民卫生出版社.

英杰, 凌启波, 张威. 2011. 临床病理技术. 北京: 人民卫生出版社.

第十三章　激光扫描共聚焦显微术的原理及应用

第一节　激光扫描共聚焦显微镜简介

一、技 术 概 况

在荧光显微镜中，照明光均匀地照射到样品上，视场中的任何染料分子都会受到激发，包括焦平面以外的染料分子，在物镜没有足够焦深的情况下，焦平面以外的荧光信号会使图像模糊，从而降低分辨率。为了排除焦平面外的荧光信号，激光扫描共聚焦显微镜（laser scanning confocal microscope，LSCM）就应时而生了。早在1957年，马文·明斯基就提出了共聚焦显微镜技术的某些基本原理，并获得了美国专利，但由于当时缺乏合适的强光源，加上数据处理能力也较弱，导致图像质量不佳，因而没有引起广泛关注。1967年，埃格和佩特兰第一次成功地运用共聚焦显微镜产生一个光学横断面。他们所用的共聚焦显微镜的核心是尼普科夫盘，但由于当时尼普科夫盘的设计尚不成熟，在实际的应用中有较大缺陷。1977年，谢泼德和威尔逊首次描述了光与被照明物体的原子之间的非线性关系和激光扫描器的拉曼光谱学。1978年，布兰肯夫等发明了一种具有较高数值孔径的透镜，并将这种透镜应用在激光扫描共聚焦显微镜上，此后不久，这项技术在医学和生物学中得到应用。1984年，比奥拉德为公司推出了世界第一台商品化的共聚焦显微镜，型号为SOM-100，扫描方式为台阶式扫描。1987年怀特和阿摩丝在英国《自然》杂志发表了一篇关于"共聚焦显微镜时代到来"的文章，这标志着共聚焦显微镜技术走向成熟。

经过多年的发展，激光扫描共聚焦显微镜已经成为生命科学研究的重要工具，可用于观察各种染色、非染色和荧光标记的组织和细胞等，能够检测细胞形态定位、荧光定量、立体结构重构、离子浓度动态变化、膜流动性、蛋白质之间相互关系等，并具备图像处理和图像分析的功能，为医学、药学、生物学、农学、海洋学、化学、材料学等多学科提供技术支撑。共聚焦显微镜的使用便捷性及应用广泛性为它在成像领域奠定了重要地位。虽然光片显微镜和超高辨别显微镜不断推陈出新，但是这些先进的技术需要大量的专业知识才能有效实施且制备样品相对复杂。因此，激光扫描共聚焦显微术在未来多年内仍然是生物医学研究的必备工具。

二、基 本 原 理

传统的光学显微镜使用的是场光源，标本上每一点的图像都会受到邻近点衍射光或散射光的干扰。激光扫描共聚焦显微镜以激光作为光源，激光器发出的激光通过照明针孔形成点光源，经过透镜、分光镜形成平行光后，再通过物镜聚焦在样品上，并对样品内聚焦平面上的每一点进行扫描。样品被激光激发后发射出荧光，荧光通过分光镜和透镜后，聚焦到探测针孔处，被光电倍增管检测到并在显示器上成像，得到所需的荧光图像（图13-1-1）。非聚焦光线被探测针孔光阑阻挡，不能通过探测针孔，因而不能在显示器上显出荧光信号。在光源和探测器前面各有一个针孔，分别称为照明针孔和探测针孔，两者的几何尺寸一致，为100~200nm，相对于焦平面上的光点，两者是共轭的，即光点通过一系列的透镜，最终可同时聚焦于照明针孔和探测针孔。这种共轭成像方式为共聚焦，因采用激光作为光源，故称为激光扫描共聚焦显微镜。

激光扫描共聚焦显微镜通过对样品 X-Y 轴的逐点扫描,形成二维图像。如果在 Z 轴上调节聚焦平面的位置,连续扫描多个不同 Z 轴位置的二维图像,则可获得一系列的光学切片图像。在相应软件的支持下,通过数字去卷积方法得到清晰的三维重建图像。共聚焦显微镜在 Z 轴方向上获得不同层面上光学切片,可以得到细胞各个横断面的一系列连续光学切片,实现细胞"CT"功能。

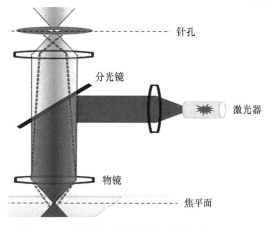

图 13-1-1 激光扫描共聚焦显微镜原理示意图

三、结构组成

激光扫描共聚焦显微镜系统主要包括扫描装置、荧光显微镜、激光器、检测器、控制和数据采集系统等。

1. 扫描装置 主要由针孔光阑、分光镜、荧光滤色片组成。针孔光阑可以决定光学切片的厚度;分光镜按照波长改变光线传播方向;荧光滤色片选择一定波长范围的光进行检测。荧光样品中的混合荧光进入扫描装置后,依次经过检测针孔光阑、分光镜和滤色片,被分成单色荧光,分别在不同的荧光通道进行检测并形成相应的图像,同时在计算机屏幕上可以显示几个并列的单色荧光图像及其合成图像。

2. 荧光显微镜 是共聚焦显微镜的主要组件,它与扫描装置连接,使激光能进入显微镜物镜照射样品,并使样品发射的荧光到达检测器,直接关系到系统的成像质量。显微镜光路为无限远光学系统,可方便地插入光学选件而不影响成像质量和测量精度。物镜组的转换,滤色片组的选取,载物台的移动,焦平面的记忆锁定都应由计算机自动控制。物镜尽量选取大数值孔径的平场复消色差物镜,有利于提高图像质量。在光学显微镜中,分辨率由物镜的数值孔径、样品的性质和光的波长决定。尽管存在针孔,共聚焦显微镜的轴向分辨率仍然比横向分辨率差,其横向最佳分辨率约为 $0.2\mu m$,轴向约 $0.6\mu m$。确定横向和轴向分辨率的方程式如下:

$$R_{横向} = \frac{0.4\lambda}{NA}$$

$$R_{轴向} = 1.4\lambda\eta / (NA)^2$$

式中,R 是分辨率,λ 是发射光波长,NA 是物镜的数值孔径,η 是介质的折射率。在共聚焦显微镜中,光收集效率和分辨率之间存在矛盾关系,对于发出微弱荧光的样品,可增大针孔以收集更多的光,但是却以牺牲分辨率为代价。同理,减小针孔尺寸后可以提高分辨率,但是收集的光子变少,信号较弱。针孔通常设置为 1 个艾里斑大小(艾里斑是点光源通过透镜成像时,由于衍射而在焦点处形成的光斑。中央是明亮的圆斑,周围有一组较弱的明暗相间的同心环状条纹,把其中第一暗环内的中央亮斑称作艾里斑)。

3. 激光器 是共聚焦显微镜的激发光源,有单激光和多激光系统。普通的荧光显微镜所用的光源为混合光,通过滤色片分成多个波段的光。但是混合光的光谱范围宽,照射到样品时因为色差影响图像质量。激光一次发出单一波长的光,具有单色性好、方向性好、亮度高、强度大的特点。单色性好可以减少色差,易于与发生光分离;方向性好可以使光的能量高度集中到焦点,类似点光源;亮度高、强度大可以激发信号较弱的荧光物质。常用的激光器包括以下四类:半导体激光器(405nm)、氩离子激光器(457nm、488nm、514nm)、氦氖绿激光器(543nm)、氦氖红激光器(633nm)。

4. 检测器 是检测荧光信号的装置。大多数共聚焦显微镜的检测器为光电倍增管。光电倍增管是建立在光电子发射效应、二次电子发射效应和电子光学理论的基础上,将微弱光信号转换成光电子并获得倍增效应的真空光电发射器件。光电倍增管具有对光敏感的光电阴极,光电阴极将捕获的光子转换成光电子,然后通过一系列的动态二极管进行放大。传统的光电倍增管量子效率比较低,约为 20%。近年来,以磷砷化镓(gallium arsenide phosphide,GaAsP)作为光阴极材料的光电倍增管,可将量子效率提高到 42%,接近理论上 50% 的限制。具有高量子效率的 GaAsP 探测器具有更高的灵敏度,能够探测到较弱的荧光信号,也为较亮的荧光信号提升了采集速度,因为收集每个点的信号所需要的时间缩短。

5. 控制和数据采集系统 负责控制显微镜的各个部件并从探测器中获取和存储数据。它通常包括一台计算机和专用软件。专用软件用于控制显微镜(如调节激光强度、检测器电压值、光路、针孔尺寸等)和采集数据。不同显微镜厂家具有不同的专用软件。

四、技 术 进 展

"拍得更快速""看得更清晰"是光学显微成像技术发展的现实需求和努力方向。共聚焦显微镜的点扫描模式,可见光激发的特点,注定了它成像速度较慢。另外,由于衍射极限的存在,传统光学显微镜的分辨率仅能达到 200nm。随着显微成像技术的发展,在激光扫描共聚焦显微镜的基础上,通过使用特殊的检测器或者反卷积算法,可将分辨率提升至 120nm。

"拍得更快速"意味着采集速度更快。激光扫描共聚焦显微镜是一种单点扫描系统,一次只有一个光点扫描样品。获得的图像虽然比较清晰,但是速度比较慢,不适用于活细胞长时间快速成像。对于活细胞快速成像,转盘式共聚焦显微镜是一个较好的解决方法。转盘式共聚焦显微镜的原理是在显微镜系统里放置一个 Yokogawa 双转盘,它由两个同轴排列的转盘组成,中间装有一个二向色镜,上方圆盘为微透镜组,下方圆盘为针孔组,每个转盘包含大约 20 000 个针孔。微透镜将光线聚焦于下方对应的针孔,通过针孔后照射到样品上,样品受到激发产生的荧光再一次经过针孔,再由分色镜反射,经过发射滤色片聚焦到相机上。每个针孔对应一个扫描区域,通过转盘的高速旋转,实现对样品整个区域的扫描。微透镜转盘的使用能够显著增加透光量,提高图像信噪比,进一步降低激发光强度,减少了光漂白和光损伤。同时这种多点同步扫描方式可以使用面阵相机(如 EMCCD)接收荧光信号,大大提高了采集速度。与激光扫描共聚焦显微镜相比,转盘式共聚焦显微镜具有高速、高灵敏度、低毒性等优点,更适合研究活细胞及其内部动态过程。但是它也存在一些缺点,如针孔不可调节,仅在尺寸上与所使用的物镜匹配,相机速度与转盘速度不同步的伪像,以及来自更深样品中的多个针孔的串扰。

"看得更清晰"意味着分辨率更高。过去数十年中,研究人员一直致力于提高图像分辨率,以便对更小的结构进行检测。在传统共聚焦显微镜成像中,检测针孔限制非焦平面的信号进入检测器,针孔通常设置为 1 个艾里斑大小。在一些利用反卷积算法实现超高分辨率的方案中,需要通过缩小针孔来提高图像分辨率,这会使得检测到的光子数量显著减少,从而使得图像的信噪比下降。Airyscan 技术是一款特殊的由 32 个同心排列的高灵敏度检测元件组成的蜂窝状检测器。每一个检测元件的作用相当于一个非常小的针孔,大约 0.2 个艾里斑。在使用 Airyscan 技术时,需要将物理针孔开大,整个靶面收集大约 1.25 个艾里斑的信号,通过计算整个艾里斑的空间分布,再对 32 个检测元件得到的信号整合,实现光学切面和超高分辨率成像(图 13-1-2)。与标准共聚焦检测器相比,它具有更高的光效率和空间分辨率,因此对于信号较弱的样品具有更好的成像效果。

Airyscan 技术可以得到 X-Y 方向 120nm、Z 方向 350nm 的超高分辨率图像。并且由于叠加后的光子数量增多,系统噪声没有变化,图像信噪比提升 4~8 倍。另外,由于去卷积处理越来越多地应用在共聚焦显微图像中,利用 Airyscan 技术获取的图像也可以结合去卷积进一步提高图像分辨率,分辨率进一步缩小至 X-Y 方向 90nm,Z 方向 270nm,这对于细胞内部显微结构的细节观察具有重要意义。Airyscan 技术最大的特点是提升了成像系统的灵敏度,使研究人员能够在低光照强度下观察样品,降低光毒性,对一些弱信号样品、活细胞和组织极其友好。

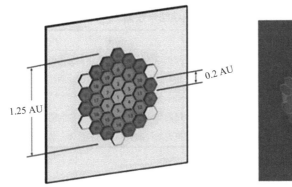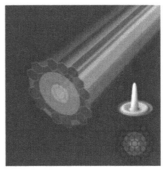

图 13-1-2　检测器结构示意图

此外，根据不同的科研需求，近年来也发展出一些其他显微镜技术，如快速荧光寿命显微镜、全内反射荧光显微镜、高内涵细胞成像系统等。快速荧光寿命显微镜技术不需要荧光标记，直接识别细胞在分化过程中的不同代谢状态，感知细胞氧化还原状态的微小变化，并可能预测细胞命运。全内反射荧光显微镜利用全反射后产生的消逝波来激发样品表面的极薄区域，检测样品表面荧光信号的动态变化，Z 轴检测范围通常在 200nm 以内。高内涵细胞成像系统通过全自动显微成像结合自动图像分析和数据管理，短时间内获得大量的图像和数据，提供了一种综合分析细胞形态、生长、分化、凋亡、代谢途径及信号转导过程的技术。

（刘双双　程洪强　李艳伟）

第二节　样本制备

制备成像样本的目的是采用不同方法将组织、细胞制备成便于在显微镜下观察分析的状态。常见显微镜成像样本包括石蜡切片、冷冻切片和体外细胞爬片等。石蜡切片能清晰呈现组织的形态结构，适用于多种染色，便于长久保存，在病理学研究中应用广泛；冷冻切片能较好地保存组织蛋白、糖和脂类的状态，常用于组织化学实验。成像用的细胞培养在共聚焦培养皿或盖玻片上，细胞通常性状相同且种类明确，常用于研究外环境改变对细胞形态、功能的影响，尤其适用于动态观察分析。

染色能提高组织、细胞内部结构在显微镜下的差异，便于观察分析，包括常规染色、特殊染色、免疫化学染色等。其中，免疫化学基于抗原与抗体之间的高度特异性结合原理，联合显色反应，标记组织、细胞样本中的某些成分，以进行定性、定位和定量研究。依据实验对象是组织样本不是细胞样本，分为免疫组织化学（immunohistochemistry，IHC）和免疫细胞化学（immunocytochemistry，ICC）。依据与抗体结合的生物素不同，分为免疫荧光（immunofluorescence，IF）染色和免疫酶标染色。免疫荧光染色是荧光素直接或间接地标记抗体（直接标记即一抗带有荧光基团，无须孵育二抗；间接法是通过孵育带有荧光基团的二抗来识别一抗），利用激光扫描共聚焦显微镜观察样本，灵敏度高、快速便捷，能同时标记 1～4 个抗原。免疫酶标染色，即酶标记的抗体与酶的底物发生显色反应，广泛使用的有过氧化物-过氧化物酶复合物（PAP）法、抗生物素蛋白-生物素-过氧化物酶复合物（ABC）法和链霉亲和素-过氧化物酶（SP）法等，标本可长期保存，在病理研究中使用广泛。

免疫染色实验有如下两个关键点：

1. 为保证染色的特异性和结果的准确性，应设立严格的对照以排除非特异性染色，具体对照组可参考表 13-2-1。

表 13-2-1 各类型对照组结果预测

对照组	结果预测
阳性对照	用已知含有相同抗原的涂片，染色结果应为阳性
阴性对照	用已知不含有相应抗原的涂片，结果应为阴性
空白对照	用 PBS 代替一抗，结果应为阴性
替代对照	用与一抗同种属的血清代替一抗，结果应为阴性
方法对照	用已知染色结果为阳性的其他抗原和抗体，验证方法准确性

2. 选择高特异性、高亲和力和高效价的抗体，通过预实验确定合适的抗体的稀释倍数。进行多重荧光染色时，一抗要来源于不同的物种，并依据一抗种属，选择吸收/发射波长区别较大荧光基团标记的二抗，常用的如 FITC/TRITC/Cy3、488/594/647 等。另外，要选择合适的细胞核染料，常用的有 DAPI（蓝）、PI（红）等。

一、 组织样本制备

组织样本制备以小鼠大脑组织样本为例，实验材料和具体方法如下：

1. 实验材料 通风橱、蠕动泵、动物解剖固定板、解剖剪、止血钳、注射器、眼科剪、0.1 mol/L PBS 或生理盐水、滤纸、镊子、眼科镊、15ml 离心管、酒精棉签、2%戊巴比妥钠-生理盐水、4%多聚甲醛-PBS 固定液、解剖刀片、100%乙醇、二甲苯、优质石蜡、包埋盒、石蜡切片机、冷冻切片机、30%蔗糖-PBS 脱水液、OCT、防脱载玻片等。

2. 解剖取材和固定

（1）小鼠腹腔注射 2%戊巴比妥钠进行深度麻醉。

（2）将小鼠仰卧固定在解剖固定板上，用酒精棉签润湿胸腹部皮毛。

（3）用解剖剪由外到内逐层剪开小鼠胸腔，暴露心脏。

（4）用眼科剪剪开右心耳。

（5）将针尖插入左心室，经蠕动泵按照 50r/min 灌注 20～40ml 预冷的生理盐水或 PBS，待右心房流出液无色后，继续灌注 30ml 预冷的 4%多聚甲醛-PBS 固定液。

（6）剪开小鼠头皮，充分暴露颅骨，用解剖剪经颅骨中线或枕骨大孔两侧剪开颅骨，借助止血钳剥开颅骨，用镊子轻轻拨出脑组织，置于 15ml 离心管中，加入过量 4%多聚甲醛-PBS 固定液继续浸泡 48～72h。

3. 小鼠脑组织石蜡切片

（1）依据需求选择目的脑区，如海马组织。

（2）大脑组织固定后，用锋利的刀片在海马前后切去多余组织，保留 3～4mm 厚片，放于包埋盒中，避免脑组织被挤压和干燥。

（3）按照流程脱水、浸蜡和包埋（参照第十二章第二节）。

（4）用石蜡切片机切成 5～8μm 的石蜡切片（包括切片、展片、捞片、控片和烤片过程）。

（5）石蜡切片室温保存，剩余蜡块的组织面用熔化的石蜡包被后室温保存。

4. 石蜡切片免疫组织化学染色

（1）实验材料：二甲苯、100%乙醇、去离子水、抗原修复液、3% H_2O_2-去离子水溶液、PBS、PBST 溶液（PBS 溶液中加入 Tween-20）、驴血清或山羊血清、10%BSA、20%Triton X-100、Rabbit Anti-NeuN 抗体、抗小鼠/兔通用型免疫组化检测试剂盒、免疫组化笔、中性树胶、盖玻片。使用试剂盒中提供的封闭液、抗体稀释液，或按表 13-2-2 中的配方配制。

（2）实验步骤：参照第十二章第三节。

表 13-2-2　封闭液、抗体稀释液配制

（1ml 配方）	封闭液	一抗稀释液	二抗稀释液
100%驴血清	100μl	10μl	10μl
10%BSA	100μl	100μl	
20%Triton X-100	15μl	15μl	
PBS	785μl	875μl	990μl

注：封闭血清和二抗的种属须一致，选用山羊血清时不添加 BSA。

5. 小鼠脑组织冷冻切片

（1）固定后的脑组织置于 30%蔗糖-PBS 脱水液中，4℃保存 48～72h，直到脑组织下沉到离心管底部。

（2）用冷冻切片机将组织切成 10～30μm 的切片，切片可以直接贴在载玻片上，或置于 PBS 中。

（3）载玻片摆放在切片盒中，–20℃保存；PBS 中的切片可以存放到冷冻保护液（如含有 20%甘油–20%乙二醇的 PBS）中，–20℃保存。实验时，用 PBS 洗去切片表面的包埋剂（或冻存液），进行后续的封闭染色。没有切完的脑组织块，用包埋剂完全包裹，放置在–80℃冰箱中存放。

6. 冷冻切片免疫荧光双重染色

（1）实验材料：合适的容器（6 孔板、12 孔板或 24 孔板等）、冷冻切片抗原修复液，荧光防猝灭封片剂（可选含 DAPI）、Rabbit Anti-NeuN 抗体、Mouse Anti-Myelin Basic protein、Donkey anti-Mouse IgG（H+L）、Donkey anti-Rabbit IgG（H+L）、DAPI。

（2）实验步骤（漂片法）

1）挑选位置合适的小鼠脑组织冷冻切片，用 PBS 漂洗，3 次/5min，洗去包埋剂（或冻存液）。

2）抗原修复（可选）：脑片置于冷冻切片抗原修复液中，室温孵育 5min，切片变得卷曲透明，之后用 PBS 漂洗 6 次，每次 5min；冷冻切片抗原修复液处理后的脑片卷曲易碎，后续操作须小心。

3）封闭：冷冻切片放置于封闭液中，在摇床上室温下置 2h。

4）一抗孵育：用一抗稀释液将 Rabbit Anti-NeuN 抗体（1∶1000）和 Mouse Anti-Myelin Basic（1∶1000）混匀，之后夹起切片，轻轻吸去多余液体，浸没于抗体稀释液中，4℃孵育过夜；次日，将脑片放置于 PBST 中，洗涤 4 次，每次 10min。

5）二抗孵育：避光配制二抗工作液，其中 Donkey anti-Mouse IgG（H+L）和 Donkey anti-Rabbit IgG（H+L）的稀释比例为 1∶1000，DAPI 为 1∶40 000，混合后，放入脑片，在摇床上室温下避光孵育 1h，之后用 PBST 洗涤 4 次，每次 10min。

6）贴片：避光条件下，脑片用 PBS 冲洗后，整齐平铺在载玻片上，晾干或吹干水分；最佳状态为整体呈均匀透明淡灰色，且无明显白色干裂。

7）封片：滴加适量荧光防猝灭封片剂，放置盖玻片，封片剂均匀展平后，放入切片盒中，4℃下避光存放。

注：石蜡切片免疫化学双重染色时，需进行脱蜡，其他步骤相同。

二、细胞样本制备

细胞样本制备以原代小鼠海马神经细胞为例，实验材料和实验步骤如下。

1. 实验材料

（1）无菌细胞培养用品：35mm 细胞培养皿或 6 孔板、玻璃圆片或共聚焦培养皿、PBS 或汉克斯平衡盐溶液（HBSS）、100%乙醇、15ml 和 50ml 离心管、多聚-*D*-赖氨酸氢溴酸盐，4%多聚甲醛-PBS 固定液、0.2% Triton X-100-PBS 透化液等。

（2）荧光染色实验材料：10%血清（山羊或驴）-PBS 封闭液、3%血清-PBS 抗体稀释液、液

尖头显微镊子、微量移液器等，Rabbit Anti-GluR1-NT（NT）Antibody、Mouse Anti-alpha 1 Sodium Potassium ATPase antibody、二抗、荧光防猝灭封片剂、载玻片、共聚焦培养皿或细胞爬片、体外培养 5 天的原代小鼠海马神经细胞、Donkey anti-Mouse IgG（H+L）、Donkey anti-Rabbit IgG（H+L）等。

2. 实验步骤

（1）培养皿准备：用无菌显微镊子将细胞爬片置于 35mm 培养皿或者 6 孔板中，每孔 2~3 片，避免贴壁或重叠，接种前一天用多聚赖氨酸包被，以便原代神经细胞贴壁生长，共聚焦培养皿直接取用。多聚赖氨酸用无菌 HBSS 或 PBS 配制为 0.1mg/ml 工作液。在培养液表面进行无菌涂覆（1ml/25cm²），轻轻晃动以确保涂层均匀，5min 后，回收工作液（可使用 4 次），用 HBSS 清洗 2 次，干燥 2h 后使用。无菌工作液在 2~8℃条件下稳定保存 2 年；依据细胞特性选择包被试剂，常用的包被试剂还有胶原、层粘连蛋白、纤连蛋白和玻连蛋白等。

（2）细胞培养：胎鼠海马原代神经细胞接种至预先包被过的共聚焦培养皿或细胞爬片上，体外培养 14 天；依据实验目的、细胞大小、生长速度和培养条件确定细胞接种密度，如检测单个细胞内的抗原，通常选择稀疏接种；研究细胞间连接或相互作用，则适当提高细胞密度使细胞融合生长。

（3）固定：选用合适的固定液加入培养皿中，如加入 2ml 4%多聚甲醛-PBS 固定液，室温静置 20min；依据实验目的选择固定液，如 4%多聚甲醛-PBS 固定液中加入终浓度为 4%的蔗糖，能更利于抗原复苏；而 0.3%戊二醛-4%多聚甲醛-PBS 固定液能更好地保持细胞形态，适用于神经细胞固定；甲醇适用于检测细胞核内抗原时使用，但对低分子蛋白、多肽和胞质内蛋白保存效果较差；丙酮适用于某些酶类的固定，但会使细胞变形；95%乙醇能凝固蛋白，固定作用较缓和，适用于癌标记抗原的固定。

（4）去除固定液：用适量 PBS 洗 3 次，每次 5min，去除固定液。

（5）样本保存：细胞固定后最好当日染色，如未能及时染色，置于 0.02% NaN₃-PBS 中，4℃ 保存 1~2 周，或者室温干燥后保存，可在-20℃下保存 2 个月。

3. 贴壁细胞免疫细胞化学双重染色

（1）慢病毒 Lenti-hSyn-mGFP 感染：原代神经细胞体外培养第 5 天，吸出培养皿中一半的培养基留存，然后加入慢病毒浓缩液使感染复数（MOI）为 5，轻轻混匀放入培养箱中；根据预实验确定病毒用量，每孔加病毒量（μl）=MOI*细胞数/病毒滴度（Tu/mc）×1000；慢病毒载体能够有效地感染体外培养的神经细胞，病毒感染之前需要先确认神经细胞状态较好，否则易引起神经细胞死亡。

（2）慢病毒感染 8~12h，轻轻吸出培养基，然后迅速加入预热的、感染前留存的旧培养基继续培养，其间随机用荧光显微镜观察绿色荧光蛋白的表达情况，一般需保证 80%以上的神经细胞为阳性。

（3）培养第 14 天，按照前述细胞标本制备方法处理样本。

（4）透化（可选）：加入 2ml 0.2% Triton X-100-PBS 透化液，室温透化 10min，之后 PBS 洗 3 次，每次 5min；某些抗原检测时需要延长或缩短通透时间；检测细胞膜上的抗原时，须降低 Triton X-100 浓度至 0.05%或不进行透化，丙酮固定的样本不需要通透。

（5）封闭：封闭液充分覆盖培养皿或细胞爬片，室温封闭 1h。

（6）一抗孵育：吸去多余封闭液，用抗体稀释液将 Rabbit Anti-GluR1-NT（NT）Antibody（1∶100）和 Mouse Anti-alpha 1 Sodium Potassium ATPase antibody（1∶1000）稀释混匀后，孵育，保证抗体稀释液完全覆盖住细胞爬片或培养皿底部，在室温下孵育 1h 或 4℃下过夜，一抗孵育结束后，用 PBST 洗涤 6 次，每次 5min。

（7）二抗孵育：避光条件下，用抗体稀释将 Donkey anti-Mouse IgG（H+L）和 Donkey anti-Rabbit IgG（H+L）按照 1∶1000 比例稀释混匀后，完全覆盖爬片，室温避光孵育 1h，之后用 PBST 清洗爬片 6 次，每次 5min。

（8）封片：细胞爬片封片时，滴加 10μl 含 DAPI 的封片剂到载玻片上，用镊子夹取爬片，吸掉残余液体后，倒扣至封片剂上；共聚焦培养皿封片时，尽量吸净皿中液体，加入 200μl 含 DAPI 的封片剂完全覆盖底部，4℃下避光保存。

三、活细胞钙成像样本制备

Ca^{2+} 作为重要的第二信使和电流载体，广泛调控细胞多种生理过程。活细胞钙成像，即使用 Ca^{2+} 的荧光探针，结合荧光显微镜，对活细胞的 Ca^{2+} 进行测定及成像。常用探针分为两类，单波长型和双波长型，前者激发/发射均为单波长，包括 Fluo-4 AM（绿色荧光），Rhod-2（红色荧光）等，后者又分为双激发波长探针（Fura-2 等）和双发射波长探针（Indo-1 等）。实际应用中，建议综合考虑多种因素，选择操作方便、反应灵敏、在一定范围内荧光强度变化与 Ca^{2+} 浓度一致的探针。

1. 实验对象和材料

（1）将原代小鼠海马神经细胞培养于活细胞培养皿中，体外培养 14 天备用。将 Fluo-4 AM 存储液溶于无水 DMSO 2mmol 的存储液，分装并在 –20℃下避光保存，避免反复冻融。

（2）Pluronic F-127 存储液：将 Pluronic F-127 溶于 DMSO 溶液中，制备 10%的存储液，室温保存，非离子表面活性剂，提高脂溶性染料的细胞通透性。

（3）HBSS：分为两种，分别为无 Ca^{2+}/Mg^{2+}-无酚红 HBSS 和含 Ca^{2+}/Mg^{2+}-无酚红 HBSS。活细胞成像溶液：不含酚红、血清和血清替代物，依据实际情况可选用市售成像溶液、含 Ca^{2+}/Mg^{2+}-无酚红 HBSS 或无酚红高糖 DMEM。

（4）毒胡萝卜素（thapsigargin）存储液：2mmol DMSO 溶液，–20℃中保存，肌质网/内质网钙泵抑制剂，诱导细胞内钙库释放钙离子到细胞质。

（5）离子霉素（ionomycin）存储液：5mmol DMSO 溶液，–20℃中保存，转运 Ca^{2+} 穿过细胞膜，平衡细胞内外的 Ca^{2+} 浓度。

（6）EGTA 存储液：0.5mol 水溶液，室温保存，选择性螯合溶液中的 Ca^{2+}。

（7）$CaCl_2$ 存储液：0.25mol 水溶液，室温保存。

（8）谷氨酸存储液：10mmol 水溶液，–20℃下避光保存，激活神经细胞谷氨酸受体诱导钙超载。

（9）仪器设备：CO_2 细胞培养箱，超净工作台恒温水浴锅，微量移液器。

2. 实验步骤

（1）溶液配制（以下溶液须新鲜配制并预热）

1）Fluo-4 AM 染色液：用活细胞成像液将 Fluo-4 AM 存储液稀释为 1μmol，并加入 Pluronic F-127，使最终浓度为 0.01%。

2）含谷氨酸的成像溶液：用活细胞成像溶液将谷氨酸存储液稀释为 100μmol。

3）无 Ca^{2+} 成像溶液：含有 5μmol 离子霉素和 1mmol EGTA 无 Ca^{2+}/Mg^{2+}-无酚红 HBSS。

4）饱和 Ca^{2+} 校成像溶液：含有 2μmol 毒胡萝卜素、5μmol 离子霉素和 2.5mmol $CaCl_2$ 的无 Ca^{2+}/Mg^{2+}-无酚红 HBSS。

（2）对照组原代神经细胞的钙信号检测

1）用移液器吸弃培养皿中的培养基，沿侧壁加入 500μl HBSS，轻轻地清洗待检测细胞，之后吸去培养皿中缓冲液。

2）避光条件下，每个培养皿中加入 500μl 的 Fluo-4 AM 染色液，将培养皿放回 CO_2 培养箱中孵育 20min。

3）吸去染色液，用 HBSS 清洗 3 次，去除游离的染色液。

4）每个培养皿中加入 200μl 活细胞成像溶液，室温避光静置平衡 20min，等待时间内调整激光扫描共聚焦拍照参数，准备数据采集。

（3）谷氨酸刺激组原代神经细胞的钙信号检测

1）细胞处理、染色、洗涤和静置参照对照组原代神经细胞的条件。

2）数据采集前，培养皿中活细胞成像溶液更换为含谷氨酸的成像溶液。

（4）细胞外液无 Ca^{2+} 时原代神经细胞的钙信号检测

1）细胞处理同对照组原代神经细胞的条件。

2）每个培养皿中加入无 Ca^{2+} 成像溶液配制的 Fluo-4 AM 染色液，在 CO_2 培养箱中孵育 20min。

3）吸去染色液，用无 Ca^{2+} 成像溶液润洗 3 次。

4）培养皿中加入 200μl 无 Ca^{2+} 成像溶液，避光静置 20min 后采集数据。

（5）细胞外液 Ca^{2+} 饱和时原代神经细胞的钙信号检测

1）细胞处理同对照组原代神经细胞。

2）每个培养皿中加入饱和 Ca^{2+} 校成像溶液配制的 Fluo-4 AM 染色液，在 CO_2 培养箱中孵育 20min。

3）吸去染色液，用饱和 Ca^{2+} 校成像溶液清洗 3 次。

4）培养皿中加入 200μl 饱和 Ca^{2+} 成像溶液，室温避光下静置 20min 后采集数据。

3. 钙成像的实验要点

（1）选择合适的探针

1）探针形式：探针包括盐、葡聚糖、乙酰甲酯（AM）偶联物这几种类型。盐和葡聚糖形式的探针不能自行穿过细胞膜，一般通过显微注射、微粒轰击、电穿孔的方法辅助进入细胞。AM 形式的探针偶联了可渗透细胞膜的脂质基团，可被动运输进入细胞，随后被酯酶分解为不能渗透细胞膜的形式，从而保留在胞质内。不完全水解造成的被动扩散、细胞器上的阴离子转运通道、细胞器内酯酶活性高等原因使进入细胞内的探针在胞质中分布不均匀，故不能准确地指示胞质 Ca^{2+} 信号的变化，称为区室化，葡聚糖形式的探针可明显降低区室化现象。

2）探针的解离常数：解离常数必须与待测定的 Ca^{2+} 浓度相匹配，探针浓度在 0.1～10kd 范围内有较好的探测响应。解离常数越大表示探针对 Ca^{2+} 的亲和力越低。Ca^{2+} 探针的解离常数受 pH、温度、离子强度和黏度等因素的影响。

3）根据实验目的选择探针：Fluo-4、Fluo-2 等探针通常用于检测细胞质游离 Ca^{2+} 浓度。依据实验需要，可选用细胞器特异性探针，如 Rhod-2 AM 检测线粒体中的 Ca^{2+}，而检测内质网中的 Ca^{2+} 可选择 Rhod-5N AM、Cal-520N、Calbryte 520L、Fluo-5 N 和 Mag-fluo-4 等。另外，尽管单波长 Ca^{2+} 探针具有信噪比较高、细胞内保留时间长、背景荧光较小等优点，但某些情况下双波长 Ca^{2+} 探针具有明显优势。最常用的双波长荧光探针 Fura-2 和 Indo-1 在生理 pH 范围内对 pH 变化不敏感，对 Ca^{2+} 有更高的选择性。同时双波长荧光探针在测定 Ca^{2+} 浓度时不单纯依靠荧光强度的变化，而是采用钙比率法，可有效地减少不同批次样品间的探针装载差异、细胞厚度差异、光漂白和染料渗漏等误差因素。因此，测定细胞悬液的 Ca^{2+} 浓度时优先选用双波长荧光探针。

（2）实验误差校正

1）细胞内某些成分的自发荧光可能干扰信号采集：可选择激发/发射波长不受自发荧光干扰的探针；Ca^{2+} 探针荧光强度应为记录的信号扣除背景荧光信号。

2）探针的渗漏、猝灭和区室：通过预实验确定合适的探针浓度和染色时间，必要时使用非离子型表面活性剂提高探针负载。图像采集时统一拍摄参数，在染色结束后固定一段时间内采集数据，避免实验时间过长引起探针猝灭或区室化。

3）不同批次实验间样本和显微成像设备的差异：尽量统一实验条件，进行平行实验，增加各组样本数量。

4）实验设置对照组：在相同实验条件下测得实验细胞中无 Ca^{2+} 和过饱和时 Ca^{2+} 的荧光强度，用于后续异常值的剔除和 Ca^{2+} 浓度的计算。

四、FRET 荧光对样本制备

许多经典的生物化学方法用于阐明蛋白质-蛋白质相互作用，如免疫共沉淀、酵母双杂交等，但这些方法却无法检测细胞中发生的较弱或瞬态相互作用。荧光共振能量转移（fluorescence resonance energy transfer，FRET）技术克服了光学分辨率的限制，能够精确检测蛋白质间的相互作用。FRET 技术具体是指当这两个荧光基团间的距离小于 10nm 时，基团之间的能量通过偶极-偶极耦合作用，以非辐射方式从供体传递给受体的现象。所以 FRET 技术适合研究几纳米内相邻两个分子之间的相互作用。理想的 FRET 体系需要样本标记一对荧光基团，这对荧光基团通常称为供体-受体荧光对，需同时满足以下条件：①供体荧光基团的发射光谱与受体荧光基团的激发光谱具有重叠（＞30%）且供体的激发波长对受体无影响。②供体和受体的荧光基团彼此紧密相邻（通常为 1～10nm）。③供体和受体的偶极子电极方向大致平行。

FRET 生物传感器中的荧光基团主要有 3 种类型：荧光蛋白、小型有机染料和量子点。目前，遗传编码的荧光蛋白是高分辨率成像的最佳选择之一，已有多种基因改造的荧光蛋白用作 FRET 荧光对，通过转染或者病毒感染的方式导入到体内或体外细胞，然后通过显微镜检测 FRET 效率。应用较多的荧光蛋白对有增强型青色荧光蛋白（ECFP）和增强型黄色荧光蛋白（EYFP）、GFP 和 RFP 等。本文以构建 ECFP 和 EYFP 标记的两个基因为例设计标本，样本准备过程如下：

1. 构建 FRET 质粒　阴性对照质粒：pcDNA3.1（＋）-ECFP 与 pcDNA3.1（＋）-EYFP；阳性对照质粒：pcDNA3.1（＋）-ECFP-EYFP。

2. 质粒转染　复苏 HEK293 细胞后，将 HEK293 细胞传代并种植到放有玻片的 6 孔板中。24h 后按照脂质体转染试剂说明书进行转染。

（1）用 Opti-MEM 稀释脂质体转染试剂，每 100µl Opti-MEM 中加入 3.75µl 脂质体，混匀，室温静置 5min。脂质体轻染剂 3.25µl，Opti-MEM 100µL。

（2）用 Opti-MEM 稀释质粒，制备质粒预混液，每 100µl Opti-MEM 中加入 4µg 脂质体，充分混匀，室温静置 5min。质粒 4µg，Opti-MEM 100µl。

（3）将上述（1）和（2）溶液按 1∶1 体积比混匀，室温静置 15min。

（4）加质粒-脂质体复合物至细胞中。

3. 细胞爬片样本制备　转染质粒 24h 后取出玻片，PBS 清洗 1 次，4% 多聚甲醛固定细胞 10min，再用 PBS 清洗 1 次，然后利用封片剂进行封片。

（刘双双　程洪强　李艳伟）

第三节　成像检测

一、多色图像采集

1. 开启仪器　依次开启激光器、汞灯（或者 LED 灯）、卤素灯、显微镜、载物台和检测器，然后启动计算机，打开图像采集软件。

2. 采集前准备工作　共聚焦显微镜开机后，用无水乙醇清洁物镜、细胞爬片或组织切片，将载玻片或者活细胞培养皿固定在显微镜的适配器上。

3. 选择物镜　通常情况下，使用 10× 或者 20× 的物镜观察组织切片，选择 40× 或者 60× 物镜观察细胞爬片。

4. 目镜下找到感兴趣区　调节显微镜粗准焦螺旋和细准焦螺旋，找到焦平面，调节载物台位置，找到样本中感兴趣区。

5. 设置光路　在图像采集软件中,打开荧光染料库,选中样本标记的荧光染料并应用,如 Dapi、EGFP、Alex fluo 561 等,荧光光路将自动设置完成。

6. 参数设置　在图像采集软件上设置扫描速度、扫描分辨率(通常为 1024×1024)、针孔大小(通常设置为 1 艾里斑),打开序列扫描。

7. 二维图像获取　预览图像,利用显微镜上的细准焦螺旋精细调节焦平面,并通过调节激光透过率、光电倍增管电压值和增益将图像调至合适的荧光强度,达到最佳信噪比,采集一张清晰的二维图片。

8. 三维图像获取　在图像采集软件上开启三维拍摄模式。首先,将图像调至合适的荧光强度;然后,调节焦平面,确定光学切片的最上端和最下端位置;其次,设置 Z 轴扫描步径,图像采集软件会根据针孔大小和镜头信息推荐最佳扫描步径;最后,获取三维图像并进行三维重构。

9. 图像保存　将采集的图片保存为显微镜厂商提供的原始格式。

二、活细胞钙信号检测

钙信号检测需要运用共聚焦显微镜的时间序列扫描模式,在操作过程中尽量保持恒定的培养环境和稳定的焦平面,减少光毒性光损伤,尽可能增加图像采集速度。具体操作如下:

1. 打开共聚焦显微镜和图像采集软件,将共聚焦显微镜专用的活细胞培养皿固定在适配器上;打开完美聚焦系统,调节完美聚焦系统的偏差(offset),确定最佳聚焦平面,保持恒定的焦平面;打开活细胞培养系统,维持细胞正常的温度、湿度和 pH,保持细胞活性。

2. 设置荧光染料光路,选择物镜,设置针孔。为了达到快速成像的目的,软件设置成较快的扫描速度(如 2μs/pixel)较小的扫描分辨率(如 512×512,甚至设为更小分辨率)。

3. 在预览模式下,调节激光功率和光电倍增管电压值。激光功率设置为较小值,因为激光功率越低对活细胞的光损伤越小。

4. 选择时间序列模式,设置时间间隔和总的拍摄时间。为了保证快速成像,图像采集间隔可设为 0,总的拍摄时间为 5～20min。设置文件保存路径,开始图像采集。

为了增加扫描速度,XT 线扫描也是钙信号检测常用的扫描模式。首先按照上述方法采集一张 X-Y 二维图像。然后,选中线扫描模式,经过目标细胞画出一条扫描线,在时间序列扫描设置窗口中,设置采集间隔为 0,采集帧数为 1000～2000。预览图像,调节合适的焦平面和荧光强度,最后进行图像采集。

三、受体光漂白法 FRET 图像采集

受体光漂白法是利用发生 FRET 现象时,抑制供体发射荧光的现象建立起来的方法。对受体进行光漂白,能量转移受到抑制,供体的荧光信号增强。通过检测供体荧光的增强计算 FRET 效率。利用共聚焦显微镜建立 FRET 技术的操作步骤如下:

1. 设置光路和图像采集参数　在图像采集软件主界面下,从染料库里选择荧光对(以 CFP-YFP 荧光对为例)设置荧光光路。预扫描图像,设置适当的激光强度、光电倍增管电压值和增益,分别采集青色荧光蛋白(CFP)和黄色荧光蛋白(YFP)两个通道的图像。

2. 设置光刺激参数　即在目标细胞内画出感兴趣区。打开光刺激窗口,设置刺激激光波长和刺激强度。刺激光为受体激发光,刺激光的通过率通常设为 60%～100%。

3. 获取 FRET 图像　在图像采集窗口下,选择时间序列扫描模式,设置刺激程序:即刺激前采集图像的帧数、刺激时间,刺激后采集图像的帧数。然后获取 FRET 图像。

4. 受体光漂白 FRET 技术优化　为了得到真实可靠的数据,获取 FRET 图像时需要注意以下几点:首先,受体发生光漂白的同时不会影响供体荧光强度;其次,受体漂白后荧光值以达到初始值的 10%～20% 为佳;最后,受体和供体的荧光信号不宜过强或过弱。如果图像采集或者光刺激设置不当,将检测不到 FRET 现象,导致实验失败。具体优化方法如下:

（1）采集图像时，扫描速度尽量快，以减少长时间照射对供体的光漂白，所以扫描尺寸设为512pix×512pix，扫描速度为2μs/pix。

（2）供体的激发光能量尽量低，激光设置在10%以内，以减少采集图像过程中供体发生的光漂白现象。

（3）为防止受体漂白后供体荧光值达到饱和，采集图像时，供体的荧光强度以保持在1000～2000范围内最佳。受体YFP荧光强度在2000～4000范围内最佳，在这个范围内进行光刺激后，如有FRET现象，供体的荧光增强将更加明显。

（4）选择数值孔径较大的物镜。物镜对于图像的分辨率具有较大的影响，不同物镜的数值孔径不一致，光子汇聚能力也不一样。数值孔径大的物镜，受体的漂白效率高，供体信号增强也更明显。

（5）受体光刺激时，为防止供体荧光受刺激光的影响，应选择适当的刺激光能量，既不产生过漂白（漂白效率达100%），也不会使漂白效率太低。如发生过漂白，供体容易受到刺激光的影响，信号变弱；如漂白效率过低，供体的信号变化也不明显。漂白效率以达80%～90%为佳。

受体光漂白FRET技术更适合用于固定细胞样品，由于强激光能量对活细胞具有高毒性，同时活细胞容易发生漂白后恢复现象，所以受体光漂白FRET技术在活细胞中的应用受到限制。

（刘双双　程洪强　李艳伟）

第四节　图像处理和分析

一、平均荧光强度测量

通过检测平均荧光强度对特异性蛋白表达进行半定量分析。在进行平均荧光强度检测之前，首先要清楚平均荧光强度的定义。对于一张单通道（单色）的荧光图片，每个像素的灰度值代表了该点的荧光强度，特定区域的荧光强度公式为：平均荧光强度=该区域荧光强度总和/该区域面积。本节以ImageJ软件为例，测量方法如下：

1. 打开显微图像，提取出单一通道（Image-Color-Split Channels）　如果图像储存时为RGB格式，需要首先分割出该通道：Image-Color-Split Channels，如果图像是16bit或者8bit，直接进行阈值操作。

2. 调整阈值（Image-Adjust-Threshold），选择感兴趣区　不同的阈值算法具有不同的结果，如果使用默认算法（图13-4-1）设定的阈值不符合要求，需要重新选择算法。

3. 设定测量参数（Analyze-Set Measurements）　确认勾选"Mean gray value"和"Limit to threshold"，只有勾选"Limit to threshold"，ImageJ才会统计阈值范围内的信号，如果没有勾选"Limit to threshold"，则测量的是整张图片的平均荧光强度。在本窗口下同时选择其他需要测量的参数。点击"OK"按钮完成设置（图13-4-2）。

4. 测量平均荧光强度（Analyze-Measure）　点击"Measure"后弹出检测结果：Mean即平均荧光强度（Mean gray value）。IntDen即荧光强度总和（Integrated Density）。

5. 导出数据　将结果复制到Excel或者直接导出生成csv文件。

注意事项如下：

（1）如果图片上有比例尺，在调节阈值时，注意去掉比例尺。或者选中图片中比例尺的区域，选择Edit-Fill去掉比例尺，否则会影响测量结果。

（2）调节阈值后，不需要点击"Apply""Set"等按键，防止灰度图变为二值化，而无法测量荧光强度。

（3）免疫荧光检测是半定量分析，平均荧光强度只能半定量地表征特异性蛋白的表达，主要是因为免疫荧光实验中的人为因素太多，如拍照时的曝光、焦距等，而且非特异性结合的因素也不能完全消除，所以我们在拍照和处理数据时，要有一个固定的标准和流程，以减小误差。

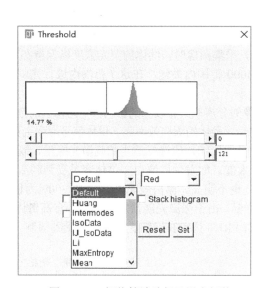

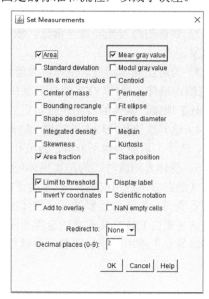

图 13-4-1　阈值算法选择及设定阈值　　　　　图 13-4-2　选择测量参数

二、自动细胞计数

1. 打开要处理的图像（File-Open），或者将图片直接拖动到菜单栏。

2. 将图像转为 8bit（Image-Type-8-bit）。

3. 调整阈值　选中细胞核（Image-Adjust-Threshold），可选择红色进行表征，图片中变为红色的区域是已经选中的区域。图片背景是黑色的，所以需要勾选"Dark Background"选项。如果图像带有比例尺，拖动调节阈值上限，去除比例尺，因为自动计数可能会把比例尺当成细胞进行统计。

4. 转化值二值化图像　拖动完成后点击"Apply"，图片转为非黑即白的二值化图像。

5. 填补细胞核空隙（Process-Binary-Fill Holes）　细胞核的荧光强度分布不均匀，在调节阈值去除背景时，细胞核的一些较弱部分也可能被排除了，可以通过填补空隙使细胞核变成实心球形。

6. 打断细胞核重叠部分（Process-Binary-Watershed）　细胞密度较大时，通常会有细胞重叠或者贴近的情况，可以利用 Watershed 自动识别重叠部分，并将两个细胞核分离开来。

7. 自动分析、计数颗粒（Analyze-Analyze Particles）　打开"Analyze Particles"界面，根据细胞大小、形状以及结果显示方式设置过滤参数。"Size"范围是 0.05～Infinity，指的是分析的颗粒尺寸大于 0.05（这里的单位是 inch），一直到无穷大。"Circularity"的范围是 0.00～1.00，指细胞圆度，可以根据细胞形状，调整需要的圆度，1.00 为标准圆。"Exclude on edges"指处于边缘的颗粒不计入计数范围。设置完成后点击"OK"进行分析。

手动计数细胞主要有两种方法。①Multi-point 工具：双击工具栏上的"Multi-point"工具，可以更改选择点的形态、颜色和大小。使用的时候直接选中细胞，软件会自动在细胞上计数，但对于多种细胞类型进行分别计数时，操作起来较烦琐。②Cell Counter 插件：安装"Cell Counter"插件，可以对多种细胞进行计数，并且在同一图像中显示出来。使用插件时，直接在每种类型的细胞下点击细胞，即可完成每种类型细胞的计数。

三、钙信号分析

1. 图像预处理

（1）安装"Bio-Formats"和"Time Series Analyzer"插件，打开和分析显微图像的时间序列

图片（从 https：//imagej.nih.gov/ij/plugins/下载安装包，保存在 ImageJ 安装目录里 Plugins 文件夹）。

（2）打开 ImageJ 软件，导入图片（File—Open 或直接拖拽图片到 ImageJ 状态栏），出现 "Bio-Formats Import Options" 对话框（图 13-4-3），勾选 "Split channels"，点击 "OK"。

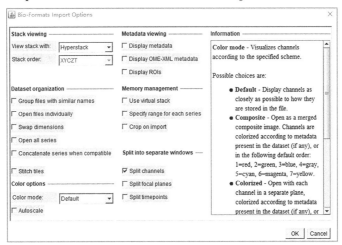

图 13-4-3　ImageJ 导入窗口

（3）设置测量参数（Analyze-Set Measurements），选中 "Area"、"Integrated density" 和 "Mean gray value"。

（4）扣除背景（Process-Subtract Background）。

（5）使用合适的选择工具选择要分析的区域，即 ROI（regions of interest），如下图中 ROI1 为神经细胞的胞体（图 13-4-4），ROI2 为无细胞背景。

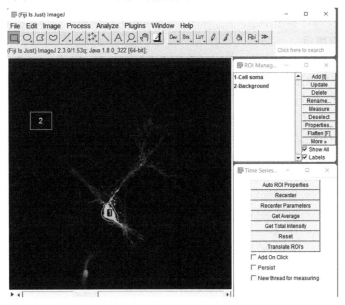

图 13-4-4　钙信号分析

（6）打开时间序列分析窗口（Plugins-Time Series Analyzer）。同时打开感兴趣区管理窗口（Analysis-tools-ROI Manager），管理多个感兴趣区（ROI）。点击 "ROI manage" 窗口上的 "Add" 或者快捷键 "T" 添加 ROI，选择 Show all 和 Labels 能在图中显示所有 ROI。

（7）在 "ROI manager" 选择 "More"，点击右键选择 "multi measure" 得到所有图像中每个

ROI 的面积（Area）、平均荧光强度（Mean）和总荧光强度（IntDen）；或者选中单个 ROI，点击"time series"窗口中 Get average 获得所有图片中该 ROI 的荧光强度变化，将数据粘贴到 Excel 中。

2. 数据分析

（1）去除背景：数据分析前，扣除 ROI 的背景荧光强度，公式如下：

$$F = IntDen_1 - Area_1 \cdot Mean_2 \qquad (13\text{-}4\text{-}1)$$

式中，$IntDen_1$ 为 ROI1 的总荧光强度，$Area_1$ 为 ROI1 的面积，$Mean_2$ 为 ROI2 的平均荧光强度（图 13-4-4）。

（2）校正：在细胞外液无 Ca^{2+} 和 Ca^{2+} 饱和时，分别测量原代神经细胞中 Ca^{2+} 浓度相关的最小荧光强度 F_{min} 和最大荧光强度 F_{max}。

（3）Ca^{2+} 浓度的定性测定：即荧光强度的相对变化，计算方法有以下几种：

$$Relative\ F = F/F_{min} \qquad (13\text{-}4\text{-}2)$$
$$Relative\ F = F/F_{max} \qquad (13\text{-}4\text{-}3)$$
$$Relative\ F = (F - F_{min}) / [F - (F_{max} - F_{min})] \qquad (13\text{-}4\text{-}4)$$

公式 13-4-2～13-4-4 中，文献对 F_{min} 和 F_{max} 有多种解释，除通过上述方法获得外，有些研究者将对照组细胞的平均荧光强度视为 F_{min}，将处理组细胞的最大值视为 F_{max}。此外，检测胞外环境改变对胞内 Ca^{2+} 浓度的实时变化实验中，一般先记录一段（1～10min）较平稳的钙信号，作为基线荧光强度，即 F_{min}。

（4）Ca^{2+} 浓度的定量测定：依据实验条件和探针的性质，可以计算胞质中 Ca^{2+} 浓度：

$$[Ca^{2+}] = [(F - F_{min}) / (F_{max} - F)] \cdot K_d \qquad (13\text{-}4\text{-}5)$$

式中，K_d 为探针解离常数，参照说明书或依据实验条件计算。

（5）对于急性刺激实验钙信号检测，Ca^{2+} 浓度的测定可按照以下公式计算：

$$[Ca^{2+}] = (F - F_0) / F_0 \qquad (13\text{-}4\text{-}6)$$

式中，F 为不同时间点的钙信号荧光强度，F_0 为刺激之前的平均荧光强度。

（6）数据剔除标准：超出 $[F_{min}, F_{max}]$ 范围或者细胞明显变形、重叠获得的数据须剔除。

3. 图像分析注意事项

（1）细胞爬片放置在培养皿中染色，图像采集时，在盖玻片滴加 10μl 培养液，将爬片倒扣在液体上，适合短时间且拍摄中途不进行处理的活细胞钙成像实验。

（2）使用双波长探针，如 Fura-2，Ca^{2+} 浓度定量计算公式为：

$$[Ca^{2+}] = [(R - R_{min}) / (R_{max} - R)] \cdot K_d \cdot (S_{f2}/S_{b2}) \qquad (13\text{-}4\text{-}7)$$

式中，R 是荧光比值（F_{340}/F_{380}），R_{min} 和 R_{max} 分别为未结合和结合 Ca^{2+} 的荧光强度；S_{f2} 和 S_{b2} 是未结合和结合 Ca^{2+} 时 380nm 处的荧光强度；K_d 为探针解离常数。

（3）若探针发生区室化，可以降低染色温度、缩短染色时间。

（4）若染料渗漏，可以降低实验温度，选用不易渗漏的染料。

（5）若信号过暗，可以增加探针浓度、延长染色时间或提高染色温度，提高显微镜激光功率和光电倍增管电压值。

（6）若信号易猝灭，可以降低激发光强度，使用活细胞成像系统维持细胞活力。

四、受体光漂白法 FRET 效率分析

通过量化供体在受体漂泊前后荧光强度的变化计算 FRET 效率（E），即 $E = 1 - (I_{pre}/I_{post})$，其中 I_{pre} 和 I_{post} 分别是光漂泊前后供体的荧光强度。这是一种非常典型的方法，不依赖于图像采集参数的变化，也不依赖于供体和受体的量子产率和光谱渗透的干扰，因此不需要校正。FRET 效率计算可通过 ImageJ、cellSense 和 Metamorph 等图像处理软件实现。本文利用 ImageJ 软件介绍具体实现方式。

1. 测量供体通道中背景荧光强度 用 ImageJ 选择工具选择无细胞信号的背景区域并测量荧光

强度（图 13-4-5）。

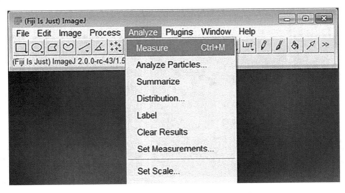

图 13-4-5　ImageJ 测量荧光强度

2. 扣除供体通道中的背景　在 Process 菜单下选择"Math—Subtract..."，减去第一步中得到的背景荧光强度（图 13-4-6）。

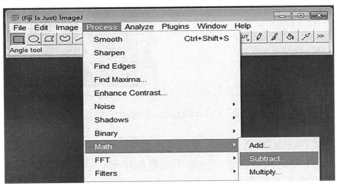

图 13-4-6　ImageJ 扣除背景荧光强度

3. 测量漂白前后供体感兴趣区（ROI）的荧光强度　用 ImageJ 选择工具选择供体内 ROI，即受体所对应的光漂白区域，利用 ImagJ 的插件"Time Series Analyzer"测量光漂白前后供体 ROI 内荧光强度的变化。

4. 计算 FRET 效率　漂白后供体荧光强度减去漂白前供体荧光强度，然后用漂白后荧光强度做归一化处理，得到 FRET 效率，从多个 ROI 得到不同的 FRET 效率后，求出平均值。

5. 设置检测区域　作为对照，选择细胞内没有漂白区域的同样大小的 ROI，测量荧光强度。设置多个对照区域的 ROI，求出 FRET 效率平均值。

6. 评价漂白区域有没有 FRET 现象产生，通常有 FRET 现象发生时，FRET 效率为 10%～40%。

五、荧光共定位分析

1. 运用插件分析荧光共定位　利用 ImageJ 进行共定位图像分析时，常用的三种插件为：Coloc 2、JACoP 和 Colocalization Finder。

（1）打开原始格式的显微图像（如 Nikon 共聚焦显微镜图像为.nd2 格式），拆分通道，并转化为 8bit。

（2）用选择工具选择进行共定位分析的区域，然后点击另外一个通道，选择"Edit-Selection-Restore Selection"快捷复制 ROI。分别在两个通道点击鼠标右键选择"Duplicate"，使 ROI 生成单独的图片。

（3）选择 Coloc 2、JACoP、Colocalization Finder 进行共定位分析（图 13-4-7）。

图 13-4-7　Colocalization Finder 共定位分析

（4）注意事项：①Threshold 是指对图片的灰度设定一个阈值，意味着高于一定荧光强度的区域才被用于统计分析，作用是扣除背景，去除不必要的信号；②图片如果为 16bit，应该提前转为 8bit，否则计算时间会非常长且结果容易有误。在结果中选择 "2D intensity histogram"，即可得到散点图 Scatter plot；③建议将想要分析的区域框选出来，即选择特定的 ROI，而不是对整张照片进行分析；④进行共定位分析的图片，荧光强度尽量不要达到饱和且两个通道的荧光强度相近。

2. 利用插件"Plot Profile"进行共定位描述　利用 Plot Profile 进行共定位分析的具体操作为：打开图片后，用直线/矩形工具框选择 ROI，打开 Plot Profile（Analyze-Plot Profile），然后点击"Live"，得到不同位置的灰度变化图（图 13-4-8）。弹出的数据图横坐标代表选择工具的长度，纵坐标为对应的灰度值。另一个通道同样利用 Plot Profile 计算灰度分布。通过 "Data-Add from plot" 将两条趋势线整合在一起，由图 13-4-8 可直观看出，两个通道像素变化趋势一致，即存在共定位。

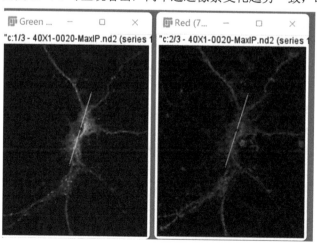

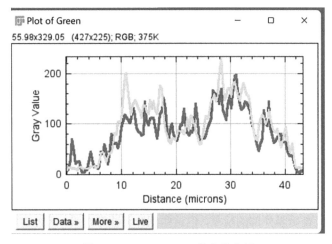

图 13-4-8 Plot Profile 共定位分析

（刘双双 程洪强 李艳伟）

第五节 注 意 事 项

一、物 镜 选 择

现代物镜大多具有校正视场平度和色差的组件，这对于共聚焦显微镜非常重要，这可以确保整个视场聚焦在一个平面，且不同波长的激光聚焦在同一点上。

尽量使用浸入式物镜以获得最高分辨率图像，如油镜，通常以油为介质的物镜数值孔径较大，分辨率较高。并且折射率应与封固剂相匹配。大多数物镜要求使用厚度为 0.17mm 的盖玻片，以限制由于色散和可变厚度导致的伪影。一些物镜还带有校正环，通过调整物镜筒中元件之间的间距，可以更精确地校准盖玻片，有助于克服与介质相关的像差。除了浸没介质和数值孔径外，还应仔细注意物镜的工作距离，并与被成像组织的厚度相匹配。

二、成 像 速 度

利用共聚焦显微镜设计实验时，一个关键的考虑因素是采集速度。共聚焦技术依据扫描方式的不同可以分为线扫描共聚焦、点扫描共聚焦和转盘共聚焦三类。线扫描共聚焦显微镜由于只在一个轴向上屏蔽光信号，造成图像质量不佳，已经逐渐被淘汰，而点扫描和转盘共聚焦显微镜是当前的主流共聚焦成像方式。点扫描共聚焦显微镜由于其分辨率高且应用范围广，已被广泛用来拍摄静态的组织、细胞等样品图像。随着科学研究的进步，实时检测活细胞动态变化过程的需求日益增长，这就对仪器的拍摄速度和光漂白、光毒性方面提出了更高的要求。转盘共聚焦显微镜采用高速旋转的转盘实现了多焦点同时扫描，采用相机采集荧光，在保持图像质量的同时成像速度大大提高。转盘共聚焦显微镜比激光扫描共聚焦显微镜快 3 倍以上，曝光时间越短，时间差距越大。由于具有独特的高速、高灵敏度、高分辨的特点，转盘共聚焦显微镜不仅可以拍摄静态的组织、细胞样品的图像，而且可以长时间连续拍摄活细胞动态变化过程。此外，现代的共聚焦显微镜通常配置共振扫描仪，这是一种固定频率的镜子，可以快速扫描样本。双向共振扫描大大提高了大型样品的成像速度，但必须仔细校准反射镜，以避免引入伪影。另外，它还需要多次扫描进行平均，以获得高信噪比图像。

三、荧光基团

荧光基团主要有三种类型：荧光蛋白、小型有机染料和量子点。自 20 世纪 60 年代引入绿色荧光蛋白以来，大量的荧光蛋白已经被设计成具有各种光物理和光谱性质，增加了用于共聚焦显微镜的荧光探针范围。目前，遗传编码的荧光蛋白是高分辨率成像的最佳选择之一，通过转染或者病毒感染的方式引入到体内或者体外细胞，进行结构检测或者蛋白质定量等。但荧光蛋白发射光谱的半高宽在 60nm 甚至超过 100nm，容易产生受体和供体无法分离的重叠现象。因此，荧光蛋白的广谱分布限制了其应用。相比之下，许多合成染料的发射光谱半高宽为 30～40nm，在测量受体荧光时，供体的串色干扰较少。尤其是红色激发染料不仅具有更高的光子计数，而且寿命长，在生物研究中同样具有较高的应用价值。但是染料在没有抗体帮助的情况下，不具有标记感应域的能力。量子点可用于标记膜成分以检查质膜外部的现象，但这些探针无法穿透膜，因此在检测细胞内结构（如细胞核、线粒体、高尔基体）中很少使用。所以在为成像实验选择探针时，应考虑量子效率、亮度、激发和发射光谱等因素，并且相应地调整光学滤波器。

在选择荧光基团时，根据共聚焦显微镜的配置，选择能够被激光器波长激发的荧光基团。但荧光基团激发光谱的峰值与激光波长不需要精确匹配，因为大多数显微镜上的激光足够强大，可以最大限度地激发非峰值波长的荧光基团。对于需要两个及以上荧光基团成像的实验，最好选择激发和发射光谱重叠最小的荧光基团，如 Alexa 488 用 488nm 激发；Alexa 561 用 561nm 激发；Cy5 用 647nm 激发。

四、样本制备

免疫荧光样本制备主要包括以下流程：培养细胞；固定、透化、封闭细胞；标记荧光物质和封片。培养细胞时，要求细胞状态良好，汇合度达到 50%～70%。固定是为了维持样本的形态结构。常用的固定剂有甲醛/多聚甲醛、戊二醛和甲醇，但是这些固定剂也有一些缺陷，如甲醛可能导致质膜起泡、细胞内膜室的囊泡化以及细胞形态的其他改变。此外，一些商品化的甲醛制剂含有甲醇，会使细胞收缩。添加 0.125%～0.25% 戊二醛的固定剂比只含甲醛的固定剂更能保存细胞形态，但是会诱导自发荧光，甚至破坏抗原的抗体识别位点。透膜是为了打破细胞膜结构，增加抗体与细胞内抗原的接触，常用的透膜试剂为 0.05%～0.2% Triton^{TM} X-100。封闭是为了减少抗体或者染料与样品的非特异性结合。蛋白封闭液有助于减少非特异性染色，如牛血清白蛋白。第一抗体是免疫荧光成功的关键，它与细胞内抗原特异性结合。标记时选择不同来源的第一抗体。第二抗体能和第一抗体结合，并带有可以被检测出的标记（如荧光、放射性、化学发光或显色基团），作用是检测第一抗体并放大信号。封片是为了保存样本并减少光漂白。常用的封片剂是 50% 的甘油。在封皮剂中加入抗氧化剂有助于减轻光漂白。另外，盖玻片厚度应≤0.17mm。固定较厚组织样本时，应考虑在盖玻片和载玻片之间放置垫片，以防止损伤组织结构。对于活细胞实时共聚焦成像，使用不含 pH 指示剂染料（如酚红）的介质有利于获得最佳效果。

五、设置对照组

共聚焦显微镜依靠电子增强技术获得图像，即使是较弱的自发荧光信号或非特异性背景染色也能显得比较明亮，因此需要设置严格的对照组，这是获得正确结果的必要条件。通常设计下列对照组实验：①阴性对照：用不含已知抗原的样品作为对照，排除假阳性。②阳性对照：用已知抗原阳性的样品作对照，排除假阴性。③自发荧光对照：标本不经染色，直接封片观察，排除自发荧光干扰。④空白或替代对照：不加一抗（或加替代抗体），只加入二抗，排除非特异性染色。

（刘双双　程洪强　李艳伟）

第十四章 扫描电子显微镜成像技术的原理及应用

第一节 扫描电子显微镜成像技术的概况介绍及发展历史

一、扫描电子显微镜成像技术概况介绍

显微成像技术是一种对客观物质组成进行成分和形貌分析的技术,是人类认识物质世界所不可或缺的,极大地促进了人类文明的发展。扫描电子显微镜(扫描电镜)因具有操作简便且得到的结构信息直观和对样品体积要求没有像透射电子显微镜那么苛刻等特点,已经成为目前深受科研院所和公司研发部门依赖的超微结构观察和成分分析最常见的工具。其特点主要包括:

1. 样品制备过程简单 对含水的生物样品只需对其进行临界点干燥和喷金处理就可以上机观察。有条件的实验室还可以直接进行冷冻扫描电镜观察,即样品在液氮中冷冻后直接喷金或者不喷金,然后进入扫描电镜观察成像。

2. 图像景深大 对生物样品如培养的细胞或者植物叶片等表面具有较多凸起的结构尤其适合,可同时把细胞组织完整轮廓和表面细节信息同时展示出来。

3. 图像分辨率高,成像视野大 相比材料样品来说,生物样品一般都具有较大体积,获取样品的全部形貌是扫描电镜的一个主要优势。

二、扫描电子显微镜成像技术的发展历史

扫描电镜的基本原理是由诺尔于 20 世纪 30 年代提出,随后阿尔登纳于 1938 年通过理论计算和实验验证对磁透镜系统进行了改造升级,使得电子束斑直径得以被控制缩小,从而使得扫描电镜可以获取更高的分辨率。在随后近十年的时间里,由于透射电子显微镜的成功,科研人员把主要精力都放在了透射电子显微镜的进一步性能提升和应用面拓展上,扫描电镜的发展被暂时停滞了。

1948 年英国剑桥大学的科特利和麦克马伦研制成功第一台实验室用扫描电镜。在随后十多年里由史密斯、艾弗哈特和索恩利等对镜筒内部磁线圈和信号检测器进行改进升级,并在 1965 年由皮斯和尼克松研制成功第一台商用的扫描电镜,这也标志着扫描电镜技术走向成熟。

(郭建胜)

第二节 扫描电子显微镜的构造及成像原理

一、扫描电子显微镜的构造

扫描电镜主要由电子光学系统、图像信号检测系统、真空和电源系统组成。

1. 电子光学系统 主要包括电子枪、第一聚光镜和第二聚光镜、物镜和扫描系统等。借助于

该系统，扫描电镜可以产生一个直径和亮度可调的电子光斑，也就是所说的电子束探针。样品表面的信号就可以被电子束探针轰击并激发出来供信号检测系统获取并成像。电子枪由阴极、阳极和栅极组成，阴极被加热后产生自由激发电子，并在栅极和阳极的作用下汇聚成交叉光斑，形成"光源"。在第一聚光镜和第二聚光镜作用下可将光斑直径缩小，进而提高成像分辨率，不仅如此，聚光镜还可以使电子束轰击样品产生图像信号。物镜有两个极靴，为上极靴和下极靴。在极靴内安装有扫描线圈和消像散器等装置，前者可以控制电子束在样品表面进行序列扫描逐点成像，后者则是控制光斑保持正圆形，以免影响图像分辨率。

2. 图像信号检测系统 主要为一些可以收集、处理、显示和记录扫描电镜信号如二次电子、背散射电子、X 射线、吸收电子、俄歇电子和透射电子等的装置。各种信号由特定的检测系统收集检测并形成不同的图像。其中二次电子信号主要反映样品表面细节，背散射电子主要反映组成样品的原子序数差异。

3. 真空和电源系统 真空系统主要包括机械泵、油泵、涡轮分子泵、离子泵及真空管道和真空检测装置。电源系统主要包括高压电源、透镜电源、光电倍增管电源，扫描部件、微电流放大器和低电压电源等。

二、扫描电子显微镜的成像原理

扫描电镜的成像原理与透射电子显微镜略有不同。前者可总结为"光栅扫描，逐点成像"，后者则利用透过样品的透射电子进行成像。扫描电镜的成像原理具体可以表述为：首先给电镜通电，通过电源系统为电镜提供 500V 到 30kV 的电压，使得电子枪部分的灯丝产生热量激发出发射电子，在第一聚光镜和第二聚光镜的作用下使得直径几十微米的电子束缩小成直径最小可到几个埃的电子束并汇聚在样品上，激发出一系列的电子信号。并在位于第二聚光镜和物镜之间的扫描线圈的作用下，电子束对样品进行光栅扫描并逐点激发出多种电子信号。这些信号包括二次电子、背散射电子、X 射线、吸收电子、俄歇电子和透射电子等，它们会被相应的信号接收装置检测收集，经信号放大并转换成电信号，最后这些信号被同步调制成观察图像的显示屏上对应样品上各个点的亮度，进而把样品形貌勾勒出来。图像上各个位置的图像亮度由产生的并被信号检测器检测到的电子信号的强度决定，即样品上受入射电子激发产生的二次电子或背散射电子信号多的地方，在图像相应的位置就为白色，没有信号的为黑色，其他信号量介于中间的则由不同灰度值的像素组成。

（郭建胜）

第三节　扫描电子显微镜样品的制备及应用

一、扫描电子显微镜样品制备

通常情况下，扫描电镜样品可分为含水和非含水样品、磁性和非磁性样品、导电和非导电样品几个大类。对于生物样品来说，主要遇到两个问题即样品含有大量的水分和样品导电性差，前者会导致样品在电镜抽真空的过程中快速丧失水分导致样品结构被严重破坏，后者则会在扫描电镜进行图像采集时产生电荷聚集现象，严重影响图像质量。针对以上问题，有几种可以解决的方案供选择以适应不同分辨率需求，如采用冷冻扫描电镜可对含水的生物样品进行快速冷冻固定和冷冻环境下的成像，由于水在液氮温度下会被冻成冰，进而保持样品形貌而且冰在电镜真空环境中极为稳定；或者对样品进行临界点干燥使得样品中的水分在极低表面张力的情况下被脱去进而保持样品形貌；或者对样品表面进行喷金或者喷碳等镀膜处理使得样品具有导电性，避免电荷聚集现象；或者利用低电压低束流成像，同时选用低真空模式，但此时电镜分辨率会受到一定影响。

1. 常规二维扫描电镜的样品制备方法

（1）样品的固定及脱水：与透射电子显微镜样品制备方法类似，含水的生物样品需要在进行脱水干燥之前对样品进行醛类物质交联固定以保持样品的框架结构，一般用的固定液为 2.5%戊二醛，用 pH 7.2～7.4 磷酸缓冲液配制，之后再用浓度为 1%～2%（W/V）四氧化锇进行后固定。完成固定的样品就可以进行后续的脱水环节，所用的脱水剂有多种如乙醇、丙酮、乙醚等。一般把样品分别置于 30%、50%、70%、80%、90%、100%几个梯度的脱水剂中浸泡一定时间，处理时间根据具体情况确定，对一些较难脱水的细菌真菌和植物样品，由于其含有厚厚的细胞壁，大大影响水分子和脱水剂的交换，因此脱水时间要稍长一些，一般需处理 30min 以上，对培养的细胞及动物组织一般处理 5～10min 即可。此外样品体积也直接影响每一步的脱水时间，体积较大的样品所需要的脱水时间应相应延长。

（2）临界点干燥：脱水完成的样品就可以进行临界点干燥处理了，该过程主要原理是利用液态的二氧化碳把样品内部的乙醇或者乙酸异戊酯替代出来，然后对样品仓进行加热使得样品的温度为 31℃，且样品仓压力为 7.14×10^6Pa，此条件正好为二氧化碳的临近温度和临近压力。也就是说样品内部的二氧化碳在离开样品内部进入到外界环境时的表面张力几乎为零，使得样品在无表面张力的情况下实现无形变干燥处理。随着技术不断地更新，自动化临界点干燥仪被研发出来后广受好评，目前已被大多数实验室接收。但其大致过程没有改变，主要包括放置样品、预冷样品仓、注入二氧化碳、置换、加热气化、排除气体、样品被干燥几个步骤。此外，样品干燥方法还有冷冻干燥和空气干燥两种。单冷冻干燥方法所需的处理时间一般比较长，有些需要几天时间，其冷冻过程中产生的冰晶损伤极为常见，影响样品结构。而空气干燥过程中产生的表面张力较大会对样品产生影响，一般适用于指甲、牙齿、骨头等较为坚硬的样品，此外像有些昆虫样品也可以采用此方法。但对一些分辨率要求不高、只需要做数量统计的样品如血液涂片，也可以采用此方法进行样品干燥处理。

（3）导电处理：生物样品由于是由一些原子序数比较低的元素如碳、氢、氧、氮、磷、硫等组成，导电性不好，对一些分辨率要求比较高的实验来说需要对样品进行导电处理。一般对样品表面进行喷金或者喷碳处理，形成一层厚度在 1～50nm 的膜，因此此过程又称镀膜。喷涂金属膜方法主要有真空镀膜法和离子溅射镀膜法。相比较前者，后者节省时间且操作简单易于掌握，其主要是利用辉光放电的物理现象使残留的气体分子离子化后轰击金属靶材，使金属离子溅射到样品表面。

以上为常规二维扫描电镜样品制备方法的大致几个关键的步骤，一般的具体步骤如下：

（1）取新鲜样品，在 2.5%的戊二醛溶液中常温固定 1～2h，转入 4℃固定过夜（样品与固定液的体积比为 1∶20 以上，固定液不能加太少，且对细胞样品在离心去除上清后直接把固定液加进管中即可，不能进行细胞重悬，要使得样品处在团块状态为好，否则细胞重悬会在后面的脱水尤其是临界点干燥过程中丢失样品。对于组织样品，则在保证取样位置包含目的区域的前提下，组织块不宜过大，一般长度不超过 1cm 否则影响后续脱水效果和临界点干燥效果）。

（2）去除固定液，用近期配制的 0.1mol/L pH 7.4 的磷酸缓冲液（PBS）漂洗样品 3 次，每次 15min。

（3）去除 PBS，用 1%的四氧化锇固定样品 1.5h（注：该步骤为选用，根据样品需求选择）。

（4）小心去除四氧化锇废液（废液收集在密闭容器中），用 0.1mol/L pH 7.4 的 PBS 漂洗样品 3 次，每次 15min（注：该步骤为选用，根据样品需求选择）。

（5）去除 PBS，用梯度浓度（30%、50%、70%、80%、90%和 95%）的乙醇溶液依次对样品进行脱水处理，每种浓度处理 15min（注意：脱水步骤进行到 70%乙醇溶液以及后续更高浓度的乙醇溶液时，在吸取上一步的溶液时不要全部吸光，在管底稍微留一部分以防止溶液蒸发导致样品结构破坏，但也不能留下过多液体，一般样品刚好在液面为好）。

（6）去除 95%的乙醇溶液，用 100%的乙醇处理 2 次，每次 20min。

（7）样品转移进临界点干燥仪中（注意：整个转移过程中样品尽量不要暴露于空气，以免纯乙醇快速蒸发影响样品结构）。

（8）样品镀膜（镀膜厚度根据所观察的表面细节的物理尺寸调整，一般厚度为 1～50nm，对于进行能谱元素分析的样品，一般建议喷镀原子序数比较低的碳膜，以防止干扰信号的产生）。

（9）电镜观察（根据想要分析的结构信息选取不同的加速电压和束流，此外对于外部形貌分析一般选用二次电子信号，对于元素分析一般选用背散射电子信号）。

2. 基于扫描电镜三维成像的样品制备方法　随着扫描电镜成像技术的不断发展，尤其是与其他方法相结合后，产生一大批具有特殊用途的技术，其中最具代表性的就是扫描电镜与超薄切片机或者聚焦离子束结合，把样品切割和成像结合起来，实现样品内部结构的三维数据收集，有点像CT成像中的断层扫描成像。具体为利用超薄切片机或者聚焦离子束对样品进行表面切割，切割厚度一般为 5～100nm，然后利用扫描电镜进行背散射信号成像，成像后再进行新一轮的样品表面切割和扫描电镜成像，经过几百上千次的循环，样品内部的三维结构数据被收集下来，后续再结合计算机图像处理技术实现样品的三维成像。该技术的特点显而易见，不仅保留了电子显微镜高分辨率的优势，结合纳米级别的切割加工精度，克服了电镜成像视野小的弊端，实现了大尺寸样品的三维结构成像。该技术是近几年快速发展的前沿技术，究其原因不仅得益于电镜成像和样品切割加工设备的不断优化，同时对样品制备具有更高的要求。

生物样品均是由碳、氢、氧、氮、磷、硫等轻元素组成，在扫描电镜下很容易发生放电现象进而严重影响数据图片的收集；在进行连续数据收集时，电子束在样品表面进行逐点扫描，对样品会有一定的辐射损失，这对后续的超薄切片产生很大影响，进而影响样品在 Z 轴方向上的分辨率；对样品进行大尺度三维重构时，所产生的数据量庞大，后期进行计算机三维分析时耗时很长，如何提高后期数据处理的效率也是该技术的一个技术难点。通过多步四氧化锇固定染色法（OTO）进行块染制样，提高磷脂双分子层（生物膜的主要成分）的图像衬度，并通过引入乙酸铀、高锰酸钾、鞣酸、硝酸铅等减少数据收集时的放电现象和提高图像的反差；通过寻找最佳的样品切割参数包括切割速度和厚度以及切面大小来减少震颤，调整电镜的加速电压和束流大小或者在样品上加偏压进而降低电子束对样品的辐射损伤。

基于扫描电镜三维成像的样品制备方法具体步骤如下：

（1）取新鲜的样品切成体积不超过 $1mm^3$ 的组织块放入 2.5%戊二醛固定液中 4℃固定 24h，培养的细胞样品则离心下来形成团块弃掉上清后直接加入固定液即可，细胞团块不宜过大，固定液为 pH 7.2～7.4 的 PBS 配制，长时间配制的固定液会产生悬浮状态沉淀影响固定效果，不能使用。

（2）用 0.1mol/L 的磷酸缓冲液漂洗 3 次，每次 10min（此步骤中尽量把醛类固定液清洗干净，否则会和后续的四氧化锇形成黑色颗粒状污染物）。

（3）将样品转移到四氧化锇固定液中[2%四氧化锇（osmium tetroxide）和 3%的亚铁氰化钾（potassium ferrocyanide）以 1：1 的比例混合]，具体为每个 EP 管加 300～500μl，置于冰上 1h，且样品置于黑暗环境。

（4）时间到后把四氧化锇固定液回收进回收瓶，用双蒸水漂洗 3 次，每次 10min。

（5）往样品管中加入 1ml 1%硫代对称二氨基脲（thiocarbohydrazide，TCH），室温下孵育 20min，该试剂常温下不好溶解，需提前在水浴锅中溶解，配制好后用滤膜进行过滤。

（6）时间到后把 1% TCH 回收进回收瓶中，然后用双蒸水漂洗 3 次，每次 10min。

（7）往样品管中加入 200μl 2%四氧化锇，室温固定 30min。

（8）时间到后利用双蒸水漂洗 3 次，每次 10min。

（9）往样品管中加入 400μl 1%乙酸双氧铀，置于 4℃冰箱中过夜（12h 以上）。

（10）第二天开始铅染色和脱水过程，具体为用双蒸水漂洗 3 次，每次 10min。

（11）往样品管中加入 500μl 铅染液，样品在沃尔顿铅天冬氨酸溶液中 30min，60℃。

（12）时间到后利用双蒸水漂洗 3 次，每次 10min。

（13）进行梯度脱水：样品在浓度梯度为 30%、50%、70%、90%、100%的乙醇溶液中浸泡，每次 15～30min（注意：脱水步骤进行到 70%乙醇溶液以及后续更高浓度的乙醇溶液时，在吸取上一步的溶液时不要全部吸光，在管底稍微留一部分以防止溶液蒸发导致样品结构破坏，但也不能留下过多液体，一般样品刚好在液面为好）。

（14）样品在乙醇和丙酮等比例配制的过渡液中处理 20min，之后把样品置于 100%丙酮浸泡 2 次，每次 20min，到此步骤脱水过程结束，可进行下一步的树脂渗透。

（15）树脂渗透：脱水步骤结束后就可以进行树脂的渗透了，所用的包埋树脂为环氧树脂，其原理就是利用纯树脂把此时样品中的丙酮替换出来，替换完全与否直接决定制样是否成功，置换不完全的样品会使聚合好的树脂块偏软，且在扫描电镜中看到大量的空洞，其原因就是在高温聚合的时候丙酮挥发掉后产生的间隙。树脂渗透的具体步骤如下：

EPON：acetone

    i. 3：7　　　　　　5～8h

    ii. 7：3　　　　　　8～12h

纯 EPON 中过夜，后再换 2 次，每次 24h。

（16）树脂包埋：先在包埋板中把新配制的纯树脂添加到包埋磨具中，后把渗透好的样品转移到包埋磨具中，此时应小心，不能对样品进行挤压，以免影响电镜的超微结构。

（17）树脂聚合：把样品置于 60℃烘箱中聚合 48h 以上即可。

二、扫描电子显微镜的应用案例

扫描电镜在生命科学研究领域有着十分广泛的应用，可以说几乎所有的生物样品在经过一定的电镜样品制备处理后都可以被扫描电镜进行不同层次不同维度的表征，既可以对形貌（二维或者三维）进行分析，还可以对样品某种元素进行定位定量分析。既可以进行常温下的结构与成分表征，安装有冷冻样品台的扫描电镜还可以对冷冻样品进行低温下的表征，即冷冻扫描电镜技术，该技术对一些含水量样品和温度敏感性高的样品尤其适合，同时也会最大限度地避免样品由于电子辐射损伤而产生的假象。

1. 传统二维扫描电镜成像　二维扫描电镜观察实验一般是指对样品表面超微结构进行表征，是应用最为广泛的电镜观察手段。根据电镜观察时样品的温度可分为常温扫描电镜成像和冷冻扫描电镜成像。常温扫描电镜成像技术需要对样品进行醛类物质固定、脱水、临界点干燥和镀膜导电处理，而冷冻扫描电镜成像技术无须对样品进行化学固定、脱水及临界点干燥，只需把样品快速插入过冷的液氮或者液态乙烷当中进行快速冷冻固定即可，被冷冻的样品会在低温下经历镀膜导电处理，然后被送入扫描电镜的样品仓中，扫描电镜的样品台上安装有冷冻样品台，样品在被扫描电镜观察成像时所处的温度在−140℃以下，由于冰在极低温下性能极为稳定，不会被电镜的真空系统破坏，因此成像时样品始终处于被冷冻固定时的原始形貌状态，这极大地保存了样品的真实结构，尤其对含水量高的藻类物质、某些微生物细胞及一些不适合进行临界点干燥的体积较小且不易富集的样品，冷冻扫描电镜技术的优势十分突出。

（1）常温扫描电镜成像：利用此技术可以表征培养的细胞（图 14-3-1）、细菌（图 14-3-2）和

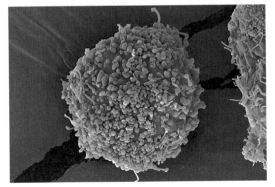

图 14-3-1　培养的细胞

细胞表面的绒毛状结构和小泡清晰可见

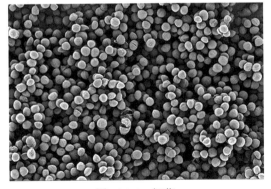

图 14-3-2　细菌

扫描电镜下细菌的表面结构及状态均可分辨

血细胞（图 14-3-3）等外部形态。

（2）冷冻扫描电镜成像：利用此技术可以表征植物叶片断裂面（图 14-3-4）、植物纤毛（图 14-3-5）和昆虫（图 14-3-6）的冷冻条件下的原始形貌。

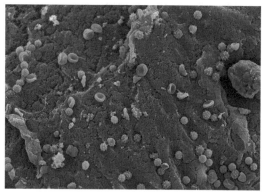

图 14-3-3　血细胞

经分离提取的血细胞种类繁多，根据外部超微形态可进行区分

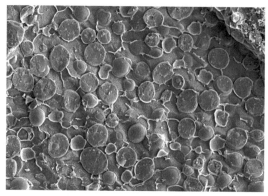

图 14-3-4　植物叶片断裂面

细胞内部的超微结构清晰可见

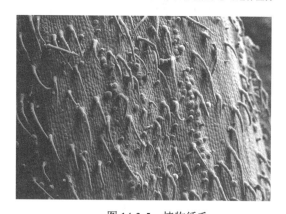

图 14-3-5　植物纤毛

植物体表分布有大量附属结构可免受太阳光照射伤害

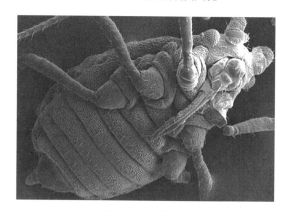

图 14-3-6　昆虫

昆虫体表某些超微结构只有利用冷冻扫描电镜成像才能被观察到

2. 基于高分辨场发射扫描电镜的大尺寸三维重构成像　电子显微镜技术是一门帮助人类认识客观世界基本物质组成的技术。在材料科学中，电子显微镜技术可以实现对样品的原子像进行分析，如果结合能谱仪则可以对样品的元素组成进行定性分析。而随着电子显微镜技术逐渐进入生命科学领域，由于其强大的分辨能力，使得研究者很容易获得样品亚细胞水平的结构信息。但目前该技术对样品进行成像均是获取样品的一个侧面的投影像即二维电镜照片，不能完整地反映样品内部三维空间结构信息。尤其是在对尺寸较大的样品进行电镜成像时，由于电子束穿透能力很有限，需要对样品进行超薄切片，所获得的超薄切片只能反映样品极少一部分结构信息，无法较全面地反映样品全部的三维结构信息，大大限制了实验的准确性和可重复性。

而基于高分辨场发射扫描电镜的大尺寸三维重构成像技术可以弥补在生物样品包括部分材料样品三维结构分析领域中的技术空缺，极大地提高所获取的结构信息的全面性。该技术主要采用对样品进行边切割边成像的方式实现对样品的连续结构信息的获取，此外还可以采取先对样品进行连续切割加工，再利用扫描电镜对所获取的连续超薄切片进行成像的方式获取样品的三维结构信息。无论何种数据收集方式，在获取大批量的三维数据后都需要利用计算机图像处理技术对数据进行三维重构，一般用的软件有 AMIRA、IMOD、CHIMERA、DRAGONFLY 等。根据该技术具体实施步骤上的差异一般可分为聚焦离子束发射扫描电镜三维成像技术、连续超薄切片的扫描电镜三维成像技术和序列块表面扫描电镜三维成像技术。

（1）聚焦离子束场发射扫描电镜（focused ion beam scanning electron microscope, FIB-SEM）三维成像：该技术是利用内置于扫描电镜样品仓中的聚焦离子束对样品进行超细尺寸的表面切割，最小的切割厚度可稳定控制在 3nm，这对 Z 轴分辨率极为关键，是获取样品在大尺寸的三维空间中各个维度中超微结构不可或缺的。但受限于切割时间限制和切割精度要求，该技术的成像范围较小，一般为 X、Y、Z 三个维度方向 50μm×50μm×20μm 以内。如图 14-3-7～图 14-3-9，利用此技术表征细胞内高分辨率三维结构。

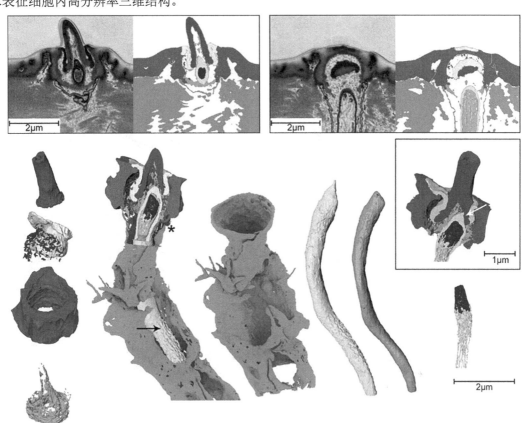

图 14-3-7 褐飞虱压力感受器

感受器内部复杂的三维结构信息为仿生学提供了很好的模型

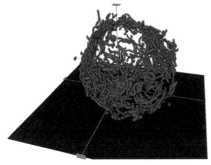

图 14-3-8 线粒体

完整细胞中所有线粒体的三维结构信息可
以提供更多关于细胞状态的信息

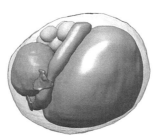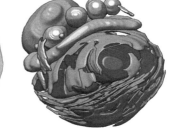

图 14-3-9 小球藻

细胞内部细胞器的三维结构及位置关系清晰可见

（2）连续超薄切片的扫描电镜三维成像：该技术是利用超薄切片机对已经过化学物质固定、脱水、树脂渗透和包埋固化的样品进行连续的超薄切片，并把厚度一般为 50～100nm 的连续切片按先后顺序收集在碳带或者干净的硅片上，后期再经过乙酸双氧铀和柠檬酸铅染色，也可以在制样时进行重金属块染，避免后期对切片进行染色。最后把收集好的连续超薄切片置于扫描电镜中利用背散射成像模式进行三维数据收集，如图14-3-10，利用此技术表征神经网络的具体细节。

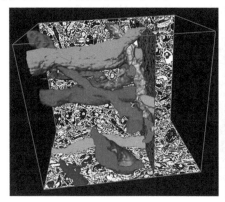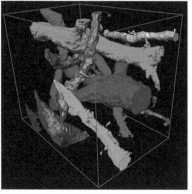

图 14-3-10　脑组织

脑组织内部不同神经原纤维的三维位置关系清晰可见

（3）序列块表面扫描电镜三维成像：该技术是把超薄切片机内置于扫描电镜的样品仓中，利用超薄切片机对包埋好的样品块进行超薄切片，切片厚度一般在 30～100nm，然后利用扫描电镜对样品的表面进行背散射电子信号成像，通过对样品进行反复表面切割和成像，最终获取样品内部超微结构的三维数据，如图14-3-11 所示，利用此技术表征昆虫内部三维结构。

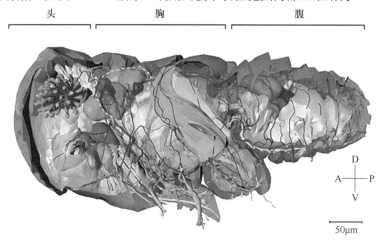

图 14-3-11　褐飞虱完整虫体

三维结构揭示了昆虫内部各组织器官在功能上的协作关系

（郭建胜）

第十五章 冷冻电镜的原理及应用

第一节 基本背景

一、电子显微镜

电子显微镜是使用电子束代替光束，用电磁透镜代替光学透镜的显微成像系统。电子束波长更短，根据阿贝公式，电镜的分辨率理论上可以达到光镜的万倍以上，然而电子束散射能力强、穿透能力弱等特点导致电镜成像有如下缺点：为避免空气分子对电子束散射影响成像质量，电镜成像系统须保持真空状态，因此要求样品能够在真空状态下保持结构稳定，含水量高的生物样品须行特殊处理；电子束散射能力强，决定电子束的穿透能力有限，要求样品厚度小于 500nm；高能电子束对样品的电离辐射损伤大，要求样品具有较高的辐射耐受性；样品对电子束的衬度跟原子序数相关，重元素散射能力强，成像衬度好，像生物样品多由轻元素组成，成像衬度差。因此使用电镜对生物样品进行成像前，须对样品进行处理，包括固定、脱水、渗透、包埋、染色和切片，使样品能够对抗真空环境，增强辐射耐受性，厚度小于 200nm，获得好的衬度。但化学固定剂、脱水剂的应用，可能会破坏样品的天然结构。

二、冷冻电镜

冷冻电镜术是通过快速冷冻方式制备样品，然后在低温下对样品进行显微电镜成像的技术，该技术包含三部分，冷冻电镜样品制备技术，冷冻样品低温保持技术和低剂量成像技术。

1. 冷冻电镜样品制备技术 20 世纪 80 年代，雅克·杜博歇等将冷冻技术引入到电子显微镜应用中。该技术的实质是将样品快速冷冻，然后在液氮温度下使用电子显微镜对样品进行成像。冷冻电镜样品制备技术有许多优点。

（1）冷冻电镜样品制备技术利用物理过程使样品快速降温，样品在冷冻过程中降温速度超过 $10^4℃/s$，样品中的水分子来不及形成长程有序的冰晶结构，水分子自由排布形成玻璃态冰，避免破坏样品的结构。冷冻电镜样品制备技术避免了化学固定剂、脱水剂等对样品理化性质的改变，使样品保持溶液状态下的自然生理状态，保存样品的原始结构。

（2）处于液氮温度下，能够降低样品中水分子的升华速度，使含水量高的样品在电镜系统高真空状态下能够稳定地存在。

（3）处于液氮温度下，能够提高样品的电子辐射耐受度。高能电子束入射样品后，会发生非弹性散射，该过程中除了少部分的能量被形成的二次电子带走，大部分的能量沉积在样品上。这些沉积能量会造成样品局部升温或者电离，破坏样品的物理或化学结构。冷冻技术能减少电子束对样品两个数量级的损伤程度。

2. 冷冻样品低温保持技术 冷冻样品制备完成后，需要低温装置将样品转移到电镜中，并在成像过程中始终处于-150℃以下的环境，保持样品能够对抗电镜的真空环境、避免晶态冰形成和抵抗辐射损伤。冷冻电镜相较于常温电镜需要配置一套低温保持和防污染装置。常用的转移和低温保持系统有冷冻样品杆及传输系统和 Autoloader 系统，其基本构造是样品杆的样品端安装可控制的隔离器，防止样品转移过程中被空气中的水分子污染，样品杆的另一端处于液氮中，使得样品始终稳定地处于低温环境下。冷冻电镜中还会配置一个冷冻仓，将样品包裹，防止样品在成像过程中被镜筒中的杂质污染。

3. 低剂量成像技术 冷冻生物样品制备过程不同于常规电镜样品，未经复杂的固定、脱水、渗透、包埋等处理过程，容易被高能电子束破坏，因此其成像过程不同于常温电镜，需要低剂量成像技术。该技术包含搜寻（search）、聚焦（focusing）和成像（exposure）三个模式。搜寻模式，在低倍数低剂量下找到想要成像的位置，剂量率一般控制在 $1e^-/(nm^2 \cdot s)$；聚焦模式，一般设置跟成像模式相同，使电子束照射在成像区域的旁边，进行聚焦操作，设置合适的欠焦和剂量率；成像模式，将成像区域移至束斑中心，无须调整束斑，直接获取样品图像，通常成像所需要的总剂量为 $5000e^-/nm^2$。低剂量成像的宗旨是，在非成像区域完成所有设置，减少成像区域不必要的辐射损伤。

三、三维重构技术

根据不同的样品制备方式和不同的数据收集方法，有三种三维重构的方法：单颗粒三维重构技术、电镜断层成像技术和电子晶体衍射技术。

1. 单颗粒三维重构技术 将全同性的生物大分子颗粒快速冷冻到薄层玻璃态冰中，并且使颗粒呈随机取向和均匀分布。然后用冷冻电镜获取这些颗粒的二维投影像，进一步对这些投影像进行平均和三维重构来获取样品的高分辨率结构。单颗粒三维重构技术、X 射线晶体学和磁共振技术是当前获取原子分辨率三维结构的主要方法。与 X 射线晶体学方法相比，单颗粒三维重构技术无须结晶，样品需要量少。

2. 电镜断层成像技术 由于某些样品不具有全同性，或者难以在体外通过生化方法进行纯化，不能使用单颗粒三维重构技术获取其三维结构信息。可以通过倾转样品台，获取同一区域多个角度的二维投影像，进一步对这些投影像进行图像处理以获取样品三维结构。该成像技术分辨率不如单颗粒三维重构技术，但是适用尺度宽泛，既可对生物大分子也可在细胞水平对样品进行成像。

3. 电子晶体衍射技术 该三维重构原理类似于 X 射线晶体学，区别在于使用电子束代替 X 射线。其优点是不需要获得足够大的晶体，其缺点是晶体尺度不能太大。

（常圣海）

第二节 冷冻电镜术快速发展的原因

冷冻电镜术包含的冷冻制样技术、冷冻电镜成像技术和三维重构技术在 20 世纪 80 年代已经建立，然而冷冻电镜三维重构的结果除了核糖体和病毒颗粒能获得高分辨率外，分辨率通常比较低，在 2nm 左右，远差于 X 射线晶体学和磁共振技术，被称为块状结构生物学。导致生物冷冻电镜成像分辨率低的原因：①生物样品由轻元素组成，不经染色处理，本身成像衬度差；②生物样品对辐射敏感，需要低剂量成像，导致冷冻电镜成像衬度更差，信噪比低。高效电子探测器，高端冷冻电镜等一些关键硬件的研发和相应图像处理技术的建立，使 2012 年之后冷冻电镜术能够轻松地获得样品的高分辨三维结构，进入快速发展期，目前已经成为结构生物学研究的主要手段。

一、直接电子探测器

直接电子探测器（direct electron detector，DED）能够显著提高冷冻电镜成像的信噪比，同时成像速度非常快，是冷冻电镜在 2012 年后获得了里程碑式发展的关键硬件。

1. DED 能够提高信噪比 DED 出现之前，使用高灵敏度的感光底片和电荷耦合探测器（charge coupled device detector，CCD detector）记录冷冻电镜图像。这两种介质均非直接记录电子信号，须将电子信号转换为其他信号，然后再将其他信号转换为数字图像进行存储。信号的多次转换会引入额外的噪声，降低量子探测效率（detective quantum efficiency，DQE），影响成像质量。DED 是利用互补金属氧化物半导体（complementary metal oxide semiconductor，CMOS）技术制成的新型图像探测器，能够直接记录电子信号，无须电子信号转换为其他信号，避免了额外噪声的引入；同时 DED 的厚度为 CCD 厚度的 1/10，显著减弱了扩散效应引入的噪声。DED 在一定程度上解决了低剂量成像条件下冷冻样品成像信噪比低的问题。

2. DED 成像速度快　DED 成像无须对电子信号进行转换，且能够利用滚动快门，具有滚动读出机制，其成像速度非常快，可以以 1000Hz 以上的帧率连续读出图像，如 K3 相机，其读出帧率为 1600Hz。

电子显微镜成像时，一方面样品台自身机械振动会使得成像模糊，另一方面高能电子束能影响样品的理化性质，如使样品局部升温改变机械应力，或者使样品带上电荷与电子束发生电场作用，或者气化样品等，引起样品发生膨胀、漂移、转动等多种复杂的样品移动（beam induced movement，MIT），导致成像模糊。可利用 DED 成像速度快的优势，使用"电影模式"（movie mode）进行冷冻电镜成像，得到由多帧图像组成的"电影"（movie）。然后通过算法对齐这些多帧图像，可显著提高成像信噪比，提高三维重构的分辨率。

二、性能更好的冷冻电镜

冷冻电镜硬件的发展促进了冷冻电镜术的发展，提高了冷冻电镜的需求，2012～2022 年，300kV 高端冷冻电镜 Titan Krios 在国内的配置就超过了 60 台。大量冷冻电镜的配置需求也促进了冷冻电镜硬件的快速更新迭代，使得冷冻电镜在稳定性、成像效率和成像性能方面不断提升。

1. 更稳定的电镜光路系统　提高冷冻电镜图像信噪比可采用信号平均的方法。其原理是将大量全同颗粒的照片进行对齐和分类，将颗粒取向一致的图像进行信号叠加，提高图像的信噪比。大量图像的获取，需要电镜长时间持续稳定地成像。新一代电镜对磁透镜系统、控制系统和样品台均进行了系列升级，能够保持光路和样品台的稳定性，保证数据采集的连续性。

2. 更好的电子发射枪　目前新一代的 Titan Krios G4 可以选配冷场电子发射枪（CFEG），该电子枪发射的电子束能量偏差≤0.3eV，相较于之前热场电子发射枪（XFEG）的 0.7eV，光源的相干性更好，可以提高冷冻电镜的成像信噪比。

3. 更快的图像采集速度　目前高端冷冻电镜使用存在着如下情况：机时紧张，一套样品需要收集大量的数据；测试总费用昂贵。新一代的电镜引入无像差束斑平移成像技术（aberration-free image shift，AFIS）和无条纹成像技术（fringe free imaging，FFI）可以显著提高冷冻电镜成像速度，从而缓解机时紧张程度，减少数据收集时长和降低测试总费用。AFIS 的原理是，不需要移动样品台，通过改变磁透镜线圈电流偏转电子束到目标区域，对目标区域进行成像。束斑平移可以节约样品台移动和样品台稳定的时间，提高数据的收集速度。FFI 的原理是，调整样品台的位置，将样品置于 C2 光阑的像平面，经过这样配置后，C2 光阑和样品都位于正焦位置，从而获得的照片上不会或者少量地出现菲涅耳环，这样允许我们使用更小的束斑进行成像，在相同面积内可以获得更多的照片，提高成像速度。

三、软件的优化

冷冻电镜相关的软件包括数据收集软件（如 SerialEM、EPU）、数据监控软件（如 FOCUS）和数据处理软件（如 Relion、cryoSPARC 等）。这些软件不断地优化，实现新的功能，促进了冷冻电镜术的发展。例如，Relion 建立了图形界面和一般处理流程，降低了冷冻电镜进入的门槛；cryoSPARC 引入了 SGD 图像处理技术，提高了数据处理速度；Relion 引入了颗粒抛光算法，可以对单颗粒进行更准确地对齐，提高三维重构分辨率；TopaZ 引入了机器学习，提高了颗粒挑选的准确度。

（常圣海）

第三节 单颗粒冷冻电镜三维重构技术

眼见为实,是我们理解一切事物的关键所在。2017 年雅克·杜博歇,约阿希姆·弗兰克和理查德·亨德森获得诺贝尔化学奖,他们为研发冷冻电子显微技术作出的贡献,使冷冻电镜术成为研究生物大分子结构与功能的重要手段。目前单颗粒冷冻电镜三维重构技术发展最为迅速,使用该技术已经获得了 1.22 埃(Å)分辨率的三维重构结果,真正地使冷冻电镜进入原子分辨率纪元,帮助我们从更细微处理解生物学的本质。单颗粒冷冻电镜三维重构技术的基本流程包括:冷冻电镜样品制备、冷冻电镜数据收集、单颗粒三维重构和模型搭建。

一、冷冻电镜样品制备

单颗粒冷冻电镜三维重构技术是使用冷冻电镜获取大量样品颗粒的二维投影像,进一步对这些投影像进行平均和三维重构获取样品的高分辨率结构,因此要求全同性的大量样品颗粒取向随机地、均匀地分布在薄层玻璃态冰中。全同性要求样品颗粒构象一致,这样才能将样品图像进行信号叠加平均,提高样品图像的信噪比;颗粒随机取向能保证获得样品各个取向的二维投影,从而对样品进行三维重构;均匀分布能够提高数据的收集效率;薄层玻璃态冰可以提高样品的信噪比。制备高质量的冷冻样品是单颗粒冷冻电镜三维重构技术的限制性步骤。

1. 单颗粒样品的准备 单颗粒样品的质量是三维重构结果的基础,单颗粒样品需要具有分子量适中、全同性,且有一定的稳定性。污染的蛋白质或降解产物可能会干扰样品的稳定性和随后的单颗粒三维重构过程,浪费宝贵的冷冻电镜机时和计算资源。

(1)样品的分子量适中:样品的分子量一般需要大于 100kDa。样品分子量过小会减小颗粒的衬度,导致颗粒难以挑选和颗粒难以准确对中,从而影响三维重构的结果。随着软硬件的升级,如能量过滤器、冷场发射灯丝、高 DQE 的 DED 和相位板的引入,能够将单颗粒冷冻电镜的研究尺度扩展到 50kDa,但是需要更丰富的经验和多次尝试。样品分子量过大也会影响单颗粒冷冻电镜三维重构的结果。样品分子量大,需要的支撑玻璃态冰更厚,会造成电子束在冰层中多次散射,增加噪声信号,影响成像结果。

(2)样品应具有全同性:全同性是单颗粒冷冻电镜三维重构的基础,要求所有颗粒具有相同的组分,尽量具有相同的构象。可通过生物化学手段获得和判断样品的全同性,如用亲和层析、凝胶排阻层析和梯度密度离心等方法纯化样品;用 SDS 聚丙烯酰胺的方法判断组分是否完整或者有无杂质污染。对于有构象变化的复合体,可以尝试加入底物或者配体使样品尽量处于同一种构象状态。

2. 样品的负染检查 负染色技术是将样品颗粒嵌入一层重金属盐中,重金属盐能够清晰地反衬出样品颗粒的形状。负染样品制备和成像耗时短,对电镜无特殊要求,成像简单,能够快速地检查样品颗粒的形状、大小、分散性和稳定性,可以快速评估样品所处缓冲液如 pH、盐浓度、去垢剂等是否合适,进一步地帮助优化获取全同性高、分散度和稳定性好的样品。负染的步骤如下:

(1)用样品纯化所用的缓冲液将样品稀释到 0.02~0.05mg/ml。

(2)载网的亲水化处理,将铺有普通碳支持膜的载网置于离子溅射仪中,用离子轰击 15~30s,增加载网亲水性,提高其样品吸附能力。

(3)高速离心染液(2%乙酸铀)5min,去除沉淀。

(4)取 3μl 样品滴加到载网碳膜面,孵育结合 1min。

(5)用滤纸除去多余样品。

(6)滴加一滴染液到载网上,染色 10s,然后用滤纸除去多余染液。

(7)重复步骤(6)。

（8）滴加一滴染液到载网上，染色 1min，然后用滤纸除去多余染液。

（9）晾干载网。

（10）常规电镜进行观察。

样品应为具有均匀大小的离散颗粒，如图 15-3-1 所示。如果颗粒的大小和形状不一致，在开始冷冻样品制备之前，进一步地优化样品。即使在高分辨率冷冻电镜的时代，负染检查仍是一种快速和廉价评估样品质量的方法。

3. 冷冻样品制备载网的选择　阵列排布网孔微栅载网是常用的冷冻样品制备载网。根据金属载网支撑骨架材料可分为金网、铜网等；根据金属载网的目数可分为 200 目、300 目等；微栅膜置于金属载网之上，根据其材料可分为金膜、碳

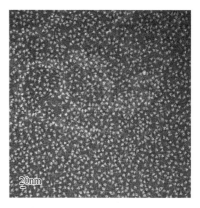

图 15-3-1　蛋白质负染结果

膜等；根据微栅膜网孔直径和间隔可分为 1.2/1.3μm、0.6/1.0μm 等；根据网孔上是否铺有支持膜和支持膜的材料可分为无支持膜、超薄碳膜和氧化石墨烯等。通常使用的阵列排布网孔微栅载网为 300 目 1.2/1.3μm 碳膜金网。

不同的样品可能需要不同类型的载网。目数少或者微栅网孔直径大的载网，制备的玻璃态冰比较薄，适合分子量小的蛋白质；目数多或者微栅网孔直径小的载网，制备的玻璃态冰较厚，适合分子量大或者不进孔的蛋白质；铺有超薄碳膜或石墨烯的载网，适合样品浓度低、分子量大的样品；金膜金网可能具有更好的导电性，载网更加稳定，能够减少成像过程中束斑引起的样品移动，从而提高成像质量；碳膜铜网相对金网价格便宜很多，而且硬度高，操作方便。

4. 载网的预处理　未处理的载网，支持膜表面具有疏水性，导致水溶性样品在疏水的支持膜表面分布不均匀，使得制备的样品某些区域厚，某些区域无样品分布。载网在使用前，需用等离子清洗仪进行预处理。等离子仪产生的离子和自由基能够轰击去除支持膜的残留有机物或者与支持膜发生理化反应，降低支持膜的疏水性。使用 Ted Pella easyGlow 预处理载网的步骤如下：

（1）检查载网是否平整和完整。

（2）载网支持膜面朝上，平铺在干净载玻片上，置于等离子清洗仪腔室中。

（3）对于微栅膜上未铺支持膜的载网，设置工作电流为 25mA，工作时间为 60s，处理载网；如果铺有超薄碳膜或石墨烯等支持膜的，将工作电流设置为 15mA，工作时间设置为 25s，处理载网。

（4）处理结束后，释放真空，取出载网备用（最好在 1h 之内使用）。

5. 冷冻剂（一般为液态乙烷）制备　样品降温速度需要超过 10^5℃/s，避免样品中水分子形成晶态并破坏样品的结构。因此需要选择低熔点、高沸点、高热容量和高热传导率的液体作为降温媒介。冷冻剂的熔点应低于 –140℃，保证冷冻剂在工作温度下呈现为液态而非固态；高沸点容易使冷冻剂在常温下长期保持液态；高热容量和热传导率能够使得冷冻剂具备快速降温样品的能力。液氦是比较理想的冷冻剂，其熔点极低，但其价格比较昂贵；液氮价格低廉，安全性高，但其沸点低，容易气化，气化的氮气在样品周围形成一层隔热层，可降低热传导速率；液态丙烷冷冻制样效果理想，但其低温下不易挥发，以固态形式包裹在样品周围，影响后续电镜观察；目前实验室中常用乙烷作为冷冻剂。在实验室中，乙烷以液化气的形态储存在钢瓶中，使用液氮液化气态乙烷制备冷冻剂。冷冻剂制备要遵循操作指南，小心操作，避免被冷冻剂冻伤。选用的冷冻剂纯度要高，避免污染样品。目前多使用赛默飞公司的制备装备进行冷冻剂的制备，其操作流程如下：

（1）装备组装，然后向容器和乙烷铜杯中加入液氮，降温整个设备。

（2）当液氮停止沸腾后，向乙烷铜杯中缓缓注入乙烷气体进行液化。

（3）当液态乙烷装满铜杯后，停止乙烷气体的注入。

（4）盖住整个装置，防止冰晶污染，等待液态乙烷进入固液混合态。

（5）移除导热架，防止液态乙烷彻底固化，影响样品制备过程。

6. 冷冻样品制备 冷冻样品制备的最终目标是使样品颗粒呈单层均匀地镶嵌在薄层玻璃态的冰中。玻璃态冰层厚度要适中，玻璃态的冰层不能太薄，要完全包裹样品颗粒，防止样品颗粒结构或完整性被气液界面破坏；玻璃态的冰层如果太厚，会降低成像的信噪比，影响重构质量。同时，样品在制备、储存和转移的过程中要全程保持低温和快速，避免玻璃态的冰层晶化或者被环境中的水蒸气污染。为了简化样品制备操作和提高样品制备的重复性，目前多使用商品化的半自动快速冷冻装置，使用流程如下：

（1）检查加湿器中水的高度，并补充去离子水到合适的液面。

（2）设置仪器的工作温度和湿度，一般温度为4℃，湿度为100%。

（3）放置新的滤纸，预冷预湿20min。

（4）使用样品制备镊子夹取已经亲水化的载网，并将镊子安装到冷冻机器人的特定位置。

（5）将准备好的冷冻剂装置置于冷冻机器人的特定位置。

（6）设置合适的冻样参数、滤纸吸附时间和吸附力度，从而控制样品玻璃态冰的厚度。

（7）吸取2～5μl样品，滴加到载网上。

（8）踩击脚踏板，开启自动快速冻样过程。

（9）将镊子从装置中取下，将冻好的样品转移到载网冻存盒中。

（10）重复步骤（4）～（9），完成所有样品的制备。

7. 冷冻电镜样品检查及制样条件优化 在制作薄层玻璃态冰的过程中，样品暴露在与液态或细胞内部非常不同的表面和环境条件下，制备的样品会碰到不少问题，如浓度不合适、冰层厚度不合适或者样品不够稳定等问题，这些条件对分子和复合物的影响机制目前尚不清楚，所以不断地重复样品制备、冷冻样品检查和制备条件优化，直到制备出好的样品。

（1）样品纯度不够：样品的颗粒形态不均一，需要重新优化样品表达或纯化条件。

（2）样品分布不均：载网的亲水化处理不充分，亲水性不足，会造成样品液滴在载网上分布不均匀，载网的某些地方冰层厚，电子束甚至无法透射，载网的其他地方无样品分布；玻璃态冰太薄也会导致颗粒只出现在微栅孔边缘冰厚的地方，微栅孔中间无颗粒分布。根据相应的结果，调整样品制备流程，如改善亲水化处理条件，或者减少滤纸吸附时间增加冰层厚度，改善样品制备结果。

（3）样品浓度不合适：在制备样品过程中，用滤纸将多余的样品移除以控制样品的厚度，滤纸可能将大部分颗粒吸走，造成样品浓度不够；或者在制备样品过程中，薄冰导致样品发生复杂的聚集或重新分布，导致单独的颗粒减少。可提高样品浓度或者改变滤纸吸附参数，改善该问题。

（4）样品具有取向优势：样品在玻璃态冰中，偏好一个取向，不能获取样品其他方向的二维投影，影响三维重构。可以尝试在微栅膜上铺支持膜，在样品中添加表面活性剂或者改变亲水化处理条件解决优势取向的问题。

（5）样品稳定性差：冷冻制样过程可能会冻碎某些复合体样品。冻碎的机制比较复杂，蛋白质在接触表面时，表面通常会变性，包括气液界面甚至是用于吸去多余液体的纤维素纸界面，其中气液界面可能影响比较大，因为样品颗粒几乎分布在一层单分子层厚度的溶液中，意味着颗粒在冻结前某些部分处于气液界面，导致生物大分子复合物的变性或者解离。通常可以尝试交联来改善这一问题。

二、冷冻电镜数据收集

获得大量全同颗粒的二维投影，才能使用单颗粒技术进行三维重构。因此获取好的样品后，使用自动数据收集软件对样品进行电镜图像收集。常用的软件有SerialEM、Leginon和EPU等。

1. 收集数据之前的准备工作

（1）根据目标分辨率，确定放大倍数和每个像素所对应的样品实际尺寸（apix）。

根据奈奎斯特（Nyquist）定理，重构的极限分辨率是apix的两倍，如果目标分辨率是2Å，对应的 apix 要小于 1Å。并非 apix 越小越好，因为 apix 越小，相机获取的视野也越小，每张图片所包含的颗粒数越少。

（2）根据 DED 类型，确定电子计量率（dose rate）。不同 DED 的最佳 dose rate 不同，K2 和 Falcon4 相机的最佳 dose rate 为 4～8e⁻/pixel*s，K3 的最佳 dose rate 为 25～30e⁻/pixel*s，dose rate 太大的话，单电子计数模式可能会漏记某些电子导致图像成像失真。

（3）根据样品分子量大小确定总剂量。通常成像的总剂量为 $50e^-/Å^2$，大分子量样品成像衬度较好，可降低总剂量，提高收集速度；小分子量样品可提高总剂量，增加图像衬度。

（4）调试电镜。进行电镜对中、消除像散和居中能量过滤器，使电镜处于最佳成像状态。

2. 数据收集　单颗粒数据收集流程遵循低剂量冷冻电镜成像方法，是寻找靶点、聚焦和拍摄的循环重复过程，目前多采用 SerialEM 和 EPU 等软件进行自动数据收集。EPU 由赛默飞公司开发，所以其与电镜整合度高，易于操作，在此我们以 EPU 作为例子来介绍自动数据收集流程。

（1）装载样品：使用冷冻样品转移杆或者 Autoloader 系统将样品送入冷冻电镜。相较于传统冷冻样品传输杆一次只能装载一张载网，Autoloader 系统一次可以装载 12 张载网，提高了样品装载的效率。如果采用 Autoloader 系统，需要提前使用 Autoring 夹住载网，便于 Autoloader 系统识别和操作。

（2）拍摄载网全图：可以更快速准确地帮助我们找到适合收集数据的区域。在 EPU 软件中，选择"Atlas"菜单，新建任务，使用预设设定，点击"Start"按钮拍摄载网全貌。

（3）数据收集：在 EPU 软件中选择"EPU"菜单，新建任务后，选择文件存储路径；Square Selection 操作栏中会载入之前已经拍好的 Atlas，根据冷冻样品筛选的判断标准，在此操作栏中选择合适的 square（目）；进入 Hole Selection 操作栏中，拍摄当前 square 的图像，量取 hole（孔）的直径和间隔后，点击"Prepare all Squares"拍摄所有所选 square 的地图照片并自动选取 square 上 hole 的坐标；获取所有目的地图后，手动移除不好的 hole，如有冰污染或者无玻璃态冰分布的 hole；在 Template Definition 操作栏中，点击"Aquire"按钮，获得一张已调整 Z 高度后的"Hole/EucentricHeight"倍数照片，然后点击"Find And Center Hole"按钮，检查软件能否准确找到 hole 的位置，然后根据找到孔的位置添加收据收集区域和定焦区域（一般在碳膜上）；设定 defocus 范围，一般在–0.8～–2.0μm 之间；进入"Automated Acquisition"操作栏中，点击"Start Run"按钮，开始数据收集。

三、单颗粒三维重构

冷冻电镜单颗粒三维重构就是将样品颗粒在不同方向上的二维投影通过特定的算法进行处理获得样品的三维结构。目前常用的软件套装有 Relion、cryoSPARC 和 cisTEM 等，我们将以 Relion 为例，来介绍三维重构的流程。

1. 漂移矫正　使用 RelionCor 或者 MotionCorr 等软件对获得的以电影形式记录的多帧图像进行对齐，提高图像的信噪比。

2. 衬度传递函数参数（CTF）的确定　冷冻电镜获得的图像是样品真实的结构经衬度传递函数变换后的结果。我们通过使用 CTF 测定软件获取获得图像 CTF 后，对图像进行 CTF 矫正，尽可能地得到样品的真实像。

3. 颗粒挑选　是指基于模板或者基于相关性，将样品颗粒手动或者通过软件自动地从电镜图片中挑选出来。通常的处理流程是，基于相关性先从图片中通过 Relion 选出一些颗粒，然后对这些颗粒进行二维平均，从结果中手动选出一些二维平均图像作为模板，再进行新的一轮基于模板的颗粒自动挑选。

4. 单颗粒图像的二维分类　对挑选得到的颗粒图像进行取向对比和平移对齐，把相同图像的颗粒归为一类。对二维分类的结果进行判断，背景清晰、颗粒细节信息明确的类别保留，背景模糊、无明显样品形貌的类别通常为垃圾颗粒，可丢弃。

5. 建立初始模型 从二维分类结果中，尽量选择可能多不同的类，用选出的颗粒建立初始三维模型，也可以从数据库中选择样品同源模型或者类似结构作为初始三维模型。准确的初始三维模型对于获取正确的三维结构十分重要。

6. 单颗粒图像的三维分类 从二维分类结果中挑出非垃圾颗粒，以得到的初始模型作为模板进行三维分类。颗粒二维投影与初始模板比对后，确定其中心和取向，把具有同一三维结构的颗粒归为一类。

7. 精细三维重构 将同一类三维分类的颗粒挑选出来后，对这些颗粒与每一循环产生的三维重构结果进行比对，确定这些颗粒的取向和中心后进一步行三维重构，获得新的三维模型，如此循环多次，最终获得高分辨率的三维结构。流程如图 15-3-2 所示。

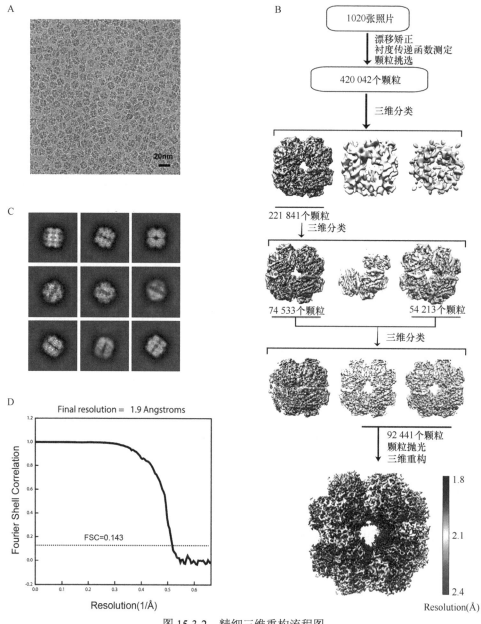

图 15-3-2 精细三维重构流程图

A. 漂移矫正之后的样品冷冻照片；B. 数据处理流程示意图；C. 二维分类结果；D. 空间频率傅里叶变换壳层相关度示意图

四、模 型 搭 建

电镜技术的日益发展，目前可以比较轻松地获取高于 3.5Å 分辨率的单颗粒三维结构，可以直接通过所获得的三维密度进行模型搭建工作，如图 15-3-3 所示。随着人工智能的快速发展，AlphaFold2 已经预测了所有的蛋白质结构模型，进一步加快了模型搭建的流程。

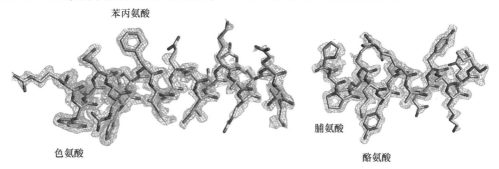

图 15-3-3　重构获得的高分辨蛋白质样品三维密度图，可根据密度图进行模型搭建

（常圣海）

参 考 文 献

丁明孝，梁凤霞，洪健，等. 2021. 生命科学中的电子显微镜技术. 北京: 高等教育出版社.

张景强. 2011. 病毒的电子显微学研究. 北京: 科学出版社.

PASSMORE L A, RUSSO C J. 2016. Specimen preparation for high-resolution cryo-EM.Methods in Enzymology, 579: 51-86.

PUNJANI A, RUBINSTEIN J L, FLEET D J, et al. 2017. cryoSPARC: algorithms for rapid unsupervised cryo-EM structure determination. Nature Methods, 14(3): 290-296.

SCHERES S H W. 2015. Semi-automated selection of cryo-EM particles in RELION-1. 3. Journal of Structural Biology, 189: 114-122.

第十六章　蛋白质层析系统的原理及应用

第一节　蛋白质层析简介

蛋白质是生物体最重要的组成成分之一，参与生命活动的各个过程。其结构和功能的研究，可以极大地促进我们对各种生命过程分子机制的理解，也可以助益于抗体开发、药物设计等领域的发展。例如，生物的冷热感知和触觉感知分别依赖于不同类型的离子通道蛋白，对其结构的解析和功能研究，加深了我们对生物感知外界环境的分子机制的认知，该项研究也获得了 2021 年的诺贝尔生理学或医学奖；再如，基于结构的药物发现成就了如卡托普利（captopril）、多佐胺（dorzolamide）等酶靶向药物获批上市。

蛋白质结构和功能的研究，通常都是在蛋白质分离纯化后进行的，目前蛋白质的分离纯化不仅是基础研究的一个方面，也是产业的一个重要部分。在纯化一个蛋白质之前，通常需要以结果或目的为导向，指导蛋白质的纯化策略，需要综合考量纯化所得蛋白质的用途是什么？需要的量是多少？纯度要求如何？是否必须要求其处于正确的折叠状态等。蛋白质纯化的步骤、选择的方式众多，而蛋白质层析法往往是纯化过程中应用面最广的方法。

蛋白质层析利用被分离的物质在互不相溶的两相中分配系数的微小差异进行分离。当两相作相对移动时，被测物质在两相之间进行反复多次分配，使原来微小的差异累加产生了很大的效果，形成迁移的速度差，从而各组分在柱内移动的同时逐渐分离，以达到分离、分析及测定一些物理化学常数的目的。蛋白质层析的分类方法很多，我们可以根据目的蛋白是否和填料有相互作用（吸附）将其分为两大类，第一类是目的蛋白和填料没有吸附，其代表为凝胶过滤（gel filtration），也被称作分子排阻层析（molecular exclusion chromatography），而脱盐（desalting）层析则是凝胶过滤的一种特例；第二类是目的蛋白和填料有吸附，这一大类包含了剩下的所有层析方法，包括亲和层析（affinity chromatography）、离子交换层析（ion exchange chromatography）、疏水层析（hydrophobic chromatography）和反相层析（reverse phase chromatography）等。这些层析的原理在众多的教材、专著中均有详细的介绍，在此就不再赘述。

（马　骋）

第二节　蛋白质层析系统的组成

日常实验中，较为常见且容易操作的，是通过亲和层析法纯化融合了纯化标签的重组蛋白（如组氨酸标签），这种层析无须借助层析设备，在实验室的实验台上即可完成：将过表达了目的蛋白的料液（细胞裂解液等）和层析填料（如 Ni-NTA 填料）混合孵育后，倒入空层析柱，填料会被滤膜截留，而料液则流出被收集，随后加入含有不同浓度竞争性洗脱剂（如咪唑）的缓冲液，冲洗去除非特异性结合或者结合力较弱的杂蛋白，最后加入含有高浓度竞争性洗脱剂的缓冲液，洗脱并收集目的蛋白。

可以看出，这种形式的层析实验周期短、操作方便，然而不足之处也显而易见：一是在这种形式的层析中，动力主要由液体的重力提供，随着液柱高度的变化，流速并不恒定；二是整个装置和大气联通，所以压力通常为大气压力，增压或降压运行都不容易实现；三是收集的组分中，蛋白质的相对含量无法即时获得，也无法实时监测。

因此，蛋白质层析系统/仪器的优势就相应地体现出来：通过系统泵精确地控制流速和压力，可以提供恒定的流速，也可以维持大于或小于大气压的系统压力，提高层析的效率和可重现性；层析柱后连接的在线监测器可以实时监测电导、紫外吸收等参数，也可以扩充检测器的类型，实现溶液 pH（在线 pH 计或 pH 阀）、多糖（示差检测器）、荧光（荧光检测器）、颗粒大小（多角度动态光散射检测器）等的检测。

蛋白质层析系统的组件主要由三类组成：泵，用来提供动力；阀，用来引导流路；检测器，用来实现相应的参数监测。蛋白质层析系统的组件通常由以下部分构成（图 16-2-1），从流路的上游至下游罗列，非基本组件用鱼尾弧标识。

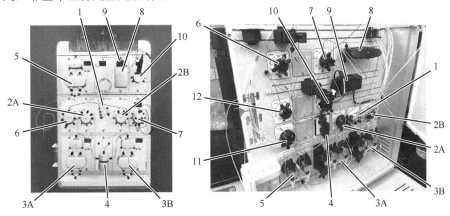

图 16-2-1　两种常用类型的蛋白质层析仪组件示意图

1. 缓冲液配制阀（Q 阀）；2A. 缓冲液入口阀 A；2B. 缓冲液入口阀 B；3A. 系统泵 A；3B. 系统泵 B；4. 混合池；5. 样品泵；6. 上样阀；7. 柱位阀；8. 紫外检测器；9. 电导检测器；10. 限流器+pH 计/阀；11. 出口阀；12. 样品入口阀

1. 缓冲液配制阀（Q 阀，quaternary vavle）　四条管路入口，通过混合四种不同的母液，在线实时配制不同的层析缓冲液。通过 Q 阀混合好的层析缓冲液通常通过缓冲液入口阀引导至系统泵。

2. 缓冲液入口阀（inlet valve）　通常每个泵前一个，阀 A 引导多条缓冲液管路（通常 7～8 个入口）进入系统泵 A，因为阀 A 引导的管路都是进入泵 A 的，所以 A1～A7 管路中的缓冲液不能相互混合；阀 B 也引导多根管路进入系统泵 B，同理 B1～B7 管路中的缓冲液也不能相互混合；因为阀 A 和阀 B 引导的管路相互独立，所以 A 系列管路中的缓冲液可以和 B 系列管路中的缓冲液按不同的比例相互混合，混合步骤发生在混合池中。

3. 系统泵（system pump）A 和 B　通常标配为两个系统泵，以便实现两种缓冲液不同比例的混合。系统泵为蠕动泵，每个系统泵由两个泵头组成，又分为泵前腔（缓冲液流经的腔体）和泵后腔（清洗、润滑液-通常为 20%乙醇-流经的腔体）两个部分。

4. 压力检测器（pressure monitor）　每个泵（系统泵和样品泵）都会配备，用来检测系统压力。

5. 混合池（mixer）　有不同的规格，内含磁转子，通过磁转子的高速旋转将来自 A、B 泵的缓冲液混合。

6. 样品泵（sample pump）　组成和系统泵完全一致，但是其下游的出口管路连接于上样阀，通过上样阀的操控引导样品泵中的大体积样本进入层析柱。

7. 上样阀（injection valve）　蛋白质层析系统的核心组件之一，通过切换不同的流路，将样品引导至下游的层析柱。较为常用的流路模式有 3 种：① "Manual Load" 模式，我们称作 "加载" 模式，此模式下有两个相互独立的流路，其一是系统泵的缓冲液可以直接流经层析柱，从系统最末端的废液口流出，其二是注射器中的液体（乙醇、水、缓冲液或者样本）可以直接进入样品环，超过样品环体积的液体从系统前部和上样阀连接的废液口流出，因为这两个流路完全相互独立，所以在此模式下，可以更换、清洗样品环而不会污染或者影响到下游的层析柱。②"Sample Inject"模式，又称作"上样模式"，此模式下通过上样阀流路的切换，样品环被接入至系统，此时系统泵的缓冲液先流经样品环，推动样品环里的液体进入其下游的层析柱，如果此时样品环中是准备好的样本，则此模式意味着层析实验正式开始。③"Pump-Waste"模式，可称之为"泵洗模式"，此模式下系统泵中的缓冲液不会流经层析系统的后段，缓冲液从系统前部和上样阀连接的废液口直接流出，主要目的是清洗系统泵、去除管路中的小气泡或者置换系统泵中残留的缓冲液。

8. 柱位阀（column valve）　分为单柱位阀和多柱位阀（通常为 5 个柱位，即可同时并联 5 根层析柱）。其作用主要是引导流路不经过（"By-pass"模式）、从上至下经过（"Down-flow"模式）或者从下至上经过（"Up-flow or Reverse-flow"模式）指定位置的层析柱；多柱位阀通常还整合了压力检测器，可以提供层析柱的柱压差（ΔPressure）信息。

9. 紫外检测器（UV monitor）　分为单波长紫外检测器（同时检测一个波长的紫外吸收值）和多波长紫外检测器（同时检测 3～4 个波长的紫外吸收值），有不同规格的流通池可以替换，从而改变检测器的灵敏度与检测上限。

10. 电导检测器（conductivity monitor）　实时检测缓冲液的电导率，指示其盐离子的浓度。通常内部整合温度感应器，校准不同实验温度下的电导率。

11. 限流器（flow restrictor）　通常提供一个 0.2MPa 的反向压力（和液流方向相反），起到一个稳定基线的作用。

12. pH 计/阀（pH monitor/valve）　单独存在（pH 计）或者和限流器串联整合为 pH 阀，从而实现"限流器+pH 计在线""仅限流器在线""仅 pH 计在线"和"限流器+pH 计均不在线（By-pass both）"的选择。

13. 出口阀（outlet valve）　引导流路至废液口（"Waste"）、组分收集器（"Fraction"）或者大体积料液出口（"Out 1～7"等）。

14. 组分收集器（fraction collector）　可以实现不同方式的组分收集。

（马　骋）

第三节　蛋白质层析的实验流程及注意事项

蛋白质层析实验有三大注意事项贯穿始终，也影响着实验中的每个操作细节。①为了避免管路、填料堵塞，需要去除系统（包括缓冲液、样本等）中的颗粒物；②为了避免检测值波动、填料干燥或填料塔板被气泡击穿，需要尽可能地去除系统中的空气；③为了避免超压对仪器以及对填料的损伤，必须设定合适的压力上限。

通过蛋白质层析系统完成一个完整的层析实验，其操作流程具体可分为以下几个阶段（图 16-3-1），即准备、系统清洗、层析柱安装、上样及程序运行阶段、实验结束。

1. 准备阶段　主要涉及试剂、样本的准备工作。实验中通常需要使用 20%乙醇、超纯水（18.2MΩ）和各类层析缓冲液，准备阶段需要对实验过程中涉及的所有溶液进行 0.22μm 滤膜过滤（也可使用 0.45μm 滤膜）和超声脱气（水浴超声脱气 20min）的操作。对于无法过滤的样本，可以通过离心法去除沉淀（推荐使用 100 000g、20min；也可使用 20 000g、30min 的离心条件）。同时需要注意更换泵后回路的 20%乙醇，保证系统泵的清洁和润滑。

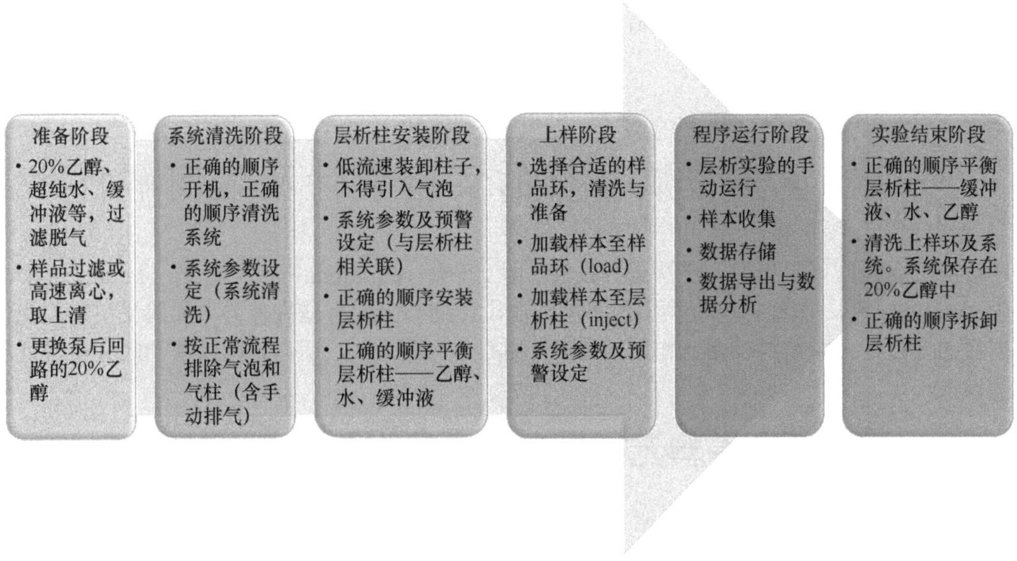

图 16-3-1　蛋白质层析系统基本操作流程

2. 系统清洗阶段　主要指导原则是去除且不要引入颗粒物、气泡。通常使用高流速（10～20ml/min）冲洗系统及管路 2min 以上，以去除系统中小气泡，同时也将系统泵腔体内残留的溶液置换成正在使用的溶液。如果遇到管路或者系统泵中有大量气体的情况，可以使用注射器从系统泵的排气口手动抽气，以吸入缓冲液排出气体（具体操作可参考笔者的虚拟仿真教学，见参考资料）。

多数情况下，仪器和层析填料都长期保存于 20%乙醇（或其他有机溶剂）中，而正式实验时，缓冲液通常是无机盐溶液。操作规范建议有机溶剂和无机盐溶液不能直接混合，因为无机盐有可能在有机溶剂中析出；所以实际操作中，需要这两类溶液置换之间添加一遍超纯水的清洗或平衡的步骤。

3. 层析柱安装阶段　需要注意流速、压力上限等参数设定和选用的填料一一对应，这里的"压力上限"一方面是指仪器所能达到的最大压力；另一方面，也是更重要的，是指层析填料所能耐受的最大压力。

需要注意层析柱的安装顺序和注意细节，即通常情况下自上而下安装；需要保证系统处于低流速（0.3～1ml/min）状态，从而保证了在连接接头时，管路都是置于液体中的，不会引入气泡；不建议层析柱的两端同时敞开，暴露于空气中。

4. 上样及程序运行阶段　注意在"Manual Load"模式下，更换合适规格的样品环（由样本体积决定）并清洗样品环（先水再缓冲液，多倍样品环体积，注射器推入）；亦在此模式下通过注射器推入样品至样品环，等待下一步的操作。

层析柱平衡完毕后（先水再缓冲液，至少一个柱体积，基线平稳），点击"上样阀"将模式切换为"Sample Inject"，此时样品环被接入系统，缓冲液先流经上推动样品环里的样本进入层析柱。样本完全进入层析柱后（即等待 1～2 倍样品环体积），需要将上样阀切换回"Manual Load"模式以避免实验中的误操作。实验完成后，注意保存层析数据。

5. 实验结束阶段　流程"层析柱安装"和"系统清洗"顺序调换，需要先将层析柱平衡至乙醇中（先水再 20%乙醇）再将其拆卸，拆卸过程和安装正好相反（即先下后上）。随后进行样品环清洗和系统清洗（先水再 20%乙醇）。主要指导原则和注意事项和之前一致。

6. 其他需要说明的内容　上述流程主要介绍的是通过"样品环"上样，适用于小体积的样本（5μl～10ml）。对于体积大于 10ml 的样品，可以直接使用样品泵上样，其操作方式和系统泵一致；在没有样品泵的配制中，可以将样品当作"缓冲液"，通过系统泵上样，但需要格外注意不要引入空气。对于体积介于 10～50ml 的样品，也可以使用被称作"Super-loop"的超大体积样品环。

（马　骋）

第四节　蛋白质层析的实验设计及案例解析

所有层析实验均可以遵循三步法进行设计，即"平衡（equilibration）—上样（sample injection）—洗脱（elution）"，而根据层析类型的不同，在设计细节上又有些许差异。如前文所述，我们可以根据目的蛋白是否和填料有相互作用（吸附）将其分为两大类，所以，可以基于此分类进行层析实验的设计。

一、蛋白质和填料无相互作用（吸附）的层析实验设计

目的蛋白和填料无相互作用（吸附）的层析实验主要包括凝胶过滤和脱盐层析，其中脱盐层析是凝胶过滤的特例。

这种层析类型通常具有如下特征：

（1）一种缓冲液：凝胶过滤和脱盐层析一般仅需一种类型的层析缓冲液。

（2）一个柱体积：因为蛋白质和填料无吸附，所以样本会在一个柱体积内被洗脱。

（3）有最大上样体积要求：凝胶过滤中上样体积会影响最终的分辨率，对于蛋白质分子量较大的样本，通常情况下上样体积越小，分辨率越高；最大上样体积一般不大于柱体积的 1/20。脱盐层析是凝胶过滤的一种特例，其分离的两个组分分子量差异巨大（蛋白质：kDa 级别；盐和小分子：Da 级别），不需要过高的分辨率，通常上样体积不大于柱体积的 1/3。

所以，进行凝胶过滤或者脱盐实验时，我们只需使用一个系统泵（通常为系统泵 A）；横坐标轴的单位通常选用时间（min）或者体积（ml），便于监测和计算；实验中通常选用样品环进行上样。

（一）案例一：BSA 蛋白的脱盐层析（图 16-4-1）

1. 样品　2mg/ml BSA；1mol/L（58.44mg/ml）NaCl；pH 7.0。

2. 层析柱　HiTrap Desalting，5ml。

3. 层析柱信息　柱体积 5ml；最大耐压 0.5MPa；最大流速 15ml/min；最大上样体积 1.5ml。

4. 实际上样体积　0.5ml。

5. 运行流速　1ml/min。

6. 运行压力设定　0.5MPa。

7. 层析缓冲液　水（去离子水，18.2MΩ）。

8. 检测　280nm 紫外吸收（UV 280，5mm 流通池）；电导率（conductivity）。

9. 三步法层析

（1）平衡阶段：此案例中，洗脱液是去离子水，所以平衡阶段也使用去离子水，平衡至少一个柱体积（即 5ml）。

（2）上样阶段：通过样品环进行上样操作。此阶段包含"Manual Load"模式下通过注射器加载 0.5ml 样品至 0.5ml 规格的样品环；点击切换至"Sample Inject"模式，等待 0.5ml；再切换至"Manual Load"模式这三个步骤。

（3）洗脱阶段：脱盐层析作为凝胶过滤的特例，与凝胶过滤一样，只需一种缓冲液（此案例中为去离子水）洗脱 1 个柱体积以上（这里是 8ml）。

最后可以添加一个额外的"平衡阶段"，以便为下一次层析实验做准备。

平衡　　上样　　　　　　洗脱　　　　　　　平衡

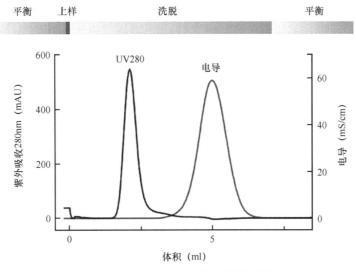

图 16-4-1　案例一（BSA 蛋白的脱盐层析）

10. 结果分析　图 16-4-1 中 UV280 曲线是样品在紫外 280nm 波长下的吸收值，指示了样品中蛋白质（即 BSA 蛋白）的出峰位置，峰尖约在 2.1ml 处；紫色曲线是样本的电导值，指示了样本中离子强度（即 NaCl）的出峰位置。可以看出，在 3.1ml 左右，电导值刚开始升高时，BSA 蛋白已经完全被洗脱了（紫外吸收值已回到基线位置）。BSA 蛋白洗脱于 1.7～2.8ml 的组分，NaCl 洗脱于 3.1～6.7ml 的组分，即样品中的 BSA 蛋白和 NaCl 组分完全分离，脱盐层析实验是成功的。

（二）案例二：一个蛋白质复合物的凝胶过滤层析（图 16-4-2）

1. 样品　3mg/ml 蛋白质复合物；50mmol/L 磷酸钠缓冲液，pH 7.5，300mmol/L NaCl，2mmol/L MgCl$_2$，2mmol/L DTT，10%甘油，50mmol/L 咪唑。

2. 层析柱　Superose 6，24ml。

3. 层析柱信息　柱体积 24ml；最大耐压 5MPa；最大流速 1.5ml/min；最大上样体积 1.0ml。

4. 实际上样体积　0.5ml。

5. 运行流速　0.3ml/min。

6. 运行压力设定　2.0MPa。

平衡　上样　　　　　　　洗脱　　　　　　　　平衡

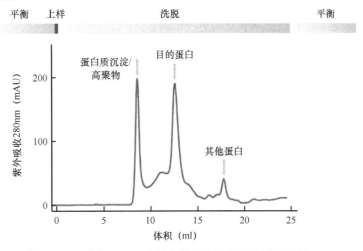

图 16-4-2　案例二（一个蛋白质复合物的凝胶过滤层析）

7. 层析缓冲液 50mmol/L 磷酸钠缓冲液，pH 7.5，300mmol/L NaCl，2mmol/L MgCl$_2$，2mmol/L DTT，10%甘油，50mmol/L 咪唑。

8. 检测 280nm 紫外吸收（UV280，5mm 流通池）。

9. 三步法层析

（1）平衡阶段：此案例中，洗脱液是含有多种组分的磷酸盐缓冲液，所以平衡阶段分为两步，第一步先将层析柱平衡至去离子水中，至少 1 个柱体积（即 24ml），如果是新开封的层析柱，则需要至少平衡 2 个柱体积。第二步将已经平衡至水中的层析柱平衡至层析缓冲液中，至少 1 个柱体积，如果是新的层析柱，这一步也需要至少平衡 2 个柱体积。

（2）上样阶段：通过样品环进行上样操作，和案例一类似，此阶段包含"Manual Load"模式下通过注射器加载 0.5ml 样品至 0.5ml 规格的样品环；点击切换至"Sample Inject"模式，等待 0.5ml；再切换至"Manual Load"模式这三个步骤。

（3）洗脱阶段：凝胶过滤通常只需一种缓冲液（此案例为去多种组分的磷酸盐缓冲液）冲洗层析柱 1 个柱体积以上（这里是 25ml），从而将不同大小的蛋白质洗脱。

最后可以添加一个额外的"平衡阶段"，以便为下一次层析实验做准备。

10. 结果分析 本案例选取了一个抗生素合成酶的复合物作为示例，该蛋白质复合物大小约为 330kDa，在溶液中以二聚体的形式存在，即二聚体理论大小约为 660kDa。层析柱 Superose 6 Increase 10/300 GL 的分离范围为 5000～5×10^{6}Da，其外水体积（void volume）约为柱体积的 1/3（即 8ml）。

该样品在进行本案例所示的凝胶过滤之前，已经经过了亲和层析、离子交换层析等多轮纯化，以保证样品中目的蛋白纯度在 90%以上（结合 SDS-PAGE 进行判断）。本案例特意选择了纯化工艺未优化完全的样本，以展示目的蛋白纯度与构象均一性之间的关系。

图 16-4-2 为样品的紫外吸收曲线，根据凝胶过滤原理，大的蛋白质组分先被洗脱，小的蛋白质随后被洗脱，在填料的分离范围内，某一组分的分子量和其洗脱体积呈线性关系；也就是说，我们先使用该层析柱对标准样品（已知每个组分的分子量大小的蛋白质混合物）进行凝胶过滤层析，从而确定该层析柱的每个洗脱体积所对应的样本分子量大小（这种标准曲线图在层析柱的说明书中可以直接查阅，但是推荐每一根新的层析柱在使用前都自己重复一次标准曲线的制作）。

从而，我们得知，图 16-4-2 中约 12.5ml 处的洗脱峰对应大小为 600～700kDa 的样本，和我们目的蛋白的二聚体大小一致；图 16-4-2 中 8～9ml 处的洗脱峰对应了该层析填料的线性分离极限（即约 5000kDa），通常是目的蛋白的沉淀或多聚物（protein aggregates），是部分或者完全变性的目的蛋白及杂质相互缠绕所形成的巨大颗粒；15ml 之后的洗脱峰对应分子量较小的蛋白质，在本案例中，通常是一些在前面层析步骤中未完全去除的杂蛋白。这些信息和结论通常有必要收集对应洗脱峰的组分，进行 SDS-PAGE 以及 WB 从而进一步确认。

一般情况下，我们通过 SDS-PAGE 判断得到的目的蛋白纯度并不包含任何构象信息，所以即使本案例中的样品，目的蛋白纯度大于 90%，通过凝胶过滤实验也可以得知，其有效组分（本案例中指该复合物的二聚体构象）只占不到 50%，而那些目的蛋白的沉淀或多聚物通常是没有功能或者没有固定结构的，在样品质控中一般是需要丢弃的。因此，我们通常希望凝胶过滤能实现以下两点目标：①样本的检测和质控，指导我们后续的工艺优化，以降低目的蛋白的沉淀/多聚物和杂蛋白，保证目的蛋白构象的均一性；②样本的进一步纯化，通过凝胶过滤分离并去除沉淀/多聚物以及其他大小和目的蛋白差异较大的杂质。

二、蛋白质和填料有相互作用（吸附）的层析实验设计

目的蛋白和填料有相互作用（吸附）的层析实验包括亲和层析、离子交换层析、疏水层析和反相层析等。

这种层析类型通常具有如下特征：

（1）两种缓冲液：因为目的蛋白和填料有相互作用，所以一般需要将不同的因子用作竞争性洗脱，如亲和层析中 Ni-NTA 填料需要咪唑作为竞争性洗脱剂，离子交换层析需要将高盐（NaCl）浓度作为洗脱条件，而疏水层析则需要将低盐浓度作为洗脱条件。所以通常情况下，需要准备两种不同的缓冲液，放置于 A 泵入口的通常是低洗脱能力的溶液（缓冲液 A），放置于 B 泵入口的通常是高洗脱能力的溶液（缓冲液 B），两种缓冲液按不同比例混合，形成具有不同洗脱能力的缓冲液梯度。

（2）多个柱体积：因为目的蛋白和填料有吸附，样本会根据其和填料的吸附强度，在不同浓度的洗脱条件下被洗脱。如果在一个柱体积内通过提高缓冲液 B 的比例将所有样本洗脱，必定会造成较低的分辨率，即不同吸附能力的样本对应的检测峰没法完全分开；所以，通常我们会在多个柱体积内缓慢地提高洗脱条件中缓冲液 B 的比例，以便在一定程度上提高层析的分辨率。

（3）没有最大上样体积要求：这类层析的上样体积对分辨率没有影响，最大上样量（质量）与填料的载量相关，如 Ni-NTA 琼脂糖填料，每毫升 His 标签的蛋白载量可达到 5～10mg，最高 50mg 重组蛋白，这些信息在层析实验前都需要查找对应填料的说明书获得。

所以，进行亲和层析、离子交换、反相层析等实验时，我们需要使用两个系统泵（通常系统泵 A 放置上样缓冲液，即低洗脱能力的缓冲液；系统泵 B 放置洗脱缓冲液，即高洗脱能力的缓冲液）；横坐标轴的单位通常选用时间（min）或者柱体积（CV），便于监测和计算；实验中根据样本体积，可选择样品环、样品泵等多种进样形式。

案例三：一个蛋白质复合物的阴离子交换层析（图 16-4-3）

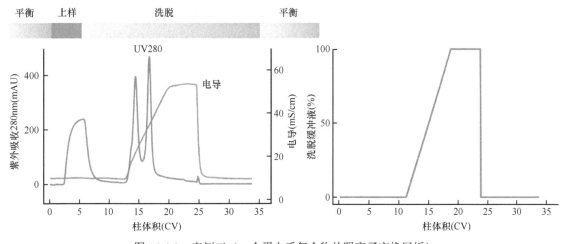

图 16-4-3　案例三（一个蛋白质复合物的阴离子交换层析）

1. 样品 0.3mg/ml 蛋白质复合物；50mmol/L 磷酸钠缓冲液，pH 8.0，100mmol/L NaCl，2mmol/L MgCl$_2$，2mmol/L DTT，20%甘油，50mmol/L 咪唑。

2. 层析柱 HiTrap Q，5ml。

3. 层析柱信息 柱体积 5ml；最大耐压 0.5MPa；最大流速 20ml/min；最大载量 70mg BSA/ml resin；耐受 pH 范围 2～12。

4. 实际上样体积 20ml。

5. 运行流速 3ml/min。

6. 运行压力设定 0.5MPa。

7. 上样缓冲液 A 50mmol/L 磷酸钠缓冲液，pH 8.0，2mmol/L MgCl$_2$，2mmol/L DTT，20%甘油，50mmol/L 咪唑。

8. 洗脱缓冲液 B 50mmol/L 磷酸钠缓冲液，pH 8.0，2mmol/L MgCl$_2$，2mmol/L DTT，20%甘

油，50mmol/L 咪唑，1mol/L NaCl。

9. 检测　280nm 紫外吸收（UV280，5mm 流通池）。

10. 三步法层析

（1）平衡阶段：阴离子交换层析以低盐作为上样条件，高盐作为洗脱条件，所以此案例中，可以看出上样缓冲液 A 的 NaCl 浓度为 0，洗脱缓冲液 B 的 NaCl 浓度为 1mol/L。所以平衡阶段分为两步，第一步先将层析柱平衡至去离子水中，一般为 5 个柱体积（即 5ml×5=25ml）。第二步将已经平衡至水中的层析柱平衡至上样缓冲液 A 中，一般也是 5 个柱体积，如果是新开封的层析柱，这一步通常会结合洗脱缓冲液 B，运行一个"缓冲液 A—缓冲液 B—缓冲液 A"的循环。

（2）上样阶段：可选择样品环、样品泵等多种进样形式。此案例中，样本体积为 20ml，且该设备未配备样品泵和 Super-loop，所以样本是通过系统泵 A 进行上样的。这也是没有配制样品泵这类设备时的常规操作，需要额外注意的是，在使用系统泵上样时进样管路不要吸入空气。

（3）洗脱阶段：该阶段可以再细分为三个小阶段。第一步是"洗杂"（column wash），仅使用上样缓冲液 A 冲洗层析柱，将未结合的蛋白和杂质洗脱，如本案例中 5～11CV，这个步骤的体积没有特定要求，通常将未结合的蛋白质完全洗脱后（即紫外吸收值回到基线附近）再进行下一步骤。第二步是"梯度洗脱"，对应本案例中的 11～19CV，此步骤通过混合上样缓冲液 A 和洗脱缓冲液 B，形成一个由洗脱能力由低到高的线性梯度（此案例）或者步级梯度。第三步对应本案例中的 19～24CV，此步骤使用高浓度的洗脱缓冲液 B 将那些紧密结合在填料上的蛋白质洗脱。

最后可以添加一个额外的"平衡阶段"，将层析柱平衡至上样缓冲液 A 中，为下一次层析实验做准备。

11. 结果分析　案例三选取了一个抗生素合成酶的复合物作为示例，该复合物的等电点 pI=4.99，根据我们的前期实验确定，该蛋白质复合物在 pH 8.0 的条件下表面带负电。

图 16-4-3 的右图指示的是层析流程中缓冲液 B 的理论占比，因为离子交换层析的洗脱缓冲液 B 含有高浓度的 NaCl，所以在缓冲液 B 比例升高时，电导值也会发生相应的变化。左图的蓝色曲线是在 280nm 的紫外吸收值，指示对应组分中蛋白质的含量。可以看出，在上样和洗杂阶段（0～11CV），仅使用缓冲液 A（即%B=0，电导值处于基线位置）冲洗层析柱，此处的出峰均是未和填料结合的蛋白质或者其他杂质，此案例中目的蛋白的上样总量远低于填料的载量，所以该组分中含有目的蛋白的可能性较小。随着洗脱梯度的逐渐提高（11～19CV），有两个紫外吸收峰在不同的%B 浓度被检测到，前面一个吸收峰组分对应的蛋白质和层析填料的亲和力较弱，因此在较低的 NaCl 浓度下被洗脱，后一个峰对应的蛋白质和层析填料的亲和力较强，在较高的 NaCl 浓度条件被洗脱。至于哪一个组分中含有较多的目的蛋白，是需要结合 SDS-PAGE、WB 等检测手段进一步确定的。

（马　骋）

参 考 文 献

伯吉斯 R R，多 M P. 2013. 蛋白质纯化指南(原书第二版). 陈薇译. 北京: 科学出版社.

马骋, 宫彩霞. 2022. 蛋白质纯化虚拟仿真课程的教学设计. 生物化学与生物物理进展, 49(10): 2063-2074.

王克夷. 2007. 蛋白质导论. 北京: 科学出版社.